# Spondylitis ankylosans –
# Morbus Bechterew

W. Miehle
Leitender Arzt der Rehabilitationsklinik
Wendelstein der BfA, Rheumazentrum-AHB
Kolbermoorer Straße 56
83043 Bad Aibling

Dr. med. Wolfgang Miehle

# Spondylitis ankylosans – Morbus Bechterew

Informationen über Bewährtes und
Neues für Diagnose und Therapie

## Danksagung

„Spondylitis ankylosans – die Bechterewsche Krankheit" entstand unter der Mitwirkung von Frau Sadée-Miehle, Frau Sennes, von Mitarbeitern meiner Klinik – Herrn Steffl, Frau Schmidt und Frau Kerti. Nicht zuletzt waren es auch viele Gespräche auf unzähligen Visiten mit Bechterew-Patienten, die ihre Erfahrung und ihr Wissen in dieses Buch einbrachten.
Ihnen allen – insbesondere meiner Frau Annika Miehle danke ich für ihre Hilfe sehr.

**Dr. Wolfgang Miehle**
Leitender Arzt
Rehabilitationsklinik Wendelstein der BfA
Rheumazentrum-AHB
Kolbermoorer Str. 56
83043 Bad Aibling

**Spondylitis ankylosans – Morbus Bechterew / Wolfgang Miehle**
Samerberg, Rheumamed 2004
ISBN 3-9806607-2-9
© 2004 Rheumamed-Verlag
Osterkamerweg 8
83122 Samerberg/Törwang
Fax-Nr. 08032/982084
Zeichnungen: Nancy Neumüller
Umschlaggrafik und Gestaltung: Uschi Vierheller, art & work, München
Gesamtherstellung: dm druckmedien GmbH, München
Printed in Italy

ISBN 3-9806607-2-9

1. Auflage 2004 bei Rheumamed-Verlag, Samerberg

# Vorwort

Wir leben im Internet-Zeitalter, das Ihnen, dem Patienten, auf vielen Ebenen unbeschränkten Zugang zu medizinischem Wissen über Ihre Krankheit gewährt.

Das ist auf den ersten Blick gut und hilfreich: Je intensiver Sie informiert sind, umso besser sind Sie motiviert und - Ihr Wissen unterstützt den Arzt in seiner Arbeit.

Erfahrungen der letzten Jahre (und das ist der zweite Blick) zeigen jedoch, dass dieses Wissen leider oft oberflächlich und unreflektiert bleiben muß, denn Sie sind selbst kein Arzt, können also nicht über umfassendes medizinisches Fachwissen verfügen. Ein solches unvollständiges Wissen verbessert nicht selten die Zusammenarbeit mit dem Arzt nicht.

Manchmal entsteht zwischen nicht wirklich hinreichend informierten Patienten und dem Arzt so etwas wie eine „Ping-Pong-Unsicherheit", selten „Aggression" – letztlich vielleicht gar Misstrauen, das die nach wie vor entscheidende Vertrauensbasis zwischen Ihnen und dem Arzt erst gar nicht entstehen lässt.

Es lag deshalb nahe – brückenbildend und informationsverbessernd – ein „aggressives" Patientenbuch zu schreiben. „Aggressiv" bedeutet: ein Buch, das Wissen anbietet, das für den Ersterkrankten verstehbare, brauchbare

und umsetzbare Hilfe enthält, das aber auch – den meist (sehr) gut informierten Bechterew-Patienten des späteren Verlaufs – Neues und Wichtiges bietet und das ab und zu und bewusst die Grenzen rein ärztlich/medizinischer Information überschreitet, um dann z.B. auch als Internet-Interpretationshilfe genützt werden zu können.

Weitere Motive dieses Buches: Die Spondylitis ankylosans darf weder für Sie noch den behandelnden Arzt in den Spondarthritiden „aufgehen": Sie muß als eigenständiges, umrissenes Krankheitsbild, wenn auch mit der möglichen Überlappung von Symptomen (das haben auch andere Krankheitsbilder), erkannt werden, damit der Arzt frühzeitig, gezielt und stadiengerecht therapieren kann: Art und Weise des Krankheitsverlaufs der Spondylitis ankylosans haben sich in den letzten Jahrzehnten geändert und – last but not least: In die Behandlung der Bechterewschen Erkrankung ist Bewegung gekommen. Deshalb ist ihr im vorliegenden Buch auch ein umfangreiches Kapitel gewidmet

*Wolfgang Miehle*
*Samerberg, April 2004*

# Inhaltsverzeichnis

# Einleitung

Zum besseren Verständnis dieses Buches für Sie, die Patientin und den Patienten, sollen einleitend bestimmte medizinische Begriffe geordnet und erklärt werden: Die genaue Bezeichnung Ihrer Krankheit, der *Begriff des „Rheumatischen"*, die *Einordnung in den rheumatischen Formenkreis* und die im Rahmen der Spondylitis ankylosans besonders betroffenen Organe wie Wirbelsäule, Gelenke und Weichteile.

Bechterew, Bechterewsche Krankheit oder Spondylitis ankylosans? Die Bezeichnung Morbus Bechterew = Bechterewsche Krankheit ist eigentlich nicht korrekt, denn Wladimir von Bechterew (1857-1927) war nicht der erste Arzt, der diese Krankheit beschrieb. Dennoch ist dieser Name fest im Kopf vieler Patienten und auch Ärzte verankert. Der richtige medizinische Namensbegriff dagegen setzt sich aus „spondylos = Wirbelknochen", „Spondylitis = Wirbelentzündung" und „ankylosans = versteifend" zusammen. Er definiert zweierlei:

Zum einen wird die Krankheit – durch die Endsilbe *-itis* – den entzündlichen Wirbelsäulenkrankheiten zugeordnet; andererseits beschreibt „versteifend" einen möglichen Verlauf.

Die *Spondylitis ankylosans ist also eine versteifende Wirbelsäulenentzündung.*

> Im vorliegenden Buch werden als Krankheitsnamen Bechterew, Bechterewsche

Krankheit und Spondylitis ankylosans gleichwertig nebeneinander gestellt.

Krankheiten des rheumatischen Formenkreises: „Rheuma"? Was haben ein Bundesligafußballer, eine Decke, ein Tee und ein Blutfaktor gemeinsam? Den Wortbestandteil „Rheuma": Roy Makaay (sprich Rheuma Kay), Rheumadecke, Rheumatee und Rheumafaktor! Die sprachliche Verwirrung um den Begriff „Rheuma" ist eine babylonische.

In der Antike bedeutete es, dass durch „Rheuma" das Herabfließen schleimig-schädlicher kalter Säfte aus dem Gehirn in den Körper, an verschiedenen Stellen fließend-zerrender Schmerz entstünde.

Heute dagegen, nach Jahrhunderten medizinischer Entwicklung, interpretieren wir „Rheuma" als Ober- und Sammelbegriff einer ganzen Reihe von Krankheiten verschiedener Ursachen.

Zwei Ordnungsprinzipien haben sich bewährt, um Krankheiten *des rheumatischen Formenkreises* einzuteilen:

- zum einen erkrankte Teile des Bewegungsapparats, wie die Wirbelsäule, die Gelenke, das Bindegewebe oder die Weichteile und
- zum anderen die Trennung in von vornherein *entzündliche (= -itis)*, abnützungsbedingte *(= -ose)* und wechselnde *(= -pathie)* Verlaufsformen (Tab. 1, 2, 3).

Tab. 1

## Entzündliche Gelenk- und Wirbelsäulenerkrankungen

### Gelenkentzündungen (Arthritiden)

**Chronische Polyarthritis,** *mit/ohne Rheumafaktor;* (vor dem 16. Lebensjahr entstehende) **Juvenile idiopathische Arthritis**
**Arthritis psoriatika** *(Schuppenflechte und Arthritis) Arthritis als Reaktion auf Infektionen, z.B. durch Yersinien, Shigellen, Salmonellen, Streptokokken:* **Reaktive Arthritis**

### Entzündungen der Wirbelsäule (Wirbelkörper, Wirbelgelenke) Spond(yl)arthritiden

**Spondylitis ankylosans** (Bechterewsche Krankheit)
**Spondarthritis psoriatika** (Schuppenflechte und Arthritis)
**Enteropathische Spondarthritiden** (chronisch-entzündliche Darmerkrankung + Wirbelsäule)

Tab. 2

## Degenerative Gelenk- und Wirbelsäulenerkrankungen

### Gelenkerkrankungen (Arthrose)

**Gonarthrose** (Kniegelenk)
**Coxarthrose** (Hüftgelenk)
**Rhizarthrose** (Daumensattelgelenk)
**Fingerendgelenkarthrose**
**Fingermittelgelenkarthrose**

### Wirbelsäulenerkrankungen

**Spondylose** (Wirbelkörper)
**Spondylarthrose** (Wirbelgelenke)
**Osteochondrose** (Wirbelkörper + Bandscheibe)
- lokales Wirbelsäulensyndrom
- pseudoradikuläres Wirbelsäulensyndrom
- radikuläres Wirbelsäulensyndrom

**Spondylosis hyperostotika** (überschießende Knochenneubildung an der Wirbelsäule)

Tab. 3

## Bindegewebe- und Weichteilerkrankungen

### Bindegewebe/Blutgefäße/entzündlich

**Systemischer Lupus erythematodes** *(Schmetterlingskrankheit)* **systemisch, diskoid, subakut, kutan, medikamenteninduziert** *(den ganzen Körper betreffend, scheibenförmig, nur Teile der Haut erfassend, durch Medikamente verursacht)*

**Limitierte, diffuse progressiv-systemische Sklerose (PSS)** *(umschrieben oder auf den gesamten Körper verteilte Verdichtung der Haut mit wahrscheinlicher Organbeteiligung)*

**Sjögren-Syndrom (Sicca-Syndrom)** *(sicca = trocken. Trockenheit der Augen, des Mundes und anderer Schleimhäute)*

**Mischkollagenose** *(aus je ein bis zwei Symptomen verschiedener Kollagenosen bestehende Krankheit)*

**Polymyalgia rheumatika** *(Krankheit des höheren Lebensalters, bei der die Muskulatur des Schulter- und Beckengürtels schmerzt und die mit hoher Entzündungsaktivität einhergeht)*

### Weichteile/entzündlich/nicht entzündlich

**Myositis** *(Muskelentzündung)*

**Myopathie** *(Muskelerkrankung)*

**Enthesitis** *(Sehnen-, Sehnenansatzentzündung)*

**Bursitis** *(Schleimbeutelentzündung)*

**Kombinierte Weichteilerkrankungen** *(Weichteilmäntel der Gelenke)*

**Fibromyalgie** *(Systemische Weichteilerkrankung)*

# Bewegungsapparat

Der Bewegungsapparat unseres Körpers besteht aus *Knochen, Gelenken, Bändern, Muskeln und Sehnen. Nerven* übermitteln Befehle – *Gefäße* ernähren.

Das aus Knochen, den härtesten Teilen des menschlichen Körpers, bestehende *Skelett*, trägt Weichteile und Organe des Menschen. *Knochen* ist grundsätzlich immer gleich aufgebaut: außen eine mehr oder minder dicke Rindenschicht, innen ein Netz feiner Knochenbälkchen. Knochen setzen sich aus Eiweiß (30-40%) und anderen organischen Substanzen zusammen; dazu kommen lebende Zellen, Kalksalze und andere Mineralien. Den Knochen abbauende (Osteoklasten) und aufbauende Zellen (Osteoblasten) sorgen für ein Gleichgewicht. *Knochen lebt!* Er wird durch Gefäße ernährt.

Wir kennen über 500 verschiedene *Skelettmuskeln* (Muskulus = kleine Maus), die – von Blutgefäßen ernährt und von Nerven gesteuert – unserem Willen unterworfen sind. Sie beugen oder strecken Gelenke, das heißt sie bewegen knöcherne Bestandteile, wenn sie sich verkürzend zusammenziehen oder sich verlängernd entspannen. Die Muskulatur entwickelt Kraft entweder durch Aktionen mit gleichbleibender Muskelspannung oder durch Anspannung bei gleichbleibender Länge.

Am Ende eines Muskelbauchs gehen Muskeln in *Sehnen* über, die wie Zugseile wirken und häufig von Sehnenscheiden umhüllt sind. Die Sehnen sind am Knochen befestigt: Sie enthalten keine Blutgefäße (und sind deshalb schlecht ernährt) und keine Nerven. Die für den Laien sehr einfach erscheinende einzelne Muskelbewegung (Otto Waalkes – „Gehirn an rechte Faust: Ausfahren!") ist in Wirklichkeit ein außergewöhnlich umfassender körperlicher Vorgang: Gehirn – Rückenmark – peripherer Nerv – verschiedene Muskelgruppen – Aktion.

## Anatomie und Funktion unserer Gelenke

Bevor Sie etwas über Ihre Wirbelsäulenerkrankung erfahren, sollten Sie Aufbau und Funktion eines Gelenks kennenlernen. Erst dann können Sie die krankhaften Veränderungen der Gelenke verstehen, die die Spondylitis ankylosans häufig stammnah (Schultern, Hüften, Kniegelenke) oder seltener stammferner (peripher) in Form von Arthritiden der Hand- und Fingergelenke, der Zehen- und Sprunggelenke erfasst.

### So ist ein Gelenk aufgebaut

Am Beispiel des Knies zeigen wir Ihnen den Aufbau eines Gelenks (Abb. 1 a, b). Wie jedes Gelenk besitzt das Kniegelenk *zwei knöcherne Anteile* – die Gelenkkörper. Die Beweglichkeit dieser knöchernen Verbindung bestimmen die Form und die Konstruktion des Gelenks. Die beiden Gelenkkörper sind vom *Knorpel, dem wahrscheinlichen Ausgangsort degenerativer (arthrotischer, nichtentzündlicher) Gelenkerkrankungen,* überzogen, dessen Oberfläche glatt und glänzend und der etwa einen halben Millimeter dick ist. Dank des Knorpels ist die Reibung zwischen zwei gesunden Gelenkflächen 100mal geringer als die zwischen zwei hochpolierten Eisflächen. Jedes Gelenk ist von einer *Gelenkkapsel* umgeben, die aus zwei Schichten besteht: der *Gelenkinnenhaut, dem Ausgangsort entzündlicher Gelenkerkrankungen,* und einer äußeren, nur sehr wenig elastischen Faserschicht. Die Gelenkkapsel schützt und führt das Gelenk. Zwischen den beiden knöchernen

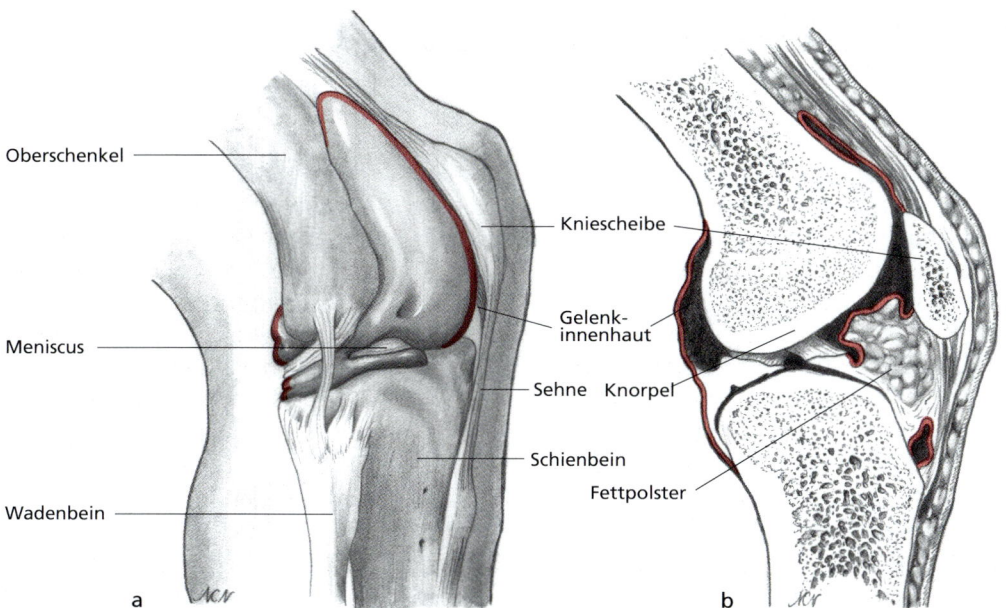

**Abb. 1 a, b: Aufbau eines Gelenks**
a: seitliche Ansicht: Anatomie des Kniegelenks (rot: Gelenkinnenhaut)
b: seitliche Ansicht des eröffneten Kniegelenks (rot: Gelenkinnenhaut)

Gelenkanteilen liegt der Gelenkspalt, der die klare, fadenziehende *Gelenkflüssigkeit (Synovia)* enthält, die zum einen das Gelenk „schmiert", zum anderen den Knorpel ernährt, der selbst nicht an das Blutgefäßsystem angeschlossen ist. Für diese beiden Aufgaben spielt (ausreichende) körperliche Bewegung eine große Rolle.

Das Kniegelenk verfügt über einige zusätzliche hilfreiche Eigenschaften, die andere Gelenke nur zum Teil besitzen:

• die *Bänder*: Viele Gelenke werden von Bändern geführt (Führungsbänder); Bänder verstärken die Gelenkkapseln mancher Gelenke (Verstärkungsbänder); einige Gelenke werden zum Schutz vor übermäßiger Beweglichkeit durch Bänder gehemmt (Hemmungsbänder); Bänder sind außerordentlich zugfest.

• die *Zwischenscheiben*: Die Menisci des Kniegelenks bestehen aus einem besonderen fasrigen Schutzgewebe *(Kollagen)*. Solche Zwischenscheiben unterteilen den Gelenkinnenraum und dienen als Stoßdämpfer (wie auch zum Beispiel die Bandscheiben der Wirbelsäule);

• die *Schleimbeutel* (Bursae): Sie puffern ebenfalls Reibung und Bewegung und liegen oft zwischen mechanisch stark beanspruchten Stellen.

**So funktioniert ein Gelenk**

Zunächst müssen wir fragen, in welchen Richtungen ein Gelenk bewegt werden kann. Es gibt ein-, zwei- und vielachsige Gelenke. Ein Beispiel für ein *einachsiges Scharniergelenk,* technisch einer Türhalterung entsprechend, ist das Gelenk zwischen Oberarm und Elle. Ein *Sattelgelenk* (z.B. das Daumensattelgelenk) hat dagegen zwei Achsen. Bewegungen in drei Ebenen sind in Schulter- und Hüftgelenk *(Kugelgelenk)* möglich.

Muskeln überziehen die Gelenke und bewegen sie durch Hebelwirkung und Spannung. Zugleich unterstützen sie den Zusammenhalt des Gelenks und damit seine Stabilität. Neben gesunden Gelenkflächen und dem funktionierenden Muskel-Sehnen-Apparat müssen aber noch viele andere Faktoren mitspielen – wie z.B. ausreichend Gelenkschmiere oder überhaupt die vom Gehirn gesteuerte Fähigkeit zur bewussten Muskelbewegung – , damit ein Gelenk (z.B. das Schultergelenk: Abb. 2 a-d; das Hüftgelenk: Abb. 3 a-d) eine bestimmte Bewegung ausführt. Der vom Gehirn ausgehende Bewegungsimpuls regt über die leitenden Nerven die Muskulatur an und zeigt, dass ein *Bewegungsablauf nur* mit Hilfe der gesamten *Bewegungseinheit* – dem Gelenk, der bewegenden Muskulatur und den entsprechenden

Nerven – möglich ist. Dazu zählen auch die Hilfsstrukturen: Bänder können mit der Gelenkkapsel verwoben sein oder über sie hinwegziehen. Die am Knochen ansetzenden Sehnen übertragen den Zug der sich zusammenziehenden Muskulatur auf den Knochen. Schleimbeutel verbessern das Gleitvermögen der Sehnen. Entsprechend dieser komplizierten Struktur einzelner Gelenke gibt es natürlich sehr viele Ansatzpunkte und Schwachstellen für ein Erkranken, das direkt oder indirekt zum Ausfall der gesamten Gelenkfunktion führen kann.

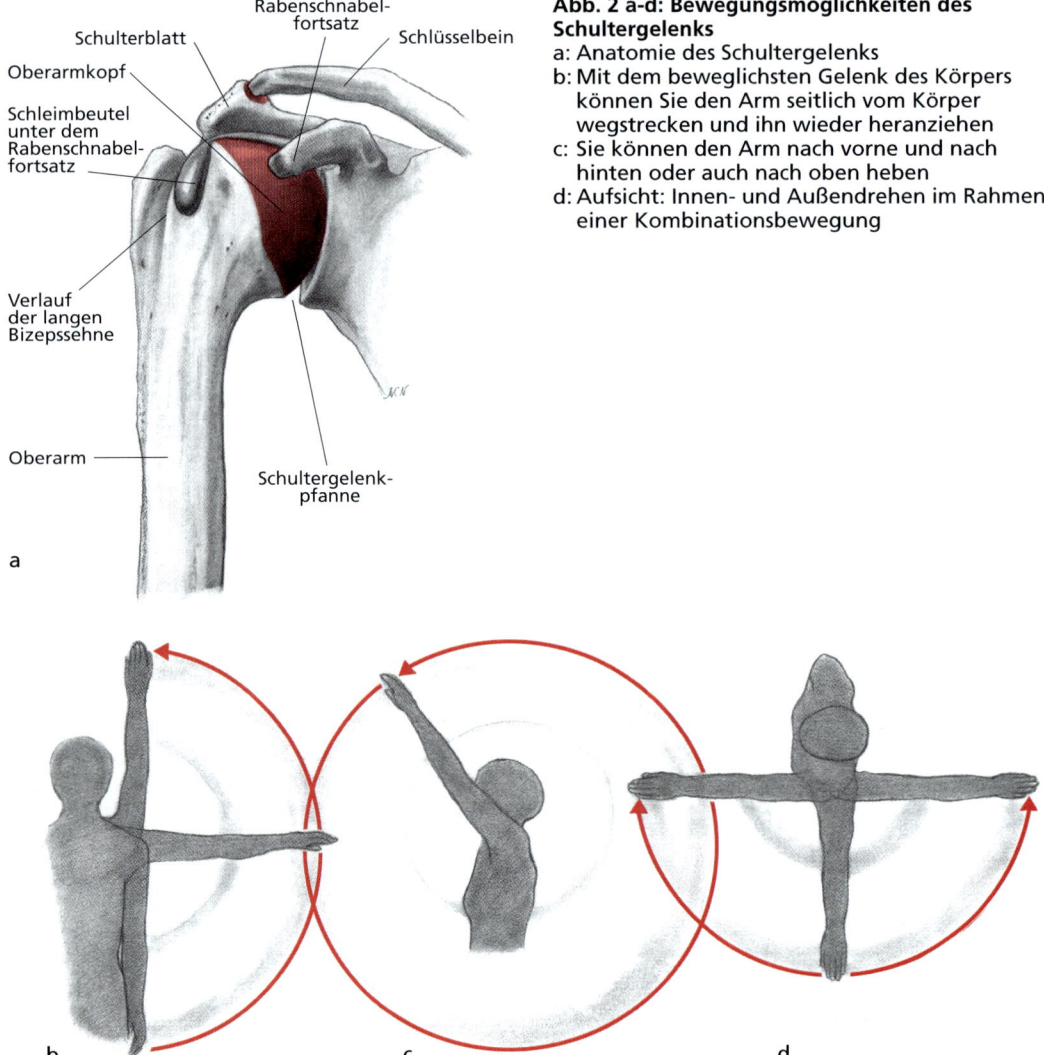

**Abb. 2 a-d: Bewegungsmöglichkeiten des Schultergelenks**
a: Anatomie des Schultergelenks
b: Mit dem beweglichsten Gelenk des Körpers können Sie den Arm seitlich vom Körper wegstrecken und ihn wieder heranziehen
c: Sie können den Arm nach vorne und nach hinten oder auch nach oben heben
d: Aufsicht: Innen- und Außendrehen im Rahmen einer Kombinationsbewegung

Rabenschnabel-fortsatz
Schulterblatt
Schlüsselbein
Oberarmkopf
Schleimbeutel unter dem Rabenschnabel-fortsatz
Verlauf der langen Bizepssehne
Oberarm
Schultergelenk-pfanne

a

b

c

d

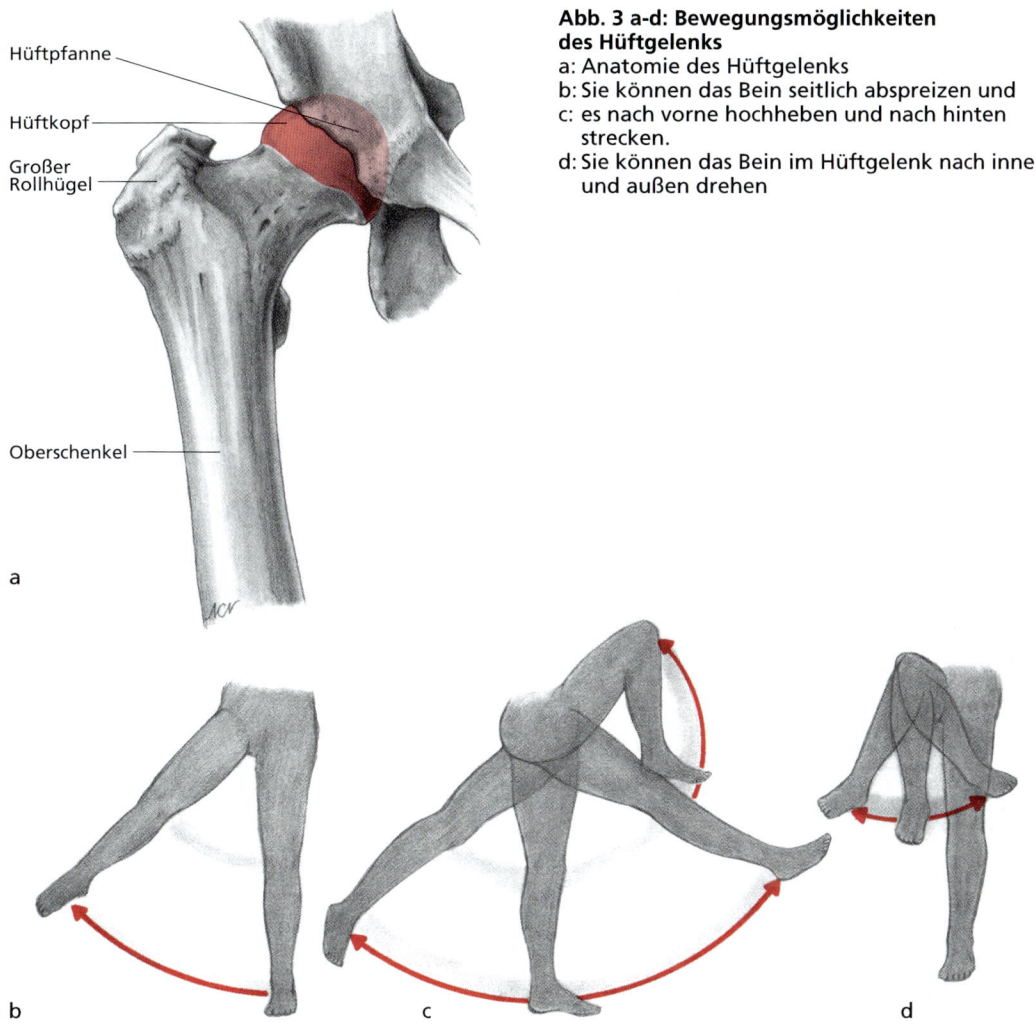

Hüftpfanne

Hüftkopf

Großer
Rollhügel

Oberschenkel

a

**Abb. 3 a-d: Bewegungsmöglichkeiten
des Hüftgelenks**
a: Anatomie des Hüftgelenks
b: Sie können das Bein seitlich abspreizen und
c: es nach vorne hochheben und nach hinten
    strecken.
d: Sie können das Bein im Hüftgelenk nach innen
    und außen drehen

b                         c                              d

# Anatomie und Funktion unserer Wirbelsäule

### So ist unsere Wirbelsäule aufgebaut
Die menschliche *Wirbelsäule* gleicht, von der
Seite gesehen, einem *großen S,* dessen Krüm-
mungen man *Halslordose, Brustkyphose und
Lendenlordose* nennt.

Die Halswirbelsäule besteht aus 7 relativ
kleinen Halswirbelkörpern, die Brustwirbelsäule aus 12 Brustwirbelkörpern und
die Lendenwirbelsäule aus 5 Lendenwirbelkörpern, die im Durchschnitt wesent-

lich größer und breiter sind als die Halswirbelkörper, da sie ja das Körpergewicht
tragen müssen (Abb. 4). Kreuz- und Steißbein ergänzen den Wirbelsäulenaufbau
(Abb. 5 a-c).

Bänder und Muskulatur festigen und stützen
die Wirbelsäule, die, wie ein beweglicher Stab
aus vielen kleinen Einzelteilen bestehend, in
der senkrechten Haltung ausbalanciert werden muß.

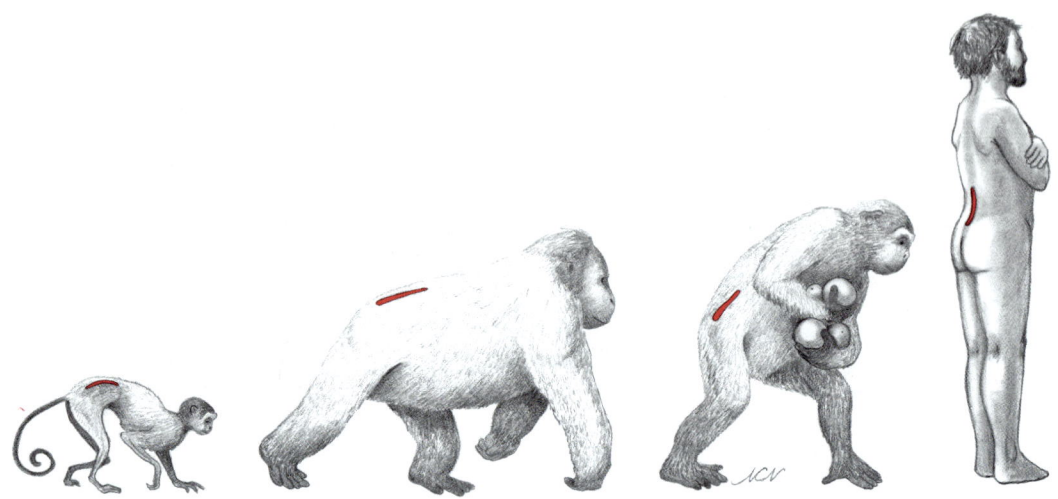

**Abb. 4: Vom Vierfüßlergang zur aufrechten Haltung**
Mit zunehmender aufrechter Haltung des Menschen ändern sich die Wirbelsäulenkrümmungen: So wird die ursprünglich nach hinten offene Krümmung der Brustwirbelsäule zu einem nach hinten geschlossenen Bogen und die ursprünglich nach hinten gekrümmte Lendenwirbelsäule über eine Streckhaltung zur Lendenlordose. (Farbe)

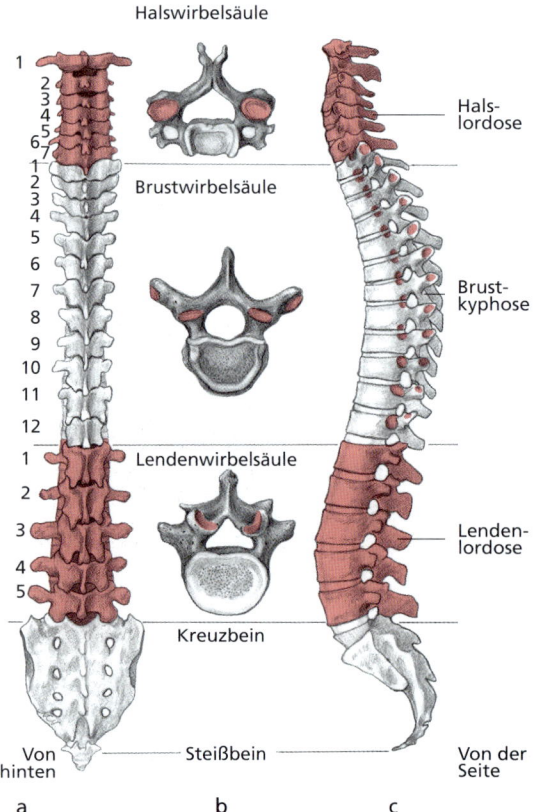

**Abb. 5 a-c: Die Wirbelsäule**
a: Aufsicht von hinten auf die Wirbelsäule mit allen Brust-, Hals- und Lendenwirbelkörpern (Farbe)
b: oben: Halswirbelkörper; in der Mitte: Brustwirbelkörper, unten: Lendenwirbelkörper. Die tragende Fläche der Wirbelkörper wird von den Hals- zu den Lendenwirbelkörpern immer größer (s. Text Seite 15)
c: seitliche Sicht: Die Krümmungen der Wirbelsäule (s. Text Seite 15)

Der *Aufbau der Wirbelkörper* ist im Prinzip immer gleich: Knorpelplatten schließen einen Wirbelkörper nach oben und unten gegen die Bandscheiben ab (Abb. 6 a, b). Die aufgelockerte innere Knochenstruktur (Spongiosa) wird seitlich oben und unten von der Knochenleiste (Kortikalis) abgegrenzt. Wirbelbögen, Dornfortsatz und Gelenkfortsätze schließen sich zusammen und bilden dazwischen Löcher. Durch Aneinanderreihen der Wirbelkörper entsteht der *Wirbelkanal*. Die Verbindung der einzelnen Wirbelkörper untereinander wird durch zwei dem Wirbelbogen paarig zugeordnete, mit Gelenkflächen ausgestattete Gelenkfortsätze hergestellt. Ei-

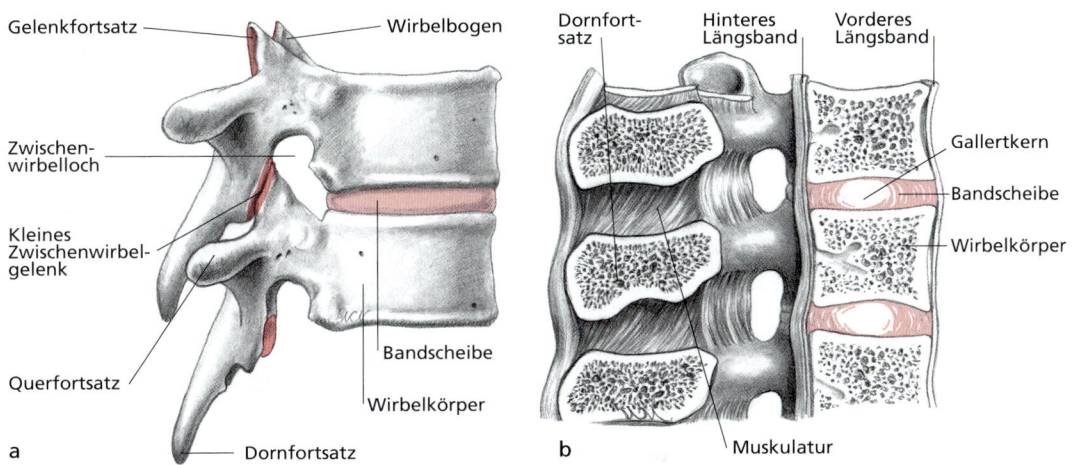

Gelenkfortsatz — Wirbelbogen

Zwischen-
wirbelloch

Kleines
Zwischenwirbel-
gelenk

Querfortsatz

Bandscheibe

Wirbelkörper

a — Dornfortsatz

Dornfort-
satz — Hinteres
Längsband — Vorderes
Längsband

Gallertkern

Bandscheibe

Wirbelkörper

b — Muskulatur

**Abb. 6 a, b: Verbindungen der Wirbelkörper untereinander**

a: Bewegungssegment
  Zwischen beiden Wirbelkörpern liegt die Bandscheibe (Farbe). Gut erkennbar sind Zwischenwirbelloch,
  die kleinen Zwischenwirbelgelenke (Farbe), die Quer- und die Dornfortsätze.

b: Längsschnitt durch Wirbelkörper
  In dieser seitlichen Sicht sind die knöchernen Wirbelkörper, das vordere und hintere Längsband der
  Wirbelsäule, die Bandscheibe mit Gallertkern und Faserring (Farbe), die kleinen Zwischenwirbellöcher,
  Dornfortsätze und Muskulatur zwischen den Dornfortsätzen zu erkennen.

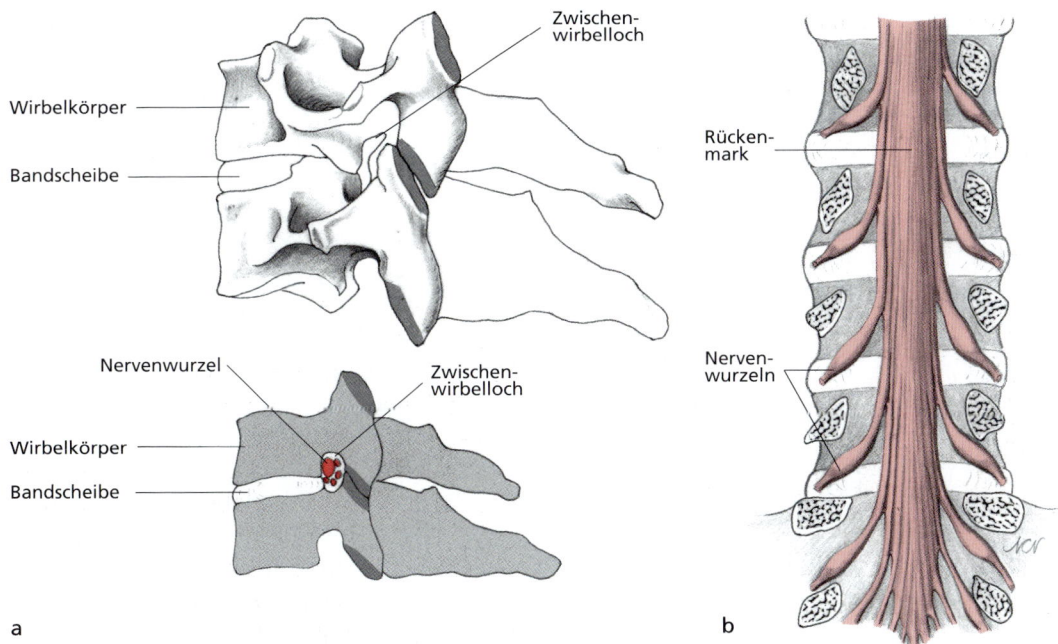

Zwischen-
wirbelloch

Wirbelkörper

Bandscheibe

Rücken-
mark

Nervenwurzel — Zwischen-
wirbelloch

Wirbelkörper

Bandscheibe

Nerven-
wurzeln

a

b

**Abb. 7 a,b: Wirbelgelenke, Nervenaustrittslöcher**

a: Zu erkennen ist, wie zwei Wirbelkörper miteinander gelenkig verbunden sind (Farbe) und warum die
  kleinen Zwischenwirbellöcher für den Durchtritt der Nervenwurzeln wichtig sind.

b: in Aufsicht: Austritt der Nervenwurzeln aus dem Rückenmarkkanal

ne Gelenkkapsel hält diese Gelenkfortsätze zusammen, die die *kleinen Zwischenwirbelgelenke* bilden. Wichtig ist das *Zwischenwirbelloch,* ein kurzer Kanal, der von der seitlichen Hinterfläche des Wirbelkörpers, dem oberen und unteren Gelenkfortsatz zweier benachbarter Wirbel und einem Teil der Bandscheibe begrenzt wird (Abb. 7 a, b). *Im Wirbelkanal liegt das Rückenmark,* von dessen Hinter- und Vorderseite Nervenfasern ausgehen, die, zu Bündeln zusammengeschlossen, die Nervenwurzeln bilden. Nervenwasser umspült das Rückenmark. Der eigentliche periphere (= vom Gehirn entfernt liegende) Nerv entsteht durch den Zusammenschluss der Nervenwurzeln aus verschiedenen Rückenmarksabschnitten: Als Beispiel mag der N. ischiadicus gelten, der sich aus den Nervenwurzeln der Lendenwirbel 4 bis Kreuzbeinwirbel 1 zusammensetzt.

Die *Bandscheiben* haben, wie der Name sagt, Scheibenform (Diskus) und sind so aufgebaut: *Im Innern* liegt eine *gallertartige Masse* (Gallertkern), *außen* umgeben von einem sehr *straffen, sehnigen bindegewebigen* Material (Abb. 8). Zwischen 1. und 2. Halswirbelkörper fehlt die Bandscheibe: Deshalb hat der Mensch insgesamt 23 Bandscheiben. Kreuz- und Steißbein sind verknöchert und haben meist keine Bandscheiben.

## So funktioniert unsere Wirbelsäule

*Die Wirbelsäule umhüllt das Rückenmark, trägt den Kopf und stützt den Rumpf.* Muskeln müssen sie ständig in senkrechter Haltung ausbalancieren. Die normale Stellung der Wirbelsäule wird entscheidend durch eine *richtige Beckenstellung* beeinflusst, die wiederum durch die *Hüftmuskeln* garantiert wird. Wichtigen Anteil an der Balance haben die *Rückenmuskeln* (rechts und links der Wirbelsäule entlang vom

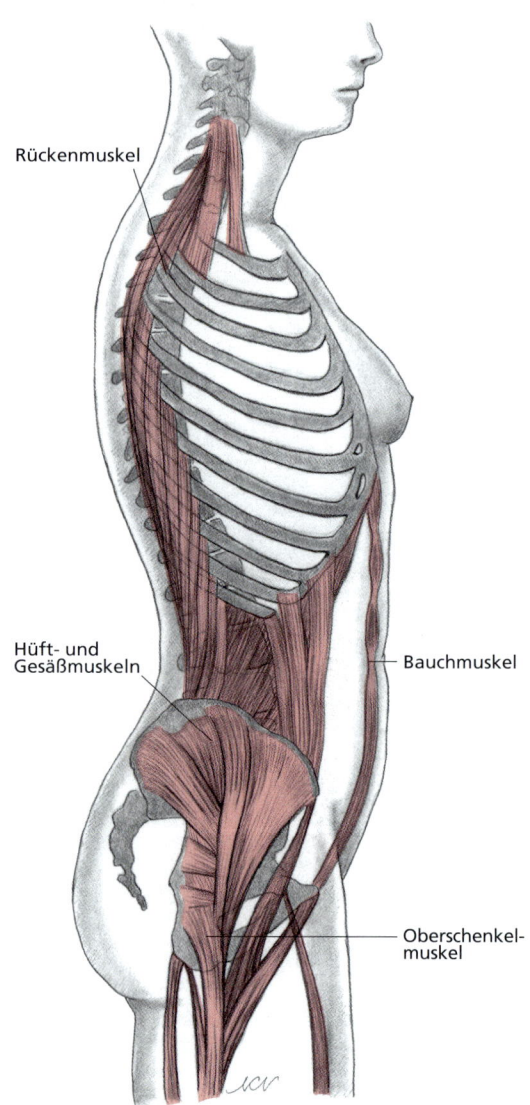

Rückenmuskel

Hüft- und Gesäßmuskeln

Bauchmuskel

Oberschenkelmuskel

**Abb. 9: Wirbelsäulenmuskulatur**
Die Haltung der Wirbelsäule wird von unserer Muskulatur (Farbe) entscheidend beeinflusst.

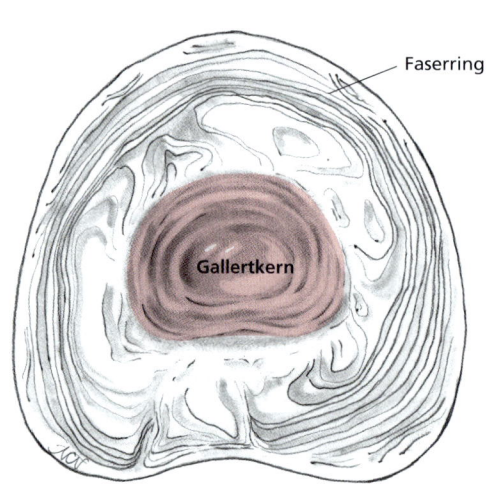

Faserring

Gallertkern

**Abb. 8: Bandscheibe**
Faserring und Gallertkern (Farbe)

Becken bis zum Kopf laufend). Zwischen dem Brustkorb vorn und seitlich am Rumpf sowie dem Becken finden sich *Bauchmuskeln*. Sie spielen eine Rolle bei der Atmung, ermöglichen das Aufrichten des Körpers aus liegender Stellung und stützen die Baucheingeweide (Abb. 9). Sie bestimmen zusammen mit den Rückenmuskeln die Haltung der Wirbelsäule und beeinflussen ihre Bewegungen (Abb. 10 a-g). Von großer Bedeutung für die Funktion

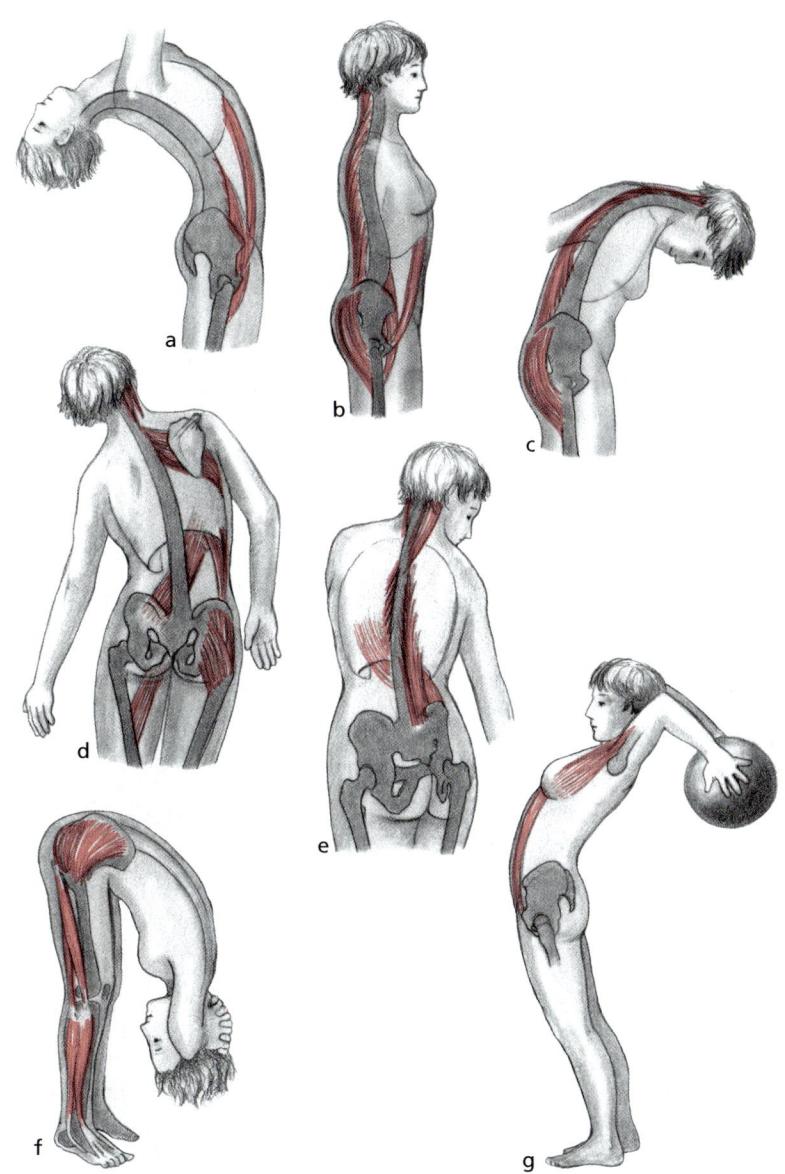

**Abb. 10 a-g: Bewegungsmöglichkeiten der Wirbelsäule**
a: Die kleinen Zwischenwirbelgelenke und die Wirbelsäulenmuskulatur ermöglichen ein maximales Nachrückwärtsstrecken
b: die normale Haltung (siehe auch Abb. 9, siehe Seite 18),
c: das Nachvornebeugen
d, e: die seitliche Neigung und Drehung
f: das bis-zum-Boden-Beugen
g: die Rückwärtsbeugung mit Streckung

der Wirbelsäule sind die *Bandscheiben*: Die Wirbelsäule verdankt ihre Beweglichkeit – neben den kleinen Zwischenwirbelgelenken – den Bandscheiben, die zudem als Stoßdämp- fer dienen. „Puffern" ähnlich fangen Zwischenwirbelscheiben Erschütterungen der Wirbelsäule auf und ermöglichen bzw. begrenzen ein bestimmtes Bewegungsausmaß.

## Weichteile und Spondylitis ankylosans

> Weichteile sind Unterhautbindegewebe, Sehnen, Sehnenscheiden und Bänder, Muskelhüllen, Schleimbeutel und die Muskulatur. Viele dieser anatomischen Strukturen sind um die Gelenke herum bzw. an der Wirbelsäule entlang angeordnet. Häufig sind Schmerzen in Wirbelsäulen- oder Gelenkweichteilen erste Anzeichen einer Arthrose oder Arthritis, oder von Fehl- und Überbelastungen der Wirbelsäule. Weichteile können degenerativ oder entzündlich, lokal oder den ganzen Körper miteinbeziehend (systemisch), einzeln oder kombiniert erkranken.

Da der Bechterew eigentlich als *die entzündliche Wirbelsäulenerkrankung des rheumatischen Formenkreises betrachtet* wird, hat Sie sicherlich schon die intensive Erörterung der Gelenke verwundert.

Was haben nun Weichteile mit dem Bechterew zu tun?

*Zunächst:* Der Mensch ist ein Haus, das aus verschiedenen einander ergänzenden anatomischen Bestandteilen zusammengesetzt ist. Nichts bleibt ohne Einfluss auf das Andere.

*Dann:* Die Spondylitis ankylosans lässt auch viele Weichteilstrukturen direkt entzündlich erkranken – als Beispiel seien die Sehnenansätze oder Bänder genannt. Andere Weichteile leiden indirekt, wie z.B. die den Rücken aufrichtende Muskulatur, wenn die Wirbelsäule sich im Verlauf des Bechterew stark nach vorn krümmt.

*Und zuletzt, aber doch wichtig:* Kranke Weichteile verursachen erhebliche Schmerzen.

Muskeln bestehen aus Muskelbauch und -hülle und werden von Nerven und Arterien ver- sorgt (Abb. 11 a, b). *Muskulatur* und Sehne bilden eine funktionelle Einheit. Beide – Muskeln und Sehnen(ansätze) – können Schmerzen in verschiedenen Stadien eines Bechterews verursachen. Im Rahmen der Funktionsprüfung wird Ihr Arzt auch den Muskeltonus prüfen: Darunter versteht man die normale Spannung im Muskel. Eine dauernde Er-

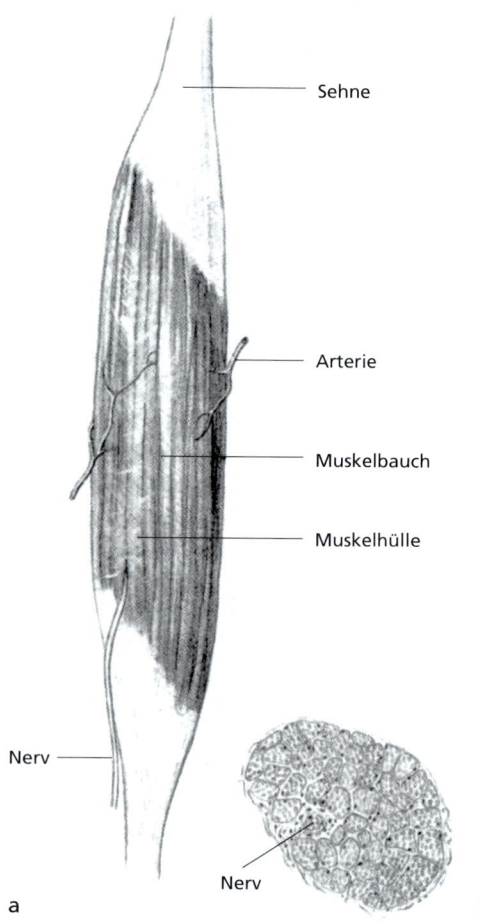

Sehne

Arterie

Muskelbauch

Muskelhülle

Nerv

Nerv

a

b

**Abb. 11 a,b: Anatomie des Muskels**
a: Muskelansicht
b: Querschnitt durch die Muskulatur

höhung des Muskeltonus wird letztlich zu einer *schmerzhaften Muskelverspannung* führen. Die für den Bechterew typische Fehlhaltung der Wirbelsäule zwingt die Muskulatur zur Dauerarbeit, was vor allem in späteren Krankheitsphasen dazu führt, dass die Schmerzen überwiegend muskulärer Natur sind.

Schleimbeutel sind geschlossene Hohlräume mit einer der Gelenkinnenhaut sehr ähnlichen Auskleidung. Während sich *tiefliegende* Schleimbeutel häufig sehr früh entwickeln können – man spricht auch von präformierten Schleimbeuteln – entstehen *oberflächliche* Schleimbeutel, die dicht unterhalb der Haut liegen, quasi als Pufferzonen, überall dort, wo Druck und Reibung auf Bindegewebe treffen, das über Knochenvorsprüngen liegt. Sowohl tiefliegende als auch oberflächliche Schleimbeutel können im Verlauf eines Bechterew erkranken.

Der Hüftschmerz des Spondylitis-ankylosans-Patienten wird oft als Arthrose oder Arthritis verkannt. Erkrankt der größte und wichtigste Schleimbeutel im Bereich des großen Rollhügels am Oberschenkelknochen, können tiefsitzende dumpfe Schmerzen, manchmal verknüpft mit Brennen und dem Gefühl von Ameisenlaufen, an der Außenseite des Hüftbereichs/Oberschenkels entstehen. Der erkrankte Weichteilmantel löst häufig Schmerzen im Bereich des Hüftgelenks aus (Abb. 12 a, b). Die knöchernen Gelenkanteile sind von Weichteilen umgeben, die für das Gelenk überaus wichtig sind, da sie Schutz, Führung und Bewegungsausmaß bestimmen. Bänder, Sehnen, Sehnenansätze, Muskeln, Schleimbeutel und Muskelhüllen können einzeln oder in Kombination erkranken.

Nicht selten klagen Patienten über Kniegelenksbeschwerden; das Röntgenbild aber erweist sich als unauffällig: Die Beschwerden des

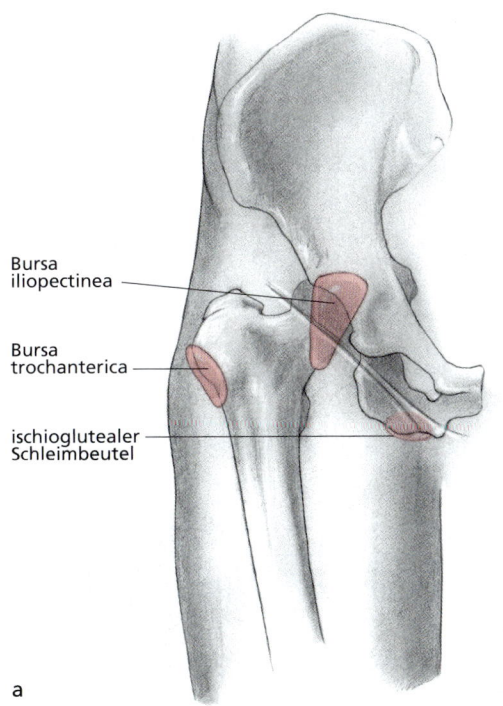

Bursa iliopectinea

Bursa trochanterica

ischioglutealer Schleimbeutel

a

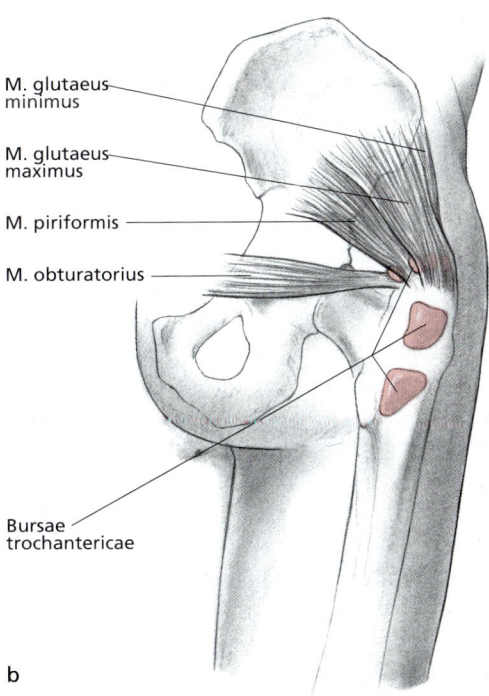

M. glutaeus minimus

M. glutaeus maximus

M. piriformis

M. obturatorius

Bursae trochantericae

b

**Abb. 12 a,b: Der Weichteilmantel des Hüftgelenks**
Muskulatur und Schleimbeutel (Farbe). M = musculus
a: Ansicht von vorne

b: Ansicht von hinten

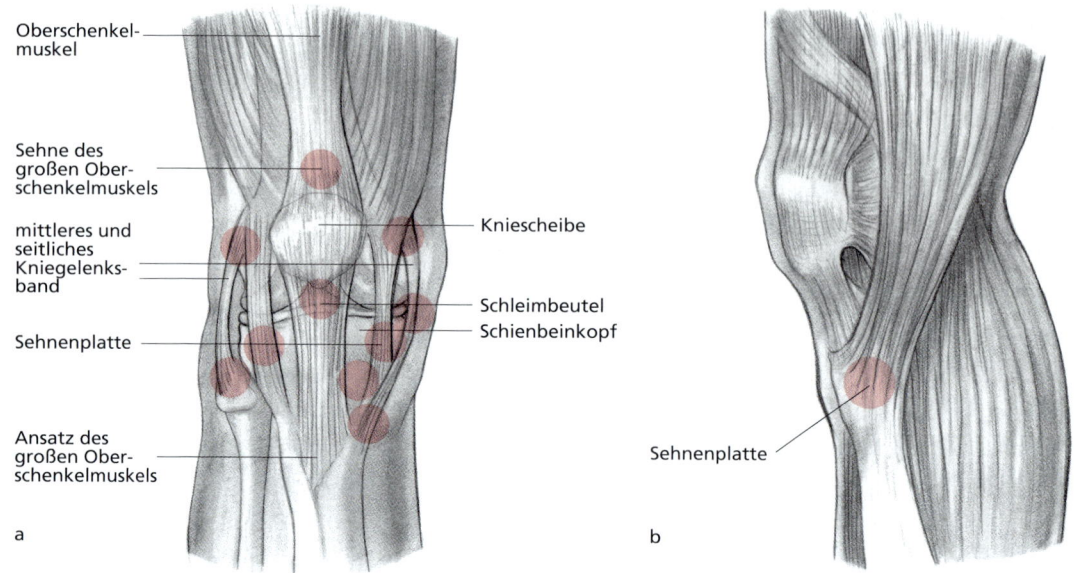

Oberschenkel-
muskel

Sehne des
großen Ober-
schenkelmuskels

mittleres und
seitliches
Kniegelenks-
band

Sehnenplatte

Ansatz des
großen Ober-
schenkelmuskels

Kniescheibe

Schleimbeutel
Schienbeinkopf

Sehnenplatte

a                                                                    b

**Abb. 13 a,b: Weichteilanatomie und druckempfindliche Punkte am Kniegelenk**
Muskulatur, Sehnenpunkte (Farbe)
a: Ansicht von vorne                              b: seitliche Ansicht

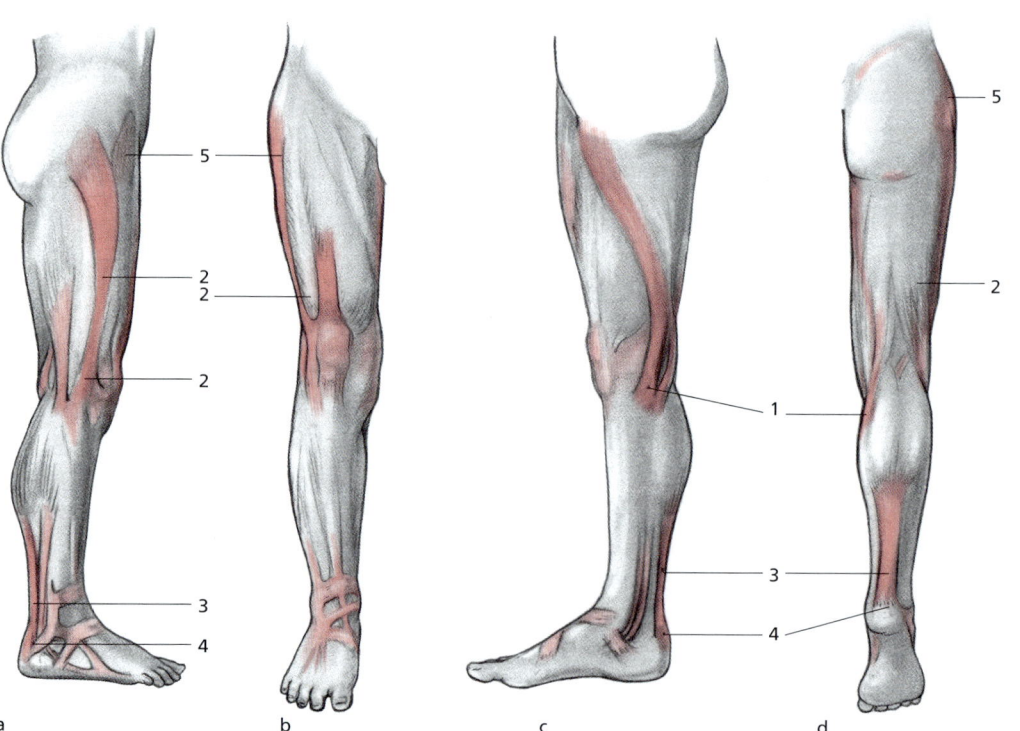

a                          b                          c                          d

**Abb. 14 a-d: Die häufigsten Sehnen, Sehnenansätze und Muskeln am Bein**
Gemeinsame Endstrecke verschiedener Muskeln (1); sehnige Verstärkung der Faszia lata (2); Achillessehne
(3); Achillessehne mit Ansatz (4); großer Rollhügel (5)
a: von seitlich außen gesehen                  c: von seitlich innen gesehen
b: von vorne betrachtet                          d: von hinten betrachtet

Patienten werden dann nicht ernst genommen. Gerade der Bereich von Kniegelenk und Bein aber kann eine ausgeprägte Mischung von Symptomen erkrankter Gelenkkapseln, Bänder, Sehnen, Sehnenansätzen und Muskeln zeigen (Abb. 13 a-b; Abb. 14 a-d).

Eine Schleimbeutelentzündung im Bereich zwischen Fersenbein und Achillessehne lässt das gesamte Umfeld des Schleimbeutels anschwellen (Abb. 15 a-d).

Sehnen, Sehnenscheiden und Bänder übertragen Kraft und haben Gleitfunktionen, stabilisierende und haltende Funktionen. Sehnenansatz- und Bandansatzerkrankungen können sich im Rahmen der Spondylitis ankylosans an der Wirbelsäule (wo es 1001 Bänder gibt), aber auch an der Ferse und den großen Rollhügeln entwickeln (siehe 22).

Zusammenfassend: Die Erkrankung von Weichteilen im Rahmen des Morbus Bechterew ist in strikt lokal umrissene und systemische zu trennen: Da Schleimbeutel-, Sehnenansatz- und Bandansatzentzündung und die Dauerbelastung der Muskulatur häufig für die Schmerzen im Verlauf einer Spondylitis ankylosans verantwortlich sind, sollten weder der Patient noch der Arzt „die Weichteile" vergessen, sondern die ihnen gebührende Aufmerksamkeit widmen.

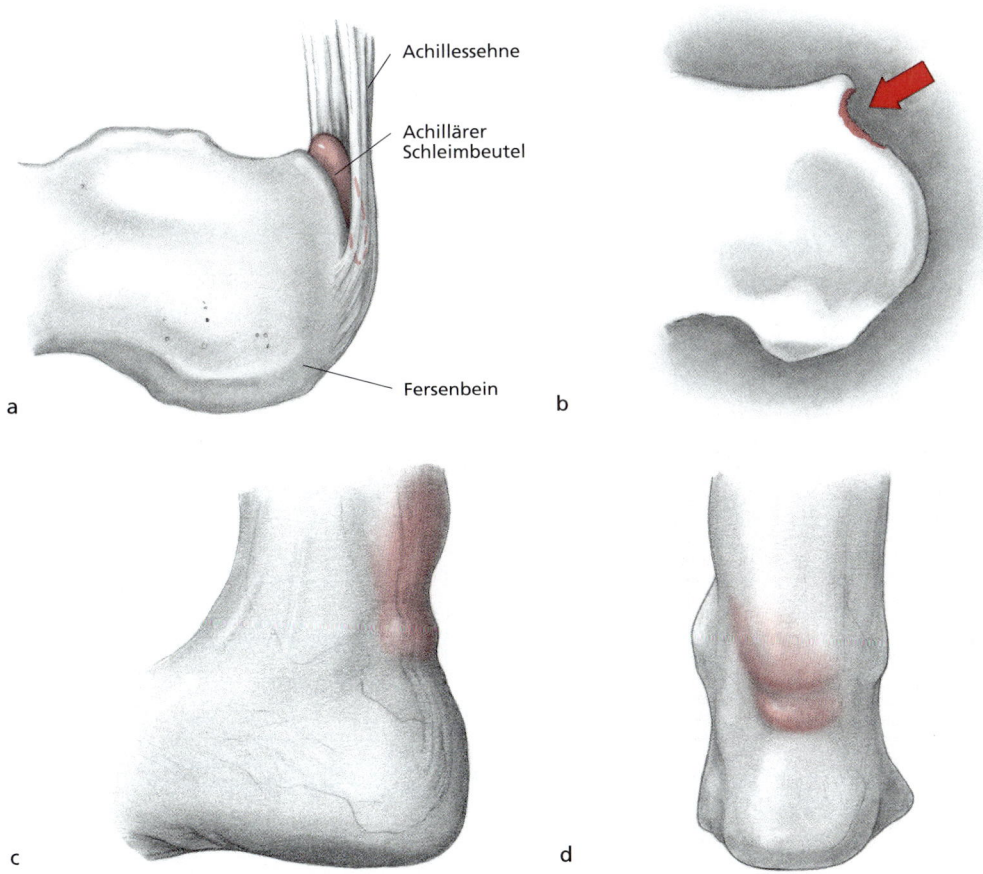

**Abb. 15 a-d: Achillessehnenentzündung und Schleimbeutelentzündung**
a: seitliche Sicht: Anatomie der Fersenregion
b: Defekt im Fersenbein (Pfeil) durch längerdauernde Entzündung des Schleimbeutels
c: seitliche Sicht: Schwellung von Schleimbeutel und Achillessehne
d: Sicht von hinten: Schwellung von Schleimbeutel und Achillessehne

23

# Nicht motivierend: Geschichte der Spondylitis ankylosans

Die Spondylitis ankylosans (Sp.a.) wurde im Verlauf der Geschichte der Medizin – sehr spät – *zum erstenmal 1693 vom irischen Studenten Connor an einem Skelett beschrieben.*

Alle Darstellungen der Spondylitis ankylosans nach 1693 befassten sich hauptsächlich mit den Endstadien extrem überschießender Knochenneubildung von Kreuzdarmbeingelenken, Wirbelsäule, Wirbelkörper, kleinen Zwischenwirbelgelenken und von Gelenken zwischen Rippen und Wirbelkörpern.

Auch spätere, klinische Beobachtungen einschließende Darstellungen, schilderten ausschließlich weit fortgeschrittene, vollständig verknöcherte und in fataler Haltung versteifte Wirbelsäulen der Erkrankten.

Meist eröffnet das Kapitel „Geschichte" ein Buch über die Bechterewsche Erkrankung. *Diese Reihenfolge aber stellt einen taktisch schlechten Start dar.* Das hat zwei Gründe:

1. Dieses Buch soll Sie, den Patienten, motivieren und durch positive Informationen anregen: Ein einführendes Anfangskapitel, das sich nur mit Spätfällen beschäftigt, wäre genau so falsch und unklug als wenn Sie nach der Erstdiagnose durch den Arzt sofort nach Hause zum Bücherregal gingen und in einem medizinischen Nachschlagewerk, in dem häufig Spätfälle dargestellt und abgebildet (!) sind, nachläsen. Diese Reihenfolge von Wissenszuwachs würde häufig in einem ersten, oft Depressionen auslösenden Schock für Sie enden.

2. In den späten 70er Jahren des vorigen Jahrhunderts war der Ruf nach einer besseren Bildgebung (z.B. der Magnetresonanztomographie) nie so laut wie heute: Damals sah der Arzt bei den wöchentlichen Röntgendemonstrationen ca. 15-20 Mal pro Woche Bilder hochentzündlich veränderter – auch bereits knöchern durchbauter – Kreuzdarmbeingelenke und weitgehend knöchern versteifter Wirbelsäulen. Mit solchen Verläufen muss er sich dagegen heute vielleicht nur drei- bis viermal pro Monat beschäftigen und das auch nur in einer Spezialklinik.

Weder die Geschichte der Spondylitis ankylosans noch die Entwicklungshäufigkeit schwerster Verläufe früherer Zeiten entspricht auch nur ansatzweise dem, was die Ärzte heute im Alltag einer Praxis oder Klinik behandeln:
Häufigkeit, Geschlechtsverteilung und Verlauf (= Epidemiologie) der Spondylitis ankylosans haben sich verändert.

Mitte der 70er Jahre des 20. Jahrhunderts erlebten noch ca. 8 bis 12 von etwa 100 Bechterew-Patienten eine völlige Versteifung ihrer Wirbelsäule, deren Verkrümmung nur noch den Blick auf den Boden zuließ. Heute dagegen erkranken noch 2 bis 4 Patienten von 100 Fällen aus den letzten Jahrzehnten so schwer, dass dieser Verlauf nicht abgewendet werden konnte.

*Also: Schon im ersten Kapitel geballte Desillusion und Demotivation durch Krankheitsverläufe, die es heute (Gott sei Dank) wesentlich seltener gibt?*

Damit Sie mich nicht falsch verstehen: Auch heute noch besteht ein breites Spektrum an Verläufen des Morbus Bechterew, die Schmerzen bereiten, die die Lebensqualität drücken und die die Patienten auf sozialer und beruflicher Ebene benachteiligen.

Letztlich aber baut die Geschichte der Spondylitis ankylosans keine gute Brücke zur Gegenwart.

Auch lässt die *Integration* der Spondylitis ankylosans in das seit etwa 1973 bestehende Konzept der *Spondarthritiden* – in den letzten Jahren auf breiter Front, mit Hilfe modernster Bildgebung und der Molekularbiologie (Gene, T- und B-Lymphozyten) vorangetrieben – die Bechterewsche Krankheit als eigenständiges Krankheitsbild zunehmend unschärfer werden. Durch moderne Forschung sind neue Therapien entstanden.

Nicht zuletzt bestehen gut organisierte Selbsthilfegruppen, die sich gemeinsam mit den Ärzten der Krankheit wirkungsvoll in den Weg stellen. Diese Selbsthilfegruppen erweisen sich – und das ist *ihre Besonderheit* – häufig als sehr erfolgreich, da Patienten mit Spondylitis ankylosans oft über positive, angeborene (?) Verhaltensstrategien verfügen (Seite 59). Patienten mit positiver Aura treffen in Selbsthilfegruppen auf Patienten mit positiver Aura: Ergebnis – Positives!

Die Geschichte der Spondylitis ankylosans der letzten 30 Jahre ist also durch einen Wandel in der Epidemiologie, die Einbindung in das „neue" Konzept der Spondarthritiden, wache Selbsthilfegruppen, erhebliche Fortschritte in der (Früh) Diagnostik und revolutionäre Entdeckungen in der Therapie gekennzeichnet.

All das kontrastiert mit der früheren Geschichte der Spondylitis ankylosans drastisch, die alle demotiviert, die sich mit dieser Krankheit befassen müssen. Sie soll deswegen nicht an den Anfang dieses Buches gestellt werden, dessen Ziele noch bessere Information, bessere Prognose, effektiveres Handeln gegen die Spondylitis ankylosans und ein besseres Leben mit dieser Krankheit sind.

# Wie häufig ist die Spondylitis ankylosans, – und erkranken Männer öfter als Frauen?

Bis entdeckt wurde, dass *HLA-B27 und Spondylitis ankylosans eng verknüpft sind,* galt über Jahrzehnte hinweg als sicher dokumentiert, das zehnmal mehr Männer als Frauen an Spondylitis ankylosans erkrankten.

In den Jahren 1980 bis 2000 (die Häufigkeit der Spondylitis ankylosans wurde mit ca. einem Prozent der Bevölkerung angenommen) schätzte dann die Medizin dieses Verhältnis auf 1:1 (!).

> Heute glaubt man, dass 3-4 erkrankten Männern eine Frau gegenübersteht, die eine Spondylitis ankylosans entwickelt: Männer/Frauen = 3-4:1.

Wie das Geschlechtsverhältnis schien auch *das allgemeine Vorkommen* der Spondylitis ankylosans in der Bevölkerung (Prävalenz) lange Zeit festgelegt: Die Prävalenz wurde auf 0,10% geschätzt. Weltweit gibt es allerdings Regionen, in denen der Bechterew entweder sehr häufig vorkommt – zum Beispiel bei den norwegischen Samen mit 5% der Bevölkerung (HLA-B27 findet sich dort in ca. 25%) – oder aber sehr selten ist wie zum Beispiel in China mit 0,20% der Bevölkerung (HLA-B27 findet sich dort in ca. 4-6%).

Die Häufigkeit von HLA-B27 in der Bevölkerung eines Landes (einer Region) beeinflusst das Ergebnis bei der Suche nach der Zahl von Bechterew-Patienten. In Zentraleuropa wird die Häufigkeit von HLA-B27 in der gesunden Bevölkerung auf 6-8% geschätzt. Sehr wichtig aber ist auch wo und nach welcher Methode versucht wird die Zahl der vorkommenden Bechterew-Fälle zu ermitteln:
• bei Klinikpatienten?
• in der gesunden Bevölkerung?

• HLA-B27-orientiert, das heißt nur bei HLA-B27-Trägern?

Klinikpatienten sind meist schon länger diagnostizierte, eventuell auch schwer verlaufende Bechterew-Fälle. Sie repräsentieren das niedrige Extrem der Häufigkeitsschätzungen von 0,10-0,20%. Untersuchungen der gesunden Bevölkerung und von HLA-B27-Trägern dagegen entdecken sehr viele, sehr milde – manchmal sogar ohne Symptome einhergehende – Verläufe. Sie erreichen höhere Zahlen, etwa 0,50-0,90%.

> In Europa und den USA wird heute die Häufigkeit der Spondylitis ankylosans auf 0,25-0,50% geschätzt.

Würde man die jetzt in Deutschland bereits an Bechterew leidenden Patienten zählen, fänden sich zwischen 95 000 und 190 000 Fälle. Dabei repräsentiert die erste Zahl den harten Kern schon diagnostizierter Verläufe, die zweite schließt noch viele undiagnostizierte, mildere Verläufe ein.

Auch die *jährliche Zahl von Neuerkrankungen,* bezogen auf 100 000 Menschen, interessiert: Sie liegt in Europa und den USA zwischen 6 und 8 Fällen.

> Zusammenfassend leben in Deutschland zwischen 95 000 und 190 000 Bechterew-Patienten. Bezogen auf 100 000 Menschen erkranken jährlich etwa 6-8 Menschen neu an einer Spondylitis ankylosans. Von allen in Deutschland lebenden Patienten sind 20 000 bis 45 000 Frauen und 75 000 bis 145 000 Männer.

# Wie entsteht der Bechterew?

Um es vorweg zu nehmen: Trotz sehr großer medizinwissenschaftlicher Fortschritte in den letzten Jahrzehnten (HLA-B27, Spondarthritis-Konzept, Autoimmunhypothese) ist der letzte Schleier noch nicht gelüftet – oder einfacher: Wir wissen es (noch) nicht.

## Mein Bechterew wurde durch eine Blutuntersuchung diagnostiziert – oder: HLA-B27, Fortschritt, aber auch Problem

In jeder Körperzelle ist ein Zellkern, der jeweils 46 Chromosomen enthält, auf denen sich unsere Erbfaktoren (= Gene) wie blaue Augen, schwarze Haare usw. befinden. Neben unzähligen anderen Aufgaben steuern unsere Gene auch die Bildung der HLA-Antigene (HLA = **H**umane-**L**eukozyten-**A**ntigene).

> Diese HLA-Antigene sitzen dicht gedrängt an einem Ort auf dem kurzen Arm des 6. Chromosoms. Zur *Orientierung* wurden die verschiedenen Genorte mit großen Buchstaben – A, B, C, D, DR – bezeichnet, und gefundene Antigene verschiedener Orte durchnummeriert (z. B. HLA-B 1, 2, 3, 4, 5......27....).
> HLA-Gene werden vererbt: Sie sind den Menschen bereits in die Wiege gelegt, können nicht später entstehen, sich nicht vermehren oder verschwinden. Das ist der große Unterschied zu anderen in der Rheumatologie wichtigen Blutwerten wie z. B. dem Rheumafaktor oder antinukleären Antikörpern.

Als Beispiele:
*Rheumafaktoren* können im Blut eines Patienten mit chronischer Polyarthritis während des Krankheitsverlaufs zum erstenmal nachgewiesen werden: Sie sind entstanden und können sich verlaufsabhängig auch vermehren.

Ähnliches gilt auch für die *antinukleären Antikörper (ANA)*, die sich im Rahmen vieler entzündlicher Bindegewebserkrankungen entwickeln und die mengen- und artmäßig im Krankheitsverlauf variieren können.

> Rheumafaktoren und antinukleären Antikörpern ist eines gemeinsam: Zur Entstehung und Vermehrung brauchen sie einen körpereigenen oder körperfremden Anreiz (das Antigen).

HLA-Antigene regulieren unser Immunsystem und können zwischen körperfremdem und körpereigenem „Material" unterscheiden. Von 100 Bechterew-Patienten sind ca. 95% HLA-B27-Träger. Nur etwa 5% lassen dieses Antigen nicht nachweisen.

Häufig werden Ärzte mit der Aussage konfrontiert: *„Mein Bechterew wurde im Blut diagnostiziert – bei mir wurde HLA-B27 nachgewiesen".*

> Die Formel „HLA-B27 = Bechterewsche Erkrankung" ist aber falsch. Sie kann auch dann noch falsch sein, wenn Kreuzschmerzen, jugendliches Alter und sogar eine Tante mit gesicherter Spondylitis ankylosans hinzukommen. Denn: Das Erbe einer Erbtante ist nicht sicher und Kreuzschmerzen – auch schon in jugendlichem Alter – sind nicht selten. HLA-B27 schließlich findet sich wesentlich häufiger bei Gesunden als bei Patienten, die an einer mit HLA-B27 verknüpften Erkrankung leiden.

In den ersten Jahren nach der Entdeckung der Verbindung von Spondylitis ankylosans mit HLA-B27 bestand für Patienten ein großer Erklärungsbedarf.

Ärzte sagen „HLA-B27 ist wie blaue Augen": Es ist einfach schon immer da und wird auch immer da sein. Ärzte wurden und werden aber bei vielen Visiten oder auch Praxiskontakten mit der Aussage konfrontiert „*Vor 2 Monaten wurde im Labor XY bei mir HLA-B27, im Gegensatz zu den Untersuchungen hier in Ihrer Klinik, **nicht** nachgewiesen*" (es gab damals einige obskure Vorstellungen, dass durch Manipulation am HLA-B27 oder durch Verschwinden des HLA-B27 der Bechterew geheilt werden könne).

Also doch: wechselnde Befunde – HLA-B27 nachweisbar – nicht nachweisbar?

Viele Erklärungen müssen für diese unterschiedlichen Ergebnisse herhalten: unterschiedliche Labore, unterschiedliche zur HLA-B27-Bestimmung benützte Substanzen, unterschiedlich „wache" Menschen, die diese Befunde ablesen, scheinen ebenso wie extrem eingreifende operative oder medikamentöse Therapieformen einen *vermeintlichen* Wechsel provozieren zu können.

Diese „falsch positiven" oder „falsch negativen" Befunde verwirren sehr, sind zwar selten, sollten aber immer durch eine erneute HLA-Bestimmung aus der Welt geschafft werden.

Nach der Entdeckung des HLA-B27 gab es die Hypothese, die Bechterewsche Erkrankung sei eine reine Erbkrankheit; HLA-B27 sei die identifizierte Hauptursache, die an der Vererbung Schuld sei.

Dieses *nicht korrekte,* aber sehr häufig zu hörende „Wissen" führt – speziell bei Neuerkrankten – zu einigen Fragen und Befürchtungen.

- Ich darf keine Kinder kriegen, da ich HLA-B27-Träger bin und mein Kind die Bechterewsche Krankheit erben würde.
- Ich leide an Spondylitis ankylosans. Wie sicher (wahrscheinlich) erkrankt mein Kind auch daran?
- Mein Lebenspartner ist HLA-B27-Träger und hat eine Spondylitis ankylosans. Soll ich mich von ihm trennen (!)?*

- Ich bin HLA-B27 Träger, meine Kinder (12 und 14 Jahre) haben noch keine Symptome – soll ich bei ihnen HLA-B27 bestimmen lassen?

* einige Male erlebt. Besser gleich trennen.

**Zunächst:**

Kinder von Bechterew-Patienten haben nur ein diskret erhöhtes Risiko, ebenfalls an einer Spondylitis ankylosans zu erkranken. Sie müssen zudem auch selbst HLA-B27-Träger sein. Sind sie es nicht, ist auch das Erkrankungsrisiko nicht erhöht.

**Schon hier als Einwand:**

Ihr Kind will eine dicht befahrene Straße überqueren. Das Risiko , beim Überqueren einen Unfall zu erleiden, ist sicher höher als das, als Bechterew-Kind an Spondylitis ankylosans zu erkranken.

**Dann:**

Sie leben in einer Kleinstadt. Dort stellen sie sich auf den Hauptplatz und lassen bei den nächsten 1000 zufällig an Ihnen vorbeikommenden Menschen HLA-B27 bestimmen.

*Sie werden folgende Ergebnisse erhalten:*

Von 1000 gesunden und jungen (unter 40 Jahren) Menschen werden ca. 60-80 HLA-B27 Träger sein. Von diesen werden jedoch nur etwa 4-7 eine Krankheit entwickeln, die mit HLA-B27 verknüpft ist: etwa 5 eine Spondylitis ankylosans.

Das bedeutet, dass nur für etwa 3%-4% aller HLA-B27 Träger theoretisch die Möglichkeit besteht eine Spondylitis ankylosans zu entwickeln.

Ein Zwischenfazit:
Das Risiko eines gesundes Kindes, eine dichtbefahrene Straße zu überqueren und dabei einen Unfall zu erleiden, ist größer als das Risiko eines Kindes mit einem an Bechterew erkrankten Elternteil via HLA-B27 eine Spondylitis ankylosans zu entwickeln. Nur etwa 3%-4% aller gesunden HLA-B27-Träger erkranken später an Morbus Bechterew (Tab. 4).

Tab. 4

## HLA-B27 und Vererbung

90 - 95 % aller Bechterew-Patienten sind HLA-B27-Träger. In der deutschen Bevölkerung finden sich HLA-B27-Träger in 6 - 8 %. Fazit: Es gibt deutlich mehr gesunde HLA-B27-Träger als HLA-B27-positive Bechterew-Patienten.

**Das Risiko eine Spondylitis ankylosans zu entwickeln, beträgt**
- 12% bei zweieiigen Zwillingen
- 65% bei eineiigen Zwillingen

**Das Risiko eine Spondylitis ankylosans zu entwickeln ist für**
- HLA-B27-negative Kinder von Bechterew-Eltern nicht erhöht
- HLA-B27-positive Kinder von Bechterew-Eltern diskret erhöht: 2-4%
- Familien mit einer Spondarthritis (nicht Spondylitis ankylosans!): 6-9%

Immer noch gibt es leider ärztliche Aussagen, die aus HLA-B27 gezimmerte Hürden für einen Kinderwunsch darstellen. *Keine Kinder – diese Meinung ist absolut falsch.* Angesichts des ethisch-philosophischen Stellenwerts eines eigenen Kindes nivellieren auch gewisse Bedenken (Risiko 3%-4%) eine verneinende Antwort gegen Null.

Sind Vater und Mutter beide HLA-B27-Träger und leiden beide unter einem Morbus Bechterew, steigt das Erkrankungsrisiko für ein Kind. Aber auch in dieser Konstellation ist ein generelles Nein zu Kindern auf keinen Fall richtig.

Allerdings werden die Gespräche zwischen Mutter, Vater und Arzt an Intensität zunehmen: Für alle möglichen Fälle soll größte Transparenz geschaffen werden:

Einerseits muss Ihr Arzt die Intensität Ihres elterlichen Kinderwunsches ausloten. Andererseits darf der Hinweis, dass Bechterew-Patientinnen Kinder wie Gesunde bekommen, ebenso nicht fehlen wie die Aussage, dass es sehr milde und lebenswerte Bechterew-Verläufe gibt und dass letztlich die große Chance besteht, dass Ihr Kind keine Spondylitis ankylosans bekommen wird.

Ein zweites Zwischenfazit:
Ein „Verbot", Kinder zu bekommen, ist unsinnig und lebensfeindlich. Die Intensität des elterlichen Kinderwunsches ist für jede ärztliche Antwort von größter Bedeutung. Steigendes Erkrankungsrisiko für das Kind wird durch vermehrte Information und erhöhte Transparenz durch den Arzt beantwortet. Auch Kinder zweier Bechterew Elternteile können gesund bleiben! Die Geburt eines Kindes durch eine Mutter mit Bechterew unterscheidet sich kaum von der Geburt eines Kindes durch eine gesunde Frau.

*Soll bei Kindern von Bechterew-Eltern das HLA-B27 bestimmt werden?*

Hier gibt es viele Meinungen: Geht man davon aus, dass HLA-B27-negative Kinder von Bechterew-Eltern kaum ein Erkrankungsrisiko haben und dass die Ungewissheit über HLA-B27 nicht vorteilhaft ist, sollte bei Kindern im Alter von 12 bis 14 Jahren im Rahmen einer Routineblutabnahme *HLA-B27 mitbestimmt werden.*

Wird HLA-B27 dann *nicht* nachgewiesen, hört man den Stein vom Herzen der Eltern schon von weitem plumpsen. Wird es dagegen gefunden, wird dieser Befund zum **„Befund in der Schublade"** umfunktioniert. In der Schublade bedeutet: HLA-B27 wird links liegengelassen, weder Eltern noch Kind sprechen darüber.

Die Vorteile liegen auf der Hand. Auch in diesem Fall ist die Wahrscheinlichkeit des Erkrankungsrisikos für Ihr Kind gering, Ihre elterlichen Sorgen aber sind bei entsprechendem Wissen sicherlich geringer, als bei komplettem Nichtwissen oder permanentem Vermuten.

Entwickeln sich bei 17-30 Jährigen (dem Zeitraum, in dem am häufigsten Erstsymptome entstehen) erste Zeichen einer Spondylitis ankylosans, steht seine Umgebung „Gewehr bei Fuß" und ist vorbereitet. Das gilt auch für die Berufswahl. Vom ersten Moment eines klinischen Verdachts an kann alles unternommen werden, um die Krankheitsentwicklung in die bestmöglichen Bahnen zu lenken.

> Fazit:
> Die Summe aller Vorteile des sicheren Wissens über eine HLA-B27-Trägerschaft Ihres Kindes überwiegt die häufig beschworenen Sorgen, die ein eventueller Nachweis von HLA-B27 mit sich bringen soll, eindeutig. Selbstverständlich darf der HLA-B27-Befund, gleich ob positiv oder negativ, nicht zum (täglichen) Gesprächsstoff zwischen den Eltern oder den Eltern und dem Kind werden (deshalb Schublade).

Für die Entstehung der Spondylitis ankylosans spielt HLA-B27 letztlich (die Wissenschaft schätzt zu 20-30%) eine wichtige Rolle. Allerdings müssen zu HLA-B27 noch eine Reihe anderer Faktoren kommen, um die Krankheit entstehen zu lassen.

# Autoimmunerkrankung

Auf breiter Front forschend diskutiert die Medizin heute auch die Möglichkeit, dass die Spondylitis ankylosans autoimmun entstehe. Das bedeutet, dass die eigene Immunabwehr des Körpers gegen eigenes Gewebe kämpft.

Allerdings sind die Überlegungen noch im Anfangsstadium, und es ist sicher, *dass noch andere Faktoren eine Rolle spielen* (Umwelteinflüsse, Darmerkrankungen usw.).

# Darmerkrankungen

Schon seit Jahrzehnten wissen wir, dass chronisch-entzündliche Darmerkrankungen (CED) wie die Crohnsche Krankheit oder die Colitis ulcerosa häufig mit einer Spondylitis ankylosans denselben Patienten zusammen treffen können. In solchen Fällen entsteht immer die Frage: Sind Colitis und Spondylitis *zwei getrennte Krankheiten* – die Spondylitis ankylosans mit zufällig begleitender Colitis – oder handelt es sich um eine *enteropathische Spondarthritis* (Seite 70)? Zieht man die „enteropathischen Spondarthritiden" ab, treffen chronisch-entzündliche Darmerkrankung und Spondylitis ankylosans noch immer viel häufiger zufällig zusammen als es sich statistisch errechnen lässt (Tab. 5).

Mögliche Zusammenhänge zwischen Spondylitis ankylosans und Darmerkrankung sowie ihnen nahestehenden Krankheitsbildern wie z.B. den reaktiven Arthritiden oder der Iritis, werden schon länger untersucht. Bei der Dickdarmspiegelung an Sp.a.-Patienten sieht der Arzt in ca. 30% der Fälle mit dem bloßen Auge und bei 40% unter dem Mikroskop meist symptomlose milde Entzündungszeichen der Dickdarmschleimhaut (häufig bei den Patien-

**Tab. 5**

| Zusammenhänge zwischen Spondylitis ankylosans und Darmerkrankungen | |
|---|---|
| **Bei Spondylitis-ankylosans-Patienten finden sich symptomlose Dickdarmentzündungen** | die in 40 % mit dem bloßen Auge erkennbar und in 30 % mit dem Mikroskop zu erkennen sind. |
| **Bei enteropathischen Spondarthritiden bestehen neben der Wirbelsäulen-erkrankung** | chronisch-entzündliche Darmerkrankungen, die vorher, gleichzeitig oder nachher entstehen |
| **Krankheitsauslösende Darmbakterien wie z.B. Shigellen oder Salmonellen** | könnnen reaktive Arthritiden, chronisch-entzündliche Darmentzündungen und Wirbelsäulenentzündungen verursachen |
| **In Schüben des Bechterew** | werden auch andere Bakterien – z.B. Klebsiellen und gegen sie gerichtete Antikörper – häufig gefunden. |

ten, die auch unter einer peripheren Arthritis leiden). Makroskopisch und mikroskopisch zusammengefasst haben Studien ergeben, dass bis zu 60% der Bechterew-Patienten diese Darmentzündungen zeigen. Auch bildet das Immunsystem des Bechterew-Patienten Antikörper gegen verschiedene Bakterien wie z.B. Klebsiellen, Escherichia coli usw.

# Zusammenfassung

Das Entstehen des Morbus Bechterew ist noch nicht geklärt. Sicherlich sind viele Faktoren daran beteiligt: HLA-B27 scheint den Boden dafür vorzubereiten. Da aber nur ein kleiner Teil aller HLA-B27-Träger eine Spondylitis ankylosans entwickelt, kann dieses Antigen nicht allein verantwortlich sein. Wissenschaftlich untersucht werden eine Reihe zusätzlicher Faktoren (wie unterschiedliche Umwelteinflüsse, Darmentzündungen oder unterschiedliche Krankheitserreger), die gemeinsam mit HLA-B27 zu einer Fehlregulation unseres Immunsystems führen könnten, die dann wiederum den Startschuss für ein autoimmunes Geschehen darstellt.

# Beim Arzt

Der Arzt begleitet den Bechterew-Patienten vom Zeitpunkt der Diagnose an ständig: Dabei umfasst sein Arbeitsbereich auch Aufgaben, von denen einige auf den ersten Blick nicht-ärztlich erscheinen.

Ist die Diagnose einmal gesichert, muss er zum immer (anfangs oft drückenden) *Motivator* werden. Sehr oft sind Bechterew-Patienten noch sehr jung. Die Jungen – das lehrt die Erfahrung – setzen sich viel leichter als Ältere einfach über die Krankheit, zum Teil auch über die Schmerzen hinweg. Warum jetzt – warum so oft Krankengymnastik? Krankengymnastik anstelle von Disco, Bewegungstherapie anstatt Party? Oder ernster: Zeit ist nur für berufliches und privates Fortkommen, nicht aber für Physiotherapie. Die Kunst besteht dann in der Motivation zur Krankengymnastik zusätzlich zu Disco *und* Party *und* beruflichem Fortkommen.

Wie bekannt arbeiten Bechterew-Patienten in aller Regel konstruktiv-kooperativ mit am Kampf gegen ihre Krankheit. Dennoch: Im Lebensabschnitt, in dem sie zum erstenmal erkranken, scheint eigentlich alles andere sehr wichtig zu sein – nur nicht die Krankheit und ihre Therapie.

Es ist immer gut, wenn ein Bechterew-Patient über längere Zeiträume von *einem* Arzt betreut wird. Zum einen, da dann meist ein Vertrauensbündnis besteht, zum anderen da sich der Verlauf der Spondylitis ankylosans für den Einzelnen nicht voraussagen lässt und die größte Sicherheit für eine Aussage daher immer aus einer langjährigen kontinuierlichen Beobachtung entsteht: Die Verschlechterung von Funktionen kann schon erkannt werden, wenn sie sich anbahnt; medikamentöse Therapiestrategien werden gleich dann eingeleitet, wenn sie nötig und wichtig sind. Eine positive Wechselbeziehung zwischen dem Patienten, seiner Selbsthilfegruppe und dem Arzt hilft, so manche bürokratische Hürde leicht zu nehmen.

Wann und wie häufig eine Rehabilitationsmaßnahme? Wann und wie Teilhabe am Arbeitsleben (= z.B. Umschulung)? Unterstützung bei der Gestaltung des richtigen Autositzes, des „idealen" Arbeitsplatzes: Viele dieser Probleme entstehen im Lauf eines Bechterew-Lebens und lassen sich gemeinsam mit dem Arzt erfolgreich meistern.

## Anamnese

Die internistische Rheumatologie wird auch als „sprechendes" Fach bezeichnet: Viele Fragen an Sie und viele Ihrer Antworten sind nötig und wichtig, um die richtige Diagnose zu ermöglichen, der dann die entsprechende Therapie folgen kann.

Mit am wichtigsten ist Ihre *Krankengeschichte*, da sie die Grundlage für das weitere Handeln des Arztes darstellt: Gefordert ist etwas, das der Hetze und dem Mangel an Gelassenheit unserer Zeit entgegengesetzt ist: zuhören. Das erste anamnestische Gespräch wird der Arzt – wenn nötig – deshalb auch mit

Hilfe eines planmäßigen Fragekatalogs gestalten (Tab. 6).

Hatte eine Oma Spondylitis ankylosans oder ein Vetter eine Iritis? Beides liegt vermeintlich weit weg von Ihnen, stellt aber andererseits möglicherweise ein Puzzleteilchen der späteren Diagnose dar. Leidet ein Blutsverwandter an Schuppenflechte? Hat sich bei gesunden Verwandten im Rahmen einer Blutspende herausgestellt, dass sie HLA-B27-Träger sind? Hatten Sie „Wachstumsschmerzen"? Wenn ja: Wurden die Gründe dafür festgestellt? Vom scheinbar Unwichtigen, Weitentfernten wird

**Tab. 6**

| Anamnestische Fragen im Verdachtsstadium und weiterem Verlauf |
| --- |
| **1. Familienorientiert** |
| Gibt es eine Bechterewsche Erkrankung in der Familie?<br>Hatte ein Verwandter einen Kniegelenkerguss, Fersenschmerzen oder eine Regenbogenhautentzündung?<br>Ist ein Verwandter HLA-B27-Träger? |
| **2. Schmerzorientiert** |
| Wann treten Schmerzen auf (nachts, frühmorgens, nachmittags)?<br>Wo treten Schmerzen auf?<br>Strahlen sie aus – wenn ja wohin?<br>Schmerzt Husten, Niesen, Pressen?<br>Verschlechtern/verbessern sich Schmerzen durch Belastung, Bewegung oder Ruhe? |
| **3. Gelenkorientiert** |
| Schmerzen Gelenke oder waren sie geschwollen (Knie-, Sprung-, Hüftgelenke)? |
| **4. Verlaufsorientiert** |
| Haben Sie in den letzten Jahren bemerkt, dass Sie in Freizeit und Beruf weniger beweglich wurden? |

Ihr Arzt letztlich auf Kernfragen kommen und Kernaussagen erhalten. Im Mittelpunkt seines Interesses stehen natürlich Ihre Beschwerden: Vor Jahren ein Kniegelenkserguss, der ohne Folgen wieder verschwand? Vor Jahren einmal eine Regenbogenhautentzündung? Durchfälle? Brennen in der Harnröhre?

Wie schlafen Sie: Wenn schlecht, warum? Wegen Sorgen, Alltagskummer oder wegen der Schmerzen? Können Sie nicht einschlafen oder werden Sie vom Schmerz aufgeweckt? Wenn letzteres der Fall ist – zu welcher Zeit? Wie reagieren Sie auf diese Schmerzen, und wie hilft Ihnen Ihr Handeln?

Auch junge Menschen haben nicht selten Kreuzschmerzen (Forsa Umfrage 2000: 70% aller 14-29 Jährigen) – und Ursachen dafür gibt es viele. Es gilt dann den *aus Entzündung entstehenden Kreuzschmerz* aufzuspüren (Tab. 7).

Aber auch Fragen nach Schmerzen an der Ferse, am Brustbein, den Rippen, beim Husten und Niesen werden nicht fehlen – ebenso wenig wie die Frage, ob Sie in der letzten Zeit bemerkt haben, dass Wirbelsäule oder Gelenke bei Bewegung/Belastung schmerzen und ob Sie glauben, dass Ihre Bewegungsfähigkeit dort abgenommen hat. Und nicht zuletzt: Sind Abläufe in Beruf und der Freizeit schwieriger, mühevoller geworden? Haben Sie beim Sport freiwillig zurückgesteckt? Halfen Medikamente, die Sie einnahmen: Wie vertrugen Sie diese Medikamente?

Wichtig für die Anamnese ist, *dass auch verneinende Antworten sehr weiterhelfen können,* da sie gegen andere/ähnliche Krankheiten abgrenzen.

**Tab. 7**

| **Entzündlicher Kreuzschmerz** |
|---|
| Diagnostisch ist es sehr wichtig, den entzündlichen – von anderen Kreuzschmerzen zu trennen (Entzündlicher Kreuzschmerz bei 4 von 5 +). |
| Der Arzt fragt<br><br>1. Nach dem **Alter** (+ = jünger als 40 Jahre)<br><br>2. Nach der **Art des Beschwerdebeginns**<br>  • akut, einschießend<br>  • lokal, an einer Stelle bleibend<br>  • sich langsam entwickelnd (+ = schleichend)<br><br>3. Nach der (zurückliegenden) **Dauer der Schmerzen**<br>  • 2 Wochen<br>  • 1 Monat<br>  • 3 Monate (+ = > 3 Monate)<br><br>4. Ob Sie sich morgens in der Lendenwirbelsäule **steif** fühlen?<br>  • nein<br>  • ja (+)<br><br>**5. Ob Ruhe oder Bewegung die Schmerzen verschlimmert oder bessert?**<br>  • Ruhe: ja, bessert<br>  • Bewegung: nein, verschlimmert<br>  • Bewegung: ja, bessert (+) |

# Körperliche Untersuchung

Jede ärztliche Untersuchung *beginnt mit der visuellen Bestandsaufnahme, der Inspektion* – danach *folgen Funktionsprüfungen* und erst am *Schluss die Palpation (der Tastbefund).* Diese Reihenfolge ermöglicht es, dass Sie und Ihr Arzt sich schon etwas besser kennen, wenn die genaue und Ihnen vielleicht körperlich unangenehme Palpation durchgeführt wird.

Die Wirbelsäule des entkleideten Patienten lässt sich am besten von hinten und von der Seite her beurteilen und zwar am günstigsten bei natürlichem Licht oder bei diffusem Kunstlicht, damit nicht durch Schattenbildung Asymmetrien vorgetäuscht oder der Beobachtung entzogen werden. Ist der Verlauf der Dornfortsatzreihe gerade? Sind die Taillendreiecke symmetrisch? Besteht ein Beckenschiefstand?

## Kreuzdarmbeingelenke

Vermutet Ihr Arzt die Diagnose „Morbus Bechterew", wird er Ihre Kreuzdarmbeingelenke und Ihre Wirbelsäule untersuchen. Er wird die Krümmungen der Wirbelsäule (siehe Seite 16) beurteilen und sich ein Bild von der Muskulatur machen: zu wenig, überall verspannt, an bestimmten Stellen verspannt? Dazu müssen Sie sich bis auf die Unterhose entkleiden, und Ihr Arzt braucht gutes Licht.

Da Sie meist wegen tiefsitzender Kreuzschmerzen den Arzt aufsuchen und die Frage nach der Art Ihres Schmerz beantwortet werden muss, wird der Arzt zuerst prüfen, ob die Kreuzdarmbeingelenke schmerzhaft sind.

Schmerzen sie auf Druck (Abb. 16)? Wenn nein, wird er versuchen, Schmerz zu provozieren: Rechts wie links bilden die Darmbeine mit dem in der Mitte liegenden Kreuzbein relativ große, nicht durchgehend gleich begrenzte Gelenke. Schmerz in diesen Gelenken absichtlich hervorzurufen gelingt durch Scher-

und Druckkräfte, denen jeweils ein Kreuzdarmbeingelenk ausgesetzt wird (Abb. 17, Abb. 18) oder „klassisch" durch das Mennellsche Zeichen (Abb. 19).

> Alle diese Untersuchungen verschieben das Kreuzbein gegen die Darmbeinschaufeln. Bitte bedenken Sie, dass durch dieses Belasten und Verschieben auch eine Arthrose im Kreuzdarmbeingelenk schmerzen kann. Ein Verschiebeschmerz bedeutet also nicht zwingend Entzündung.

Blockierte oder überbewegliche Kreuzdarmbeingelenke schmerzen während dieser Tests ebenfalls (Seiten 36, 37). Um eine nichtentzündliche Blockade auszugrenzen, wird abschließend noch das Vorlaufzeichen (Abb. 20, Seite 37) geprüft.

## Wirbelsäule

Nach den Kreuzdarmbeingelenken werden Form und Funktion der Lendenwirbelsäule,

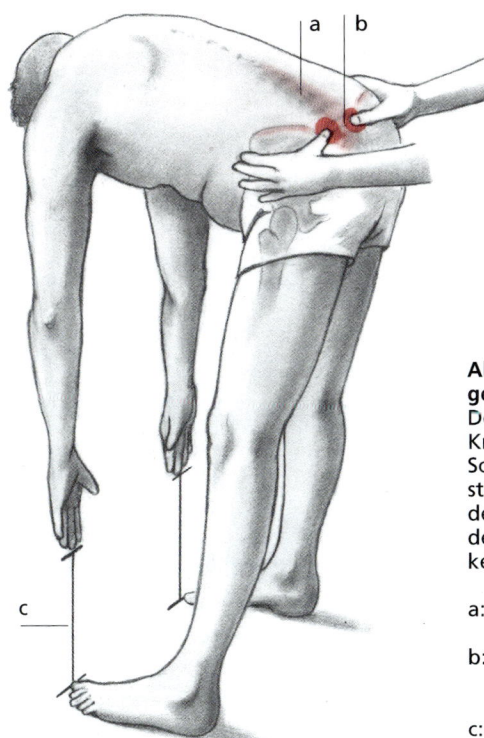

**Abb. 16: Schmerzen über den Kreuzdarmbeingelenken**
Der feste Druck mit den Daumen direkt über den Kreuzdarmbeingelenken kann bei vielen Patienten Schmerz auslösen. In der Abbildung auch dargestellt sind die Unfähigkeit des Patienten, den Boden mit den Fingerspitzen zu erreichen (Finger-Boden-Abstand) und die mangelnde Beugungsfähigkeit der Lendenwirbelsäule.

a: mangelnde Bewegung der Lendenwirbelsäule

b: fester Druck mit den Daumen auf die Kreuzdarmbeingelenke

c: Finger-Boden-Abstand

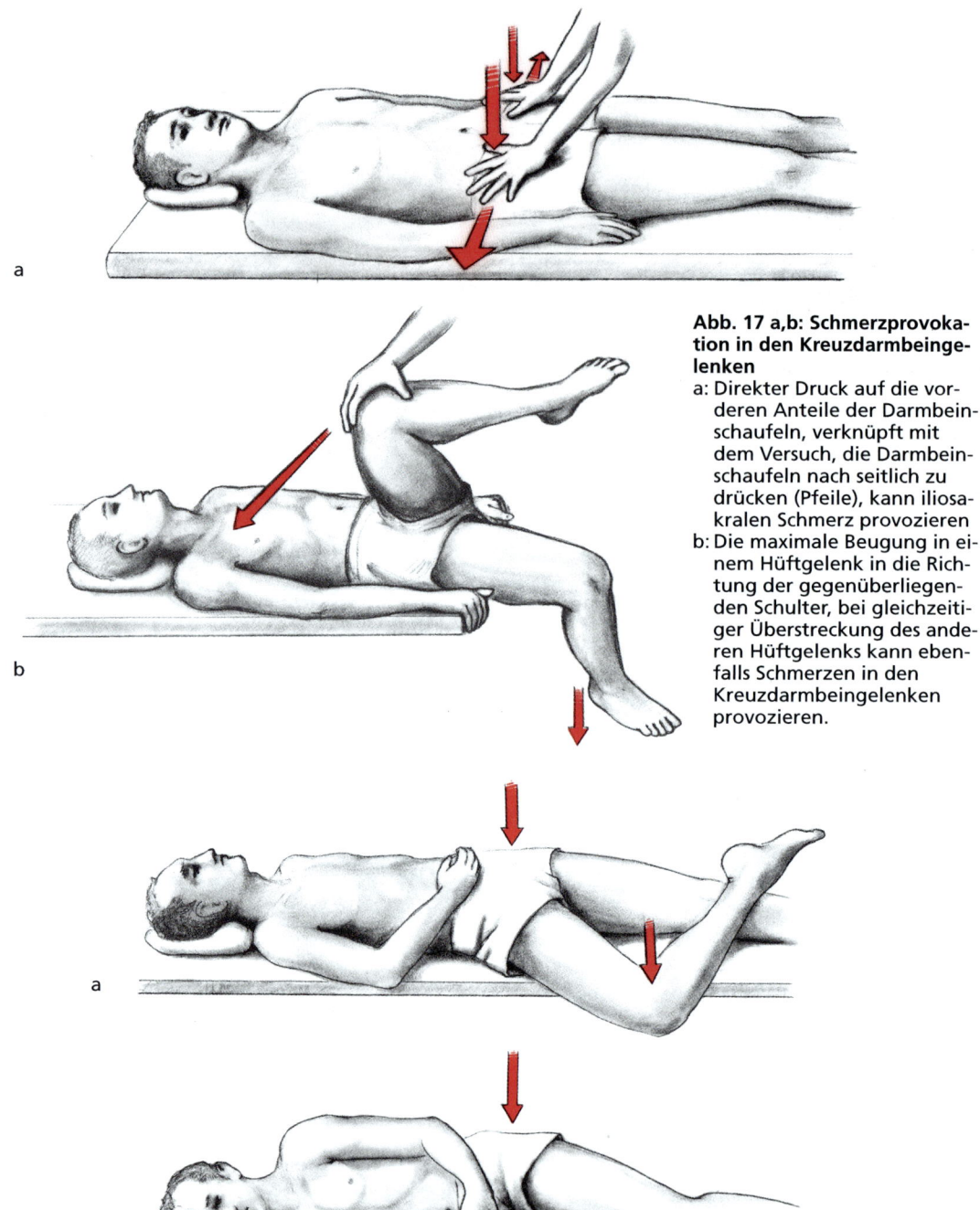

a

b

**Abb. 17 a,b: Schmerzprovoka-
tion in den Kreuzdarmbeingelenken**
a: Direkter Druck auf die vorderen Anteile der Darmbeinschaufeln, verknüpft mit
dem Versuch, die Darmbeinschaufeln nach seitlich zu
drücken (Pfeile), kann iliosakralen Schmerz provozieren
b: Die maximale Beugung in einem Hüftgelenk in die Richtung der gegenüberliegen-
den Schulter, bei gleichzeiti-
ger Überstreckung des anderen Hüftgelenks kann ebenfalls Schmerzen in den
Kreuzdarmbeingelenken
provozieren.

a

b

**Abb. 18 a,b: Möglichkeiten, um Schmerzen in den Kreuzdarmbeingelenken zu provozieren**
a: Sie liegen auf dem Rücken mit einer gebeugten, abgespreizten und nach außen rotierten Hüfte. Druck
   nach unten auf das gebeugte Knie kann Schmerzen provozieren (Pfeil nach unten).
b: Druck auf das Becken während der Patient auf einer Seite liegt (Pfeil), kann ebenfalls Kreuzdarmbein-
   schmerzen provozieren.

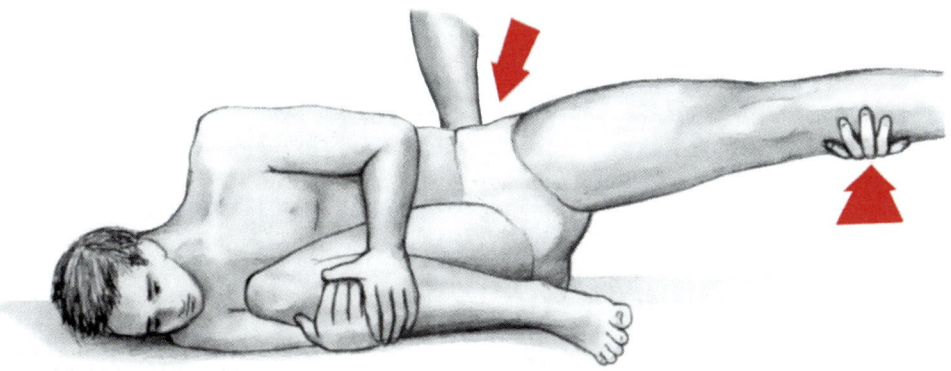

**Abb. 19: Verschiebeschmerz zwischen Kreuzbein und Darmbeinschaufel (Mennellsches Zeichen)**
Der untersuchende Arzt steht hinter dem in Rechts- oder Linksseitenlage liegenden Patienten. Dessen unteres Bein wird bei maximaler Hüft- und Kniebeugung mit beiden Händen vor dem Bauch fixiert.
Das obere gestreckte Bein wird – die Hüfte streckend – vom Arzt mit einem leichten Ruck nach hinten geführt (Pfeil). Die andere Hand des Untersuchers muss gleichzeitig gegen das Kreuzbein drücken (Pfeil). Entstehen durch diese Bewegungen Schmerzen, kann eine Entzündung oder ein anderer krankhafter Prozess im geprüften Kreuzdarmbeingelenk vermutet werden.

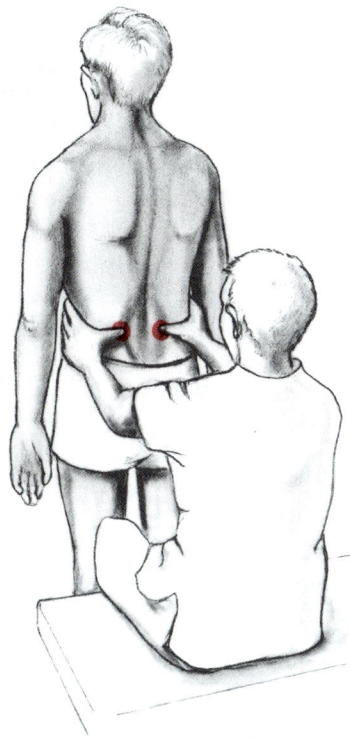
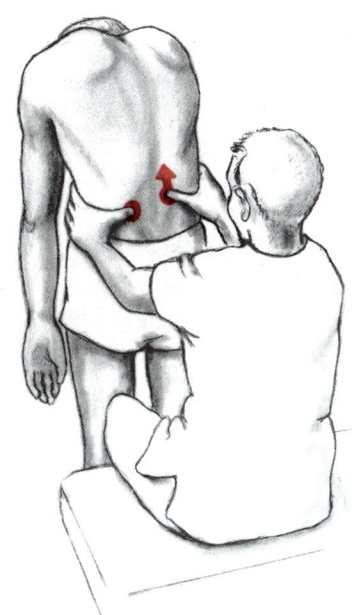

**Abb. 20: Vorlaufphänomen**
Der Patient steht mit dem Rücken zum Untersucher, dessen Daumen gleichzeitig beide hintere Darmbeinstacheln palpieren. Beide Füße am Boden lassend, die Knie durchstreckend, soll sich der Patient dann langsam nach vorne beugen. Die Stellung bzw. Bewegung beider Darmbeinstacheln wird beim Vorwärtsbeugen des Oberkörpers verfolgt. Bei freier Beweglichkeit stehen die Darmbeinstacheln zu jedem Zeitpunkt der Untersuchung in gleicher Höhe. Bei der Blockierung eines Iliosakralgelenkes auf einer Seite „wandert" der Darmbeinstachel dieser Seite im Vergleich zur Gegenseite nach oben (Pfeil).

des Übergangs der Lenden- zur Brustwirbelsäule und die Brustwirbelsäule betrachtet und geprüft.

So geben z.B. eine *abgeflachte Lendenwirbelsäule* (Seite 51) und einseitig brettharte Muskelverspannungen wertvolle Hinweise auf eine Kreuzdarmbeingelenkentzündung und besonders betroffene Regionen (eine mögliche Fehlhaltung der Wirbelsäule ist natürlich zu beachten und auszuschließen). *Die nach hinten offene Lendenwirbelsäulenkrümmung (= Lordose) wird beim sich Nachvornebeugen zum nach hinten geschlossenen (harmonischen) Bogen, entfaltet sich beim Bechterew aber nicht so frei.*

Die Beuge- und *Streckfähigkeit* der Lendenwirbelsäule prüft der Arzt durch das Schobersche und das Macraesche Zeichen sowie oft auch noch durch den *Finger-Boden-Abstand* (Abb. 16, Seite 35).

Dieser letzte Test gilt häufig fälschlicherweise als Beweis für den Erfolg einer krankengymnastischen Behandlung. Auch viele Gesunde aber erreichen den normalen Abstand von 0 cm zwischen Fingern und Boden nicht. Ein vor Therapie gemessener Abstand von 40 cm und einer danach von 25 cm bedeutet also: 15 cm mehr! – und damit Therapieerfolg. Der Finger-Boden-Abstand ist jedoch neben der Fähigkeit der Lendenwirbelsäule zur vollständigen Beugung und Aufrichtung noch von anderen Faktoren abhängig:

• *dem Alter (z.B. 51 Jahre im Vergleich zu 22 Jahren)*
• dem Geschlecht
• *dem Trainingszustand (!)*
• *von der uneingeschränkten Beweglichkeit der Hüftgelenke* und
• von der Länge der Arme (!).

> Deshalb ist der Finger-Boden-Abstand kein Test, der zuverlässige Aussagen über die Funktionsfähigkeit der Lendenwirbelsäule und über Therapieerfolge erlaubt.

Häufig wird das *Zeichen nach Schober geprüft* (Abb. 21 a-c). Ihr Arzt ertastet den Übergang vom Kreuzbein zum 5. Lendenwirbelkörper und markiert den ertasteten Punkt mit einem Strich. 10 cm oberhalb dieses Strichs wird eine zweite Markierung angebracht. Danach folgt die Bitte an Sie, sich so weit wie möglich nach vorn zu beugen. In maximaler Beugung wird der Abstand zwischen beiden Markierungen mit einem Zentimetermaß gemessen. Normal ist eine Zunahme der 10-cm-Distanz um 4-5 cm (Befund: Schober 10 zu 14/15 cm). Jeder Wert unter 4 cm weist auf eine eingeschränkte Beweglichkeit der Lendenwirbelsäule hin. Bitte vergleichen Sie: 10/14 cm und 10/13 cm – *„Uneingeschränkt/eingeschränkt" liegen sehr nahe beieinander.* Wie die Beugefähigkeit kann auch die Streckfähigkeit der Wirbelsäule mit dem Schoberschen Zeichen (sogenannter dorsaler Schober) – beim Versuch zu strecken/zu überstrecken – gemessen werden. Das Schobersche Zeichen misst allerdings auch die Verschieblichkeit der Haut, die nichts mit der Funktion der Lendenwirbelsäule zu tun hat und die bei jedem Mensch verschieden ist.

Das aussagekräftigere Zeichen ist deshalb das *Zeichen nach Macrae,* da es die Hautverschieblichkeit weitgehend ausschaltet. 5 cm unter der ersten Markierung (also über dem Kreuzbein: dort ist die Haut schlecht verschieblich) wird eine weitere Markierung angezeichnet. Der Abstand zwischen dieser Markierung und der übernächsten beträgt 15 cm und sollte beim Nachvornebeugen auf über 22/21 cm anwachsen. Alles unter 21 cm bedeutet eine verringerte Funktion.

Die letzten Markierungen (ein künstlerisch begabter Arzt verwandelt Sie in ein Gemälde) werden über dem gut tastbaren, prominenten 7. Halswirbelkörper und 30 cm darunter angebracht. Dann: wieder maximal Nachvornebeugen. Die Distanz sollte mindestens auf 33 cm oder mehr anwachsen (*Ottsches Zeichen;* Abb. 21 a-c).

> Alle diese Untersuchungen werden gegen Ihr eigenes Körpergewicht – also unter Belastung – durchgeführt. *Um zu erkennen, welche Funktionsreserven noch in Ihrer Wir-*

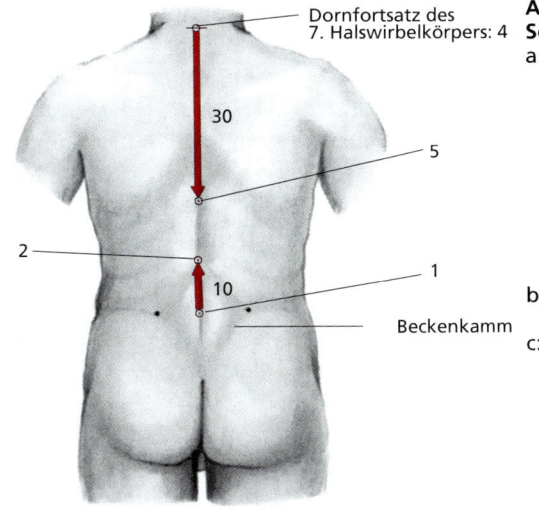

a

**Abb. 21: Messzeichen beim Morbus Bechterew, Schobersches, Macraesches und Ottsches Zeichen.**
a: Etwas unterhalb der Höhe beider Beckenkämme wird ein Punkt markiert (1). Von diesem Punkt wird 10 cm nach oben gemessen und ein zweiter Punkt angekreuzt (2). Beim Ottschen Zeichen wird der am weitesten nach hinten vorspringende Dornfortsatz der Halswirbelsäule (der Dornfortsatz des 7. Halswirbelkörpers) markiert (4). Von ihm aus wird nach unten in einer Distanz von 30 cm ein zweiter Markierungspunkt angebracht (5).
b: Fünf cm unter Punkt 1 wird beim Macraeschen Zeichen ein weiterer Punkt angezeichnet (3).
c: Bei maximaler Vorwärtsbeugung wird der Distanzzuwachs gemessen, der beim Schoberschen Zeichen normalerweise bei 4/5 cm, beim Macraeschen Zeichen 6/7 cm und beim Ottschen Zeichen zwischen 2 und 3 cm liegt.

Labels on figure a:
- Dornfortsatz des 7. Halswirbelkörpers: 4
- 30
- 5
- 2
- 10
- 1
- Beckenkamm

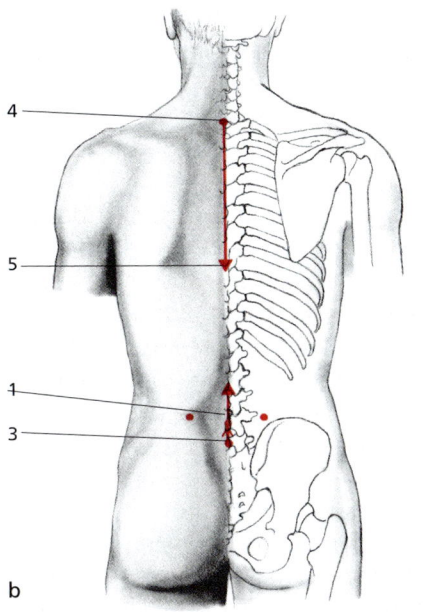

b

Labels on figure b: 4, 5, 1, 3

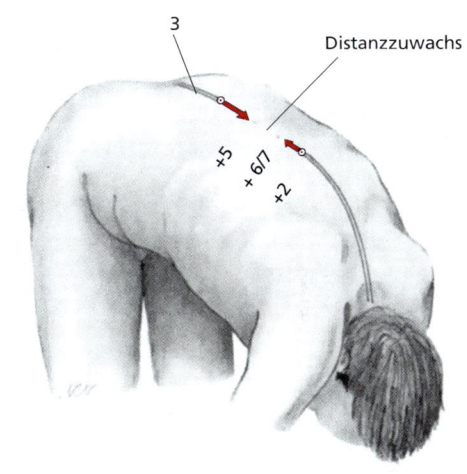

c

Labels on figure c: 3, Distanzzuwachs, +5, +6/7, +2

*belsäule stecken,* werden sie auch in (zumindest) *teilweiser Entlastung geprüft,* z.B. im Vierfüßlerstand oder in der Seitenlage. Die Ergebnisse der Funktionsprüfungen der Lendenwirbelsäule während Be- und Entlastung sind entscheidende Grundlagen der Entscheidung, in welcher (funktionsorientierten) Gruppe Sie Ihr krankengymnastisches Übungsprogramm machen sollen (siehe 79).

Wenn das Nachvornebeugen und Aufrichten untersucht sind, werden – bei fixiertem Becken (z.B. auf einem Hocker sitzend) – *die häufig schon früh eingeschränkte Seitdrehung und die Seitneigung* am Übergang von der Brust- zur Lendenwirbelsäule untersucht.

Meist erkrankt die Halswirbelsäule erst im späteren Verlauf. Alle Bewegungsebenen der Halswirbelsäule wie Beugen/Strecken (man muß die Zimmerdecke oben sehen können), Drehen und nach der Seite Neigen werden geprüft. In fortgeschrittenen Fällen wird der *Abstand vom Hinterhaupt oder Tragus zur Wand* (der Tragus ist eine knorpelige Erhebung vor dem Gehörgang des Ohres) gemessen (Abb. 22). Beim Hinterhaupt-Wand-Abstand stehen die Fersen direkt an der Wand, der auch die „Pobacken" anliegen. Die Kniegelenke sind

gestreckt (was allerdings im Rahmen einer Einschränkung der Hüftbeugung eine vermehrte Wirbelsäulenkrümmung vortäuschen kann). Gemessen wird die Fähigkeit zur *Gesamtaufrichtung*. Auch bei einem weitgehend versteiften Bechterew kann sich die Aufrichtung noch verbessern, z.B., wenn die Muskulatur, die die Hüften beugt, intensiv gedehnt wird. Dieser Test eignet sich deshalb (im Gegensatz zum Finger-Boden-Abstand) auch zur Verlaufs- und Erfolgskontrolle. Nimmt die Distanz nach Therapie ab, signalisiert das eine größere Aufrichtung der Wirbelsäule. Ergänzend wird der Abstand zwischen Kinn und Brustbein bestimmt.

Als Zwischenfazit: Den *„sieben B"* des Satzes „Bisweilen bewegungsunwillig, besiegen Bewegung brauchende Bechterewler Bewegungsunfähigkeit" stehen sieben B in verschiedenen Messindices gegenüber (Tab. 8). In Bath wurde der, die Krankheitsaktivität der ankylosierenden Spondylitis festlegende, BASDAI kreiert (Seite 117).

Die Funktion des Alltags legt der BASFI, Messwerte der Wirbelsäule der BASMI fest. Zwei Röntgenscores der BASRI und der BASRI-s (für die Wirbelsäule) und ein Score für den allgemeinen Gesundheitszustand, der BASG, komplettieren das Instrumentarium mit dem der Bechterew auf allen (?) Ebenen erfasst werden kann.

## Rippenwirbelgelenke, Brustkorbbeweglichkeit, Brustbein, Symphyse

Weitere Untersuchungsmethoden sind: der Brustkorbkompressionstest, die Messung der Differenz zwischen maximaler Ein- und Ausatmung (über den Brustwarzen mit einem Zentimetermaß) und das Suchen nach vielleicht besonders schmerzhaften Wirbelkörpern, nach der schmerzhaften Verbindung von Teilen des Brustbeins untereinander oder mit den Rippen sowie schmerzenden Rippenwirbelgelenken.

Beim *Brustkorbkompressionstest* umfasst der Arzt von hinten Ihren Brustkorb und

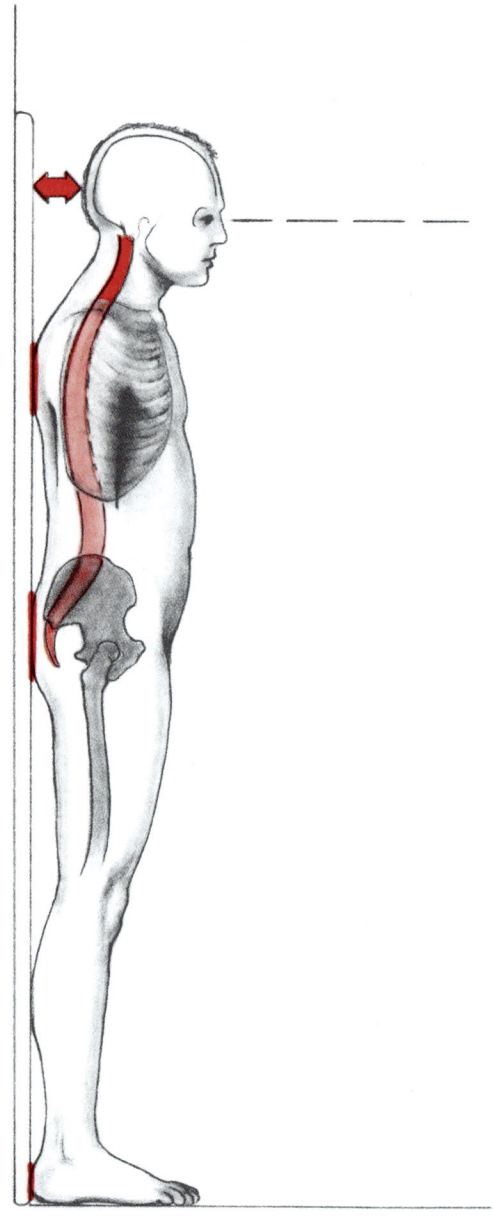

**Abb. 22: Hinterhaupt-Wand-Abstand**

**Tab. 8**

| Die wichtigen „sieben B" | | |
|---|---|---|
| Bisweilen | 1 | **Bath ankylosing spondylitis** BAS |
| bewegungsunwillig | 2 | **BASDAI** Aktivitätsindex, Krankheit |
| besiegen | 3 | **BASFI** Funktionsindex, Alltag |
| Bewegung | 4 | **BASMI** Messwertindex der Wirbelsäule |
| brauchende | 5 | **BASG** Gesundheitszustand allgemein |
| Bechterewler | 6 | **BASRI** Röntgenindex |
| Bewegungsunfähigkeit | 7 | **BASRI-s** Röntgenindex, Wirbelsäule |

drückt ihn dann – nach Vorwarnung – fest und ruckartig zusammen. Ihr Schmerzempfinden in den wirbelsäulennahen Gelenken zwischen Wirbelkörpern und Rippen signalisiert dort eine (nicht seltene) Arthritis.

Diese Arthritis kann in der Folge die *knöcherne Brustkorbbeweglichkeit um Zentimeter vermindern;* das kann der Arzt messen: Wenn der Ausgangswert in maximaler Ausatmung z.B. 75 cm beträgt, muss der nach maximaler Einatmung gemessene Wert über 80 cm liegen. Alles unter 79 cm bedeutet eine Verminderung der Funktion. Die Einschränkung der knöchernen Brustkorbbeweglichkeit zeigt sich auch durch die Art der Atmung des Patienten: Er kann die Flankenatmung, die über die Rippenwirbelgelenke läuft, nur noch teilweise durchführen. *Als Ausgleich bewegt er deshalb das Zwerchfell, um Raum für die Lungen zu schaffen, weiter nach unten* – es entsteht das Bild eines kugeligen (Fußball)Bauchs.

Zwischen *Kopf und Körper des Brustbeins* und den *knöchernen Teilen der vorderen Sitzbeinäste* befinden sich Knorpelhaften (Synchondrosen). Es ist eines der typischen Merkmale der Spondylitis ankylosans (weniger das anderer Spondarthritiden), dass diese Synchondrosen entzündlich erkranken können. Die Entzündung kann milde, aber auch sehr aggressiv – zerstörend und im knöchernen Durchbau endend – verlaufen. Synchondritiden sind im Gegensatz zu Enthesitiden keine Frühzeichen einer Spondylitis ankylosans.

Im Rahmen der Palpation schließlich wird Ihr Arzt Verspannungen und Verkürzungen der Muskulatur ertasten und spüren, ob sie lokal, punktförmig oder über eine Fläche verteilt sind. Die Muskelkraft wird er daraufhin prüfen, ob sie, z.B. am Oberschenkel, seitengleich oder unterschiedlich ist.

## Gelenke

Im Abschnitt „Krankengymnastische Therapie" werden Sie lesen, welche Ausgleichsmöglichkeiten bei eingeschränkter Wirbelsäulenfunktion die Beweglichkeit von Hüft- und Kniegelenken bietet). Gerade diese Gelenke erkranken im Rahmen der Spondylitis ankylosans jedoch nicht selten. Ihre Untersuchung kann eine beginnende Bewegungseinschränkung feststellen und so das wichtige Signal für bestimmte krankengymnastische Übungen geben.

Wie auf der Seite 65 betont sind es vor allem Schulter-, Hüft- und Kniegelenke, die immer untersucht werden sollen.

Die Bewegungsmöglichkeiten von Schultergelenken (Abb. 2 a-d, Seite 14) werden in allen Ebenen aktiv (Sie bewegen) und passiv (der Arzt führt Ihr Gelenk) geprüft. Resultat: freie Beweglichkeit oder Einschränkung (Abb. 23).

Auch ohne Ihre anamnestischen Angaben ist die Untersuchung der Hüftgelenke (Abb. 3 a-d, Seite 15) sehr wichtig: Zum einen um für den weiteren Verlauf einen Ausgangsbefund zu erhalten, zum anderen, da eine Bewe-

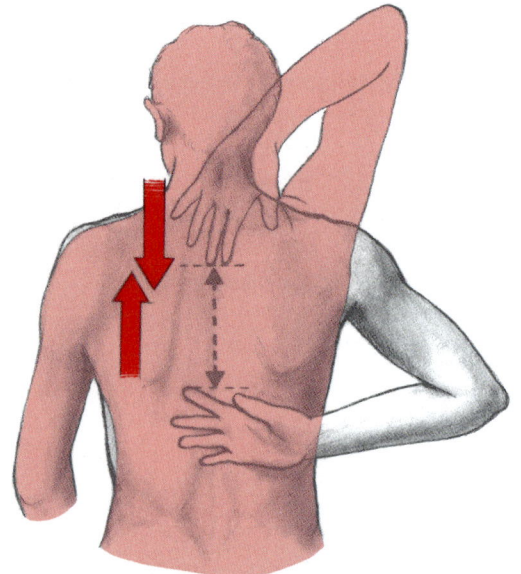

**Abb. 23: So prüft der Arzt die Schultergelenkbeweglichkeit**
Der Patient wird gebeten, den rechten Arm hinter die Taille zu legen (Innendrehung) und soweit wie möglich nach oben zu führen (gestrichelte Markierung, gestrichelter Pfeil). Danach wird der Arm hinter die Halswirbelsäule gelegt (Außendrehung) und soweit wie möglich nach unten geführt (gestrichelte Linie, gestrichelter Pfeil). Beim gesunden Schultergelenk überlappen sich beide Markierungen (dicke Pfeile), bei Bewegungseinschränkung bleibt eine Lücke.

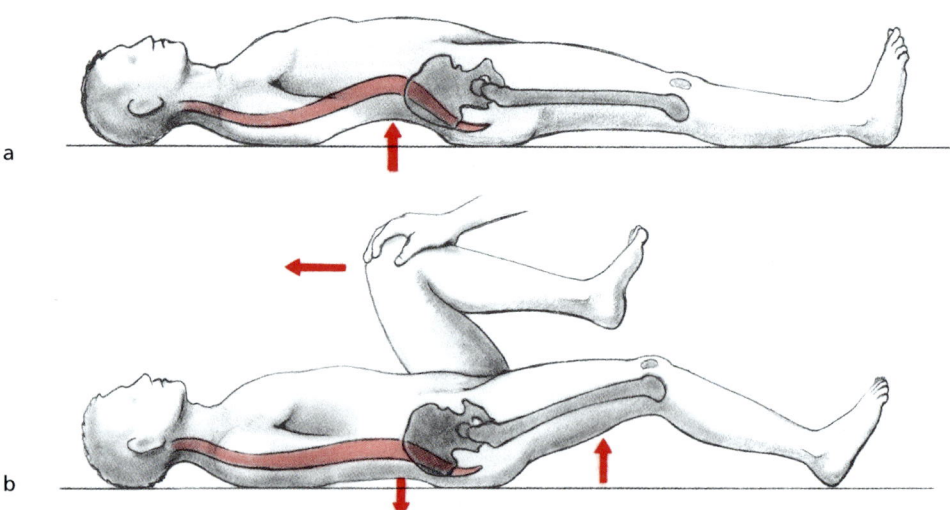

a

b

**Abb. 24 a,b: Fixierte Beugekontraktur des Hüftgelenks**
Dieser Test zeigt, wie der Arzt eine fixierte Beugestellung des Hüftgelenks feststellt.
a: Betonte Lordose (Pfeil) der Lendenwirbelsäule
b: Das gesunde Hüftgelenk wird maximal gebeugt (Pfeil). Dadurch normalisiert sich die Lendenwirbelsäule (Pfeil nach unten) und die Beugestellung des anderen Hüftgelenks zeigt sich (Pfeil nach oben).

gungseinschränkung der Hüfte im Alltag häufig nicht sofort bemerkt wird. Ausgeprägtere Funktionsdefizite der Hüftgelenke dürfen sich aber im weiteren Verlauf der Erkrankung nicht entwickeln (Abb. 24 a, b).

Erzählen Sie in Ihrer Anamnese von Schwellungen oder Schmerzen im Kniegelenk (Abb. 25), werden auch die Beweglichkeit der Kniegelenke (Beugen, Strecken) und mögliche andere Ursachen (Menisci, Seitenbänder usw.) des früheren Ergusses untersucht.

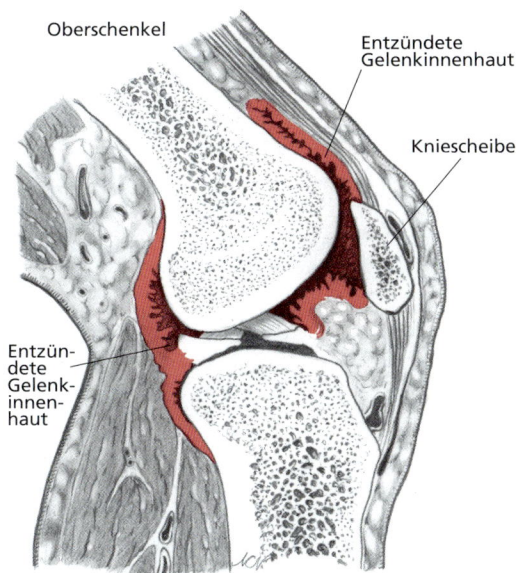

**Abb. 25: Kniegelenkentzündung: Gelenkinnenhaut (rot)**

## Sehnen- und Bandansätze

Eine der Hauptursachen für Schmerzen des Bechterew-Patienten ist die Entzündung von Bändern, Sehnen, Sehnenansätzen (dort wo sie in den Knochen einstrahlen) und auch Schleimbeuteln (Abb. 26).

Häufig erkranken die Achillessehnenansatzstelle und die flächige Fußsohlensehne am Fersenbein (Abb. 27), kleine Wirbelbänder zwischen den Wirbelkörpern –

insbesondere der Halswirbelsäule – sowie Band- und Sehnenansätze an den großen Rollhügeln der Oberschenkelknochen, an den Sitzbeinen und den oberen Rändern der beiden Darmbeinschaufeln.

Da *Fersenschmerzen* manchmal schon vor der Ersterkrankung der Wirbelsäule auftreten können und sich auch schon in frühen Bechterewstadien entwickeln, muss Ihr Arzt zwischen degenerativem und entzündlichem Fersensporn unterscheiden. Bildgebende Verfahren wie Röntgen oder Ultraschall (siehe Seite 44) unterstützen ihn bei dieser Frage.

Die Enthesitis reagiert sehr schmerzhaft auf Druck; aber sie schmerzt auch in Ruhe – ohne äußere Einflüsse. Viele Enthesitiden können einer auch sorgfältigen ärztlichen Untersuchung entgehen. Sie lassen sich jedoch meist gut durch eine *Ultraschalluntersuchung* diagnostizieren.

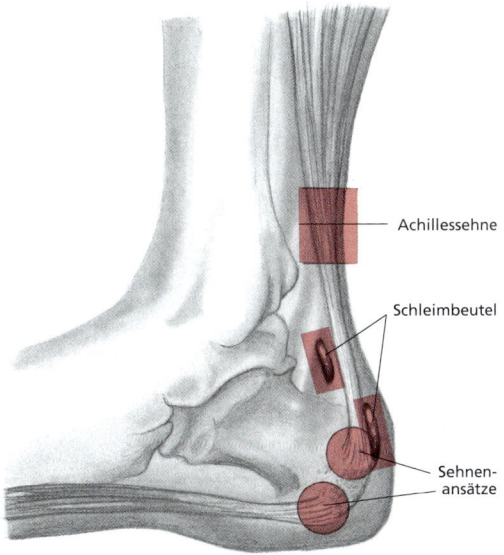

**Abb. 26: Mögliche Entzündungsstellen an der Ferse:** Bei der Bechterewschen Krankheit, beim Reiter-Syndrom oder der Arthritis psoriatika können verschiedene Stellen der Ferse entzündlich erkranken: die Schleimbeutel, die Sehnenansätze der Achillessehne und der untere Teil des Fersenbeins (farbige Kreise und Vierecke)

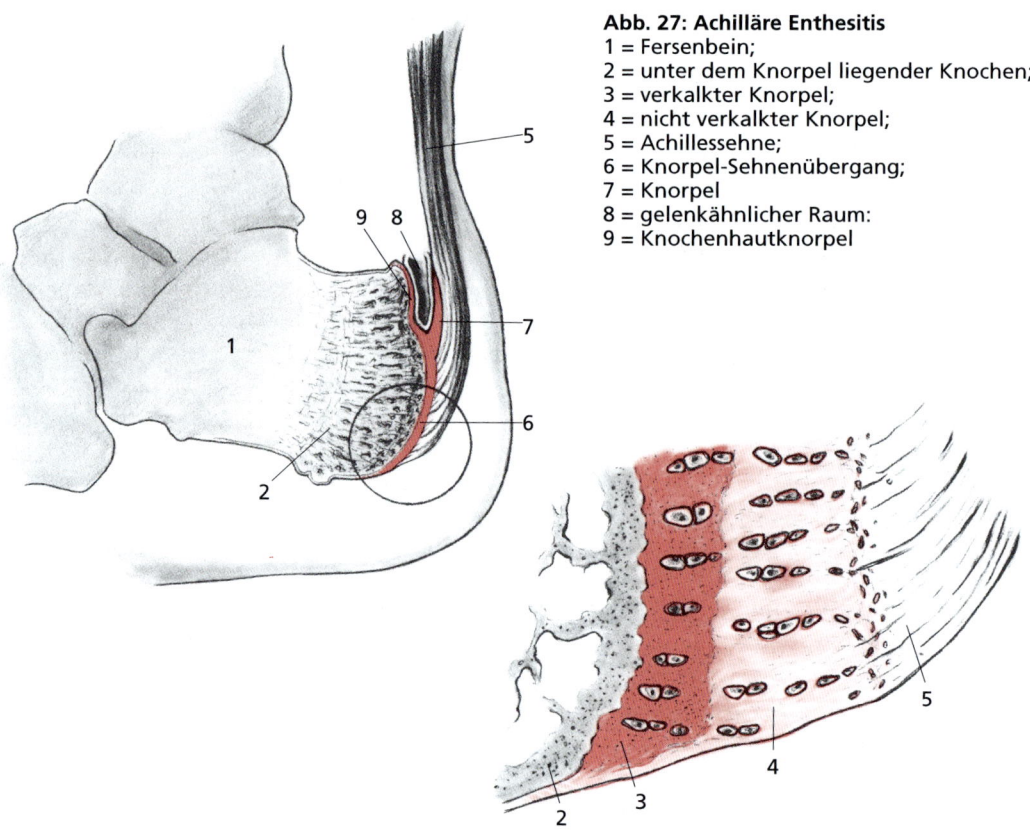

**Abb. 27: Achilläre Enthesitis**
1 = Fersenbein;
2 = unter dem Knorpel liegender Knochen;
3 = verkalkter Knorpel;
4 = nicht verkalkter Knorpel;
5 = Achillessehne;
6 = Knorpel-Sehnenübergang;
7 = Knorpel
8 = gelenkähnlicher Raum:
9 = Knochenhautknorpel

# Bildgebende Verfahren

Der *Nachweis der Arthritis der Kreuzdarmbeingelenke* im Röntgen (Abb. 28) oder einem anderen bildgebenden Verfahren ist „das entscheidende Tüpfelchen auf dem i", wenn Ihr Arzt den Verdacht auf eine beginnende oder bestehende Spondylitis ankylosans hegt.

> Die Arthritis der Kreuzdarmbeingelenke hat einen weitaus größeren diagnostischen Stellenwert als der Nachweis von HLA-B27 (Seite 49) und ist in der Summe, wenn auch nur minimal, auch den klinischen Befunden überlegen (Seiten 61, 62).

Auch heute noch gilt das *Röntgen* als die *Methode der Wahl,* um eine Entzündung der Kreuzdarmbeingelenke festzustellen. Der Grund: Es stehen weitaus *mehr Röntgengeräte zur Verfügung* als z.B. Magnetresonanz- oder Computertomographiegeräte, und die *Kosten des Röntgen sind weitaus geringer* als die der Computertomographie oder Magnetresonanztomographie (man muß dieses Problem ansprechen; Tab. 9). Letztlich sind Röntgenbilder besser mit Röntgenbildern als mit Computertomographie oder magnetresonanztomographischen Aufnahmen vergleichbar: Das erhöht die Sicherheit im Rahmen der Beurteilung des Verlaufs.

Allerdings ist zu bedenken, dass die *frühe* Diagnose
• im Röntgen häufig mit großen *Beurteilungsproblemen* verknüpft ist,
• dass das Röntgen-Tomogramm (die Aufnahme in Schichten) eine *hohe Strahlenbelastung* mit sich bringt

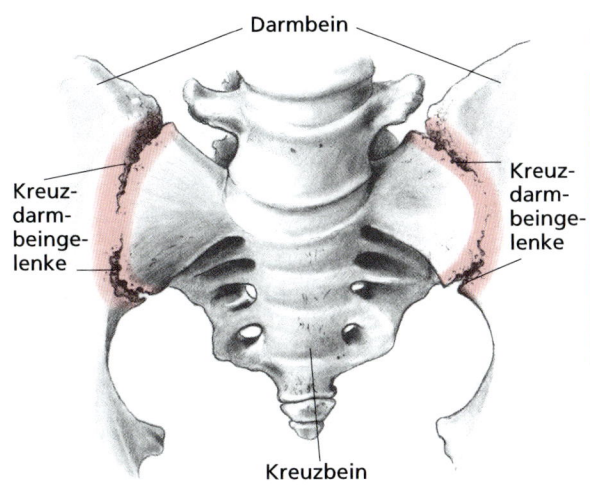

Darmbein

Kreuz-
darm-
beinge-
lenke

Kreuz-
darm-
beinge-
lenke

Kreuzbein

**Abb. 28: Iliosakrale Arthritis**

- dass das Computertomogramm in der Aufdeckung knöcherner Frühschäden dem Röntgen deutlich *überlegen* ist
- dass die – eventuell durch das Kontrastmittel Gadolinium verstärkte – Magnetresonanztomographie in der Darstellung früher Veränderungen des Knochens, des Knorpels, der Gelenkinnenhaut und der Bänder, die die Kreuzdarmbeingelenke überziehen, dem Röntgen *weit überlegen* ist

**Tab. 9**

## und dass

auch heute noch der Satz gilt „Die Arthritis der Kreuzdarmbeingelenke ist der Schlüssel zur Diagnose der Spondylitis ankylosans". Und die frühe Diagnose stellt die entscheidenden Weichen für alle medikamentösen und physiotherapeutischen Strategien der nächsten Jahre (dieser wichtigen Lebensphase; Seite 63).

Der Arzt sollte sich deshalb in *begründeten Fällen für die Bildgebung durch die Magnetresonanztomographie oder das Computertomogramm entscheiden.*

Im weiteren Verlauf entstehen im Röntgenbild oder einer anderen Bildgebung gut zu sehende Knochenspangen – die *Syndesmophyten*. Anfangs meist zart geformt, sind Syndesmophyten von Wirbelkörperkante zu Wirbelkörperkante ziehende *Verkalkungen des äußersten Bandscheibenanteils* oder von Bändern. Sie können sich seitlich, aber auch vorn entwickeln (Abb. 29 a-c). Im weiteren Verlauf werden sie massiger, klobiger und kalksalzdichter: Sie sehen dann wie *knöcherne Spangen* zwischen den Wirbelkörpern aus. Bildgebend (Röntgen, Magnetresonanzto-

| Bildgebung der Kreuzdarmbeingelenke: Vergleich | | | | |
|---|---|---|---|---|
| Verfahren | Knochen | Knorpel | Gelenk-innenhaut | Aktivität der Erkrankung |
| Konventionelles Röntgen | (+) 00 | (+) 00 | (+) 0 | (+) 0 |
| Computertomographie | ++ 00 | +(+) 0 | (+) 00 | (+) 0(0) |
| Magnetresonanztomographie | +++ 000 | ++++ 0000 | ++++ 0000 | ++++ 0000 |
| + = Frühdiagnostik; (+) – +++++ = geringster bis höchster Stellenwert; 0 = Verlaufsdiagnostik; (0) – 0000 = geringster bis höchster Stellenwert | | | | |

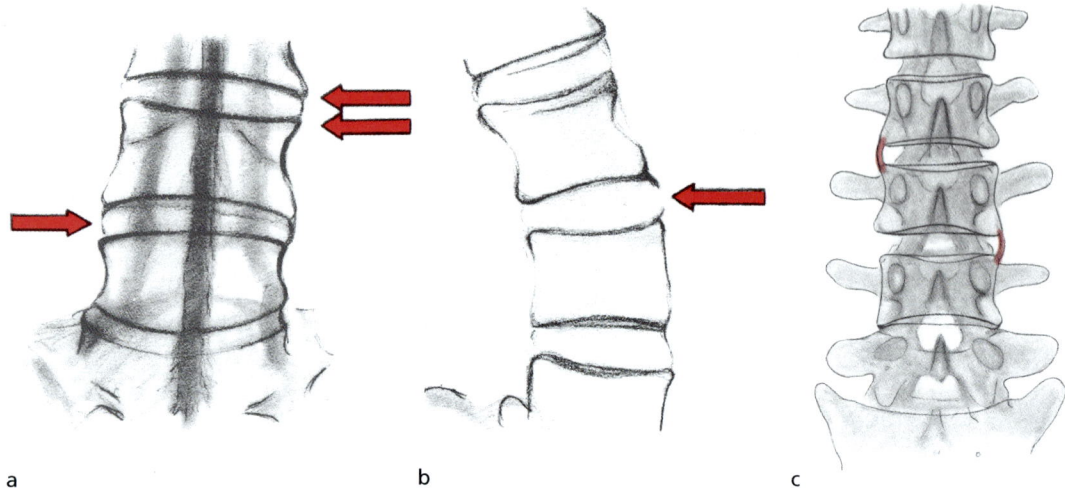

a             b             c

**Abb. 29 a,b: Syndesmophyten (Knochenspangen)**
a: von vorne: Zarte seitliche Überbrückungen der Bandscheibenräume (Pfeile) an der unteren Lendenwirbelsäule
b: seitlich: Beginnender Syndesmophyt (Pfeil) an der unteren Lendenwirbelsäule
c: von vorne: Spangenbildende Syndesmophyten, rechts und links an der Lendenwirbelsäule

mographie usw.) lassen sich auch die Entzündungen in den kleinen Zwischenwirbelgelenken, z.B. der Halswirbelsäule, den Rippenwirbelgelenken oder den Wirbelkörpern darstellen.

Während die Magnetresonanztomographie – wenn sie nicht mehr so teuer sein wird – sicherlich das Röntgen verdrängen wird, verlieren andere Methoden wie die Szintigraphie (eine Untersuchung, bei der radioaktive Knochenmarker gespritzt werden) an Wert.

# Laboruntersuchungen

*Es gibt keine Blutuntersuchung, die das Bestehen eines Morbus Bechterew beweisen kann.* Wegen des entzündlichen Charakters der Spondylitis ankylosans werden Entzündungswerte im Blut bestimmt, um das Ausmaß dieser Aktivität festzustellen.

Immunologische Untersuchungen, z.B. die Suche nach Antikörpern wie die antinukleären Antikörper oder Rheumafaktoren, resultieren in der Regel in negativen Befunden.

Eine Dauermedikation mit kortisonfreien Entzündungshemmern, Sulfasalazin und Methotrexat sowie auch TNFα-Hemmern fordert Kontrollen in bestimmten Abständen: Leber-, Nierenwerte, Blutbild und Urin müssen untersucht werden.

## Entzündungszeichen

*Unspezifische Entzündungszeichen* sind z.B. Akute-Phase-Proteine, die sich – wie ihr Name sagt – in der akuten Phase einer Entzündung schnell im Blut vermehren. Unspezifisch sind sie, da sie zwar die Frage nach einer möglichen Entzündung, nicht jedoch die Frage nach deren Ursache(n) beantworten lassen. Dazu zählen das CrP (*C-reaktives Protein*), ein Bluteiweiß, sowie das *Haptoglobin*, das ganz besonders auf die Bechterewsche Entzündung zu reagieren scheint.

Weitaus am häufigsten wird auch heute noch die Blutsenkungsgeschwindigkeit (BSG) bestimmt. Das ist die Geschwindigkeit der in einem Röhrchen fallenden roten Blutkörperchen gemessen in Millimetern nach einer Stunde Wartezeit (z.B. BSG = 14 mm/h: normal; BSG = 34 mm/h: mäßige Entzündung; BSG = 60 mm/h: ausgeprägte Entzündung).

Die Spondylitis ankylosans verläuft meist mit *mäßigen unspezifischen Entzündungszeichen.* Sonderkonstellationen wie eine zusätzliche Arthritis mehrerer Gelenke, die Entzündung mehrerer Bandscheiben und Wirbelkörper oder eine gleichzeitig bestehende Regenbogenhautentzündung, können aber auch zu einem ausgeprägteren Entzündungsprofil führen.

## Antikörper und nochmals HLA-B27

Autoantikörper wie antinukleäre Antikörper (ANA) oder Rheumafaktoren finden sich im Rahmen der Spondylitis ankylosans nicht oder nur in unwesentlichen Mengen.

Eine zur Verwirrung führende Situation, die schon auf Seite 28 beschrieben wurde, soll noch einmal kurz dargestellt werden:

In der ersten Blutuntersuchung wurde HLA-B27 bei Ihnen nachgewiesen, beim zweiten Mal nicht. HLA-B27, in die Wiege gelegt, ist wie blaue Augen – und – blaue Augen werden im Lauf eines Lebens nicht grün! Die Bestimmung von HLA-B27 ist jedoch nicht ganz einfach. Sie wird von der Qualität und Zahl eingesetzter Bestimmungsmedien, vom ablesenden Menschen (letztlich vom untersuchenden Labor) ebenso bestimmt wie (wahrscheinlich) von eingreifenden medikamentösen oder operativen Therapien. Deshalb kann es – sehr selten – zu „falsch positiven oder negativen" Ergebnissen kommen. Um diesem Untersuchungspatt zu entkommen, ist dann eine dritte Untersuchung nötig.

Sie erinnern sich an die Überschrift auf Seite 27 „Mein Bechterew wurde durch eine Blutuntersuchung diagnostiziert". Auch lasen Sie, dass sich eine Entzündung der Kreuzdarmbeingelenke im Anfangsstadium im Röntgenbild manchmal nur sehr schwer diagnostizieren lässt (Seite 44). Und nicht zuletzt: „Wieviele Bechterew-Fälle sieht Ihr Hausarzt pro Jahr"?

Fassen wir es gemeinsam zusammen:

Ein relativ selten auftretendes Krankheitsbild und die schwierige Röntgendiagnostik sowie unklare Kreuzschmerzen: Ist der Patient jung (jünger als 30 Jahre), wird HLA-B27 bestimmt, und die Diagnose steht fest (Abb. 30 a-d). Einmal als Bechterew-Patient eingestuft, einmal mit diesem Etikett versehen, wird es im weiteren Verlauf (wenn sich z.B. über eine magnetresonanztomographische Untersuchung ergeben hat, dass keine Kreuzdarmbeingelenkentzündung besteht) sehr schwer, diesen Patienten wieder „aus der Schublade zu holen und ihn in eine andere zu stecken". Trotzdem schmerzen doch ein fixierter Flachrücken oder ein blockiertes Kreuzdarmbeingelenk auch sehr.

In diesem Fall ist HLA-B27 dann zur *diagnostischen Hürde* geworden. Bitte werfen Sie einen Blick auf die Tab. 10. In dieser Tabelle steht in der ersten Spalte die Wahrscheinlichkeit für eine Spondylitis ankylosans, von der Ihr Arzt ausgeht, wenn er Sie anamnestiziert, klinisch untersucht und geröntgt hat. Als Beispiel die letzte Zeile: Mit 90%iger Wahrscheinlichkeit glaubt er nach seinen Untersuchungen, dass Sie an Bechterew erkrankt seien.

*Danach wird nach HLA-B27 gesucht.*

In den weiteren Spalten dieser Tabelle (HLA-B27 nachweisbar – HLA-B27 nicht nachweisbar) stehen die Ergebnisse dieser Untersuchung: Der Nachweis von HLA-B27 steigert die von Ihrem Arzt vermutete Wahrscheinlichkeit einer Spondylitis ankylosans von 90% immerhin auf 99%.

*Fehlt es dagegen, sinkt die Wahrscheinlichkeit auf 44%!*

Sichert das ärztliche Untersuchungsergebnis die Diagnose Morbus Bechterew fast zu 100%, braucht der erfahrene Arzt die HLA-B27-Bestimmung eigentlich nicht mehr – insofern ist das Verhältnis von 95% zu 99% kein gutes Beispiel für die Wichtigkeit von HLA-B27

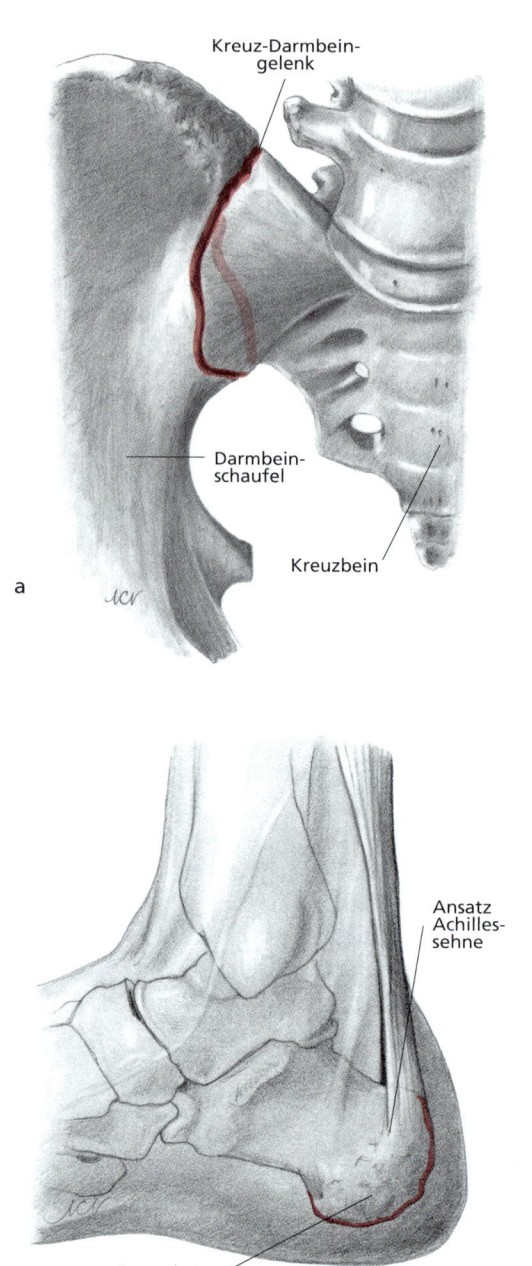

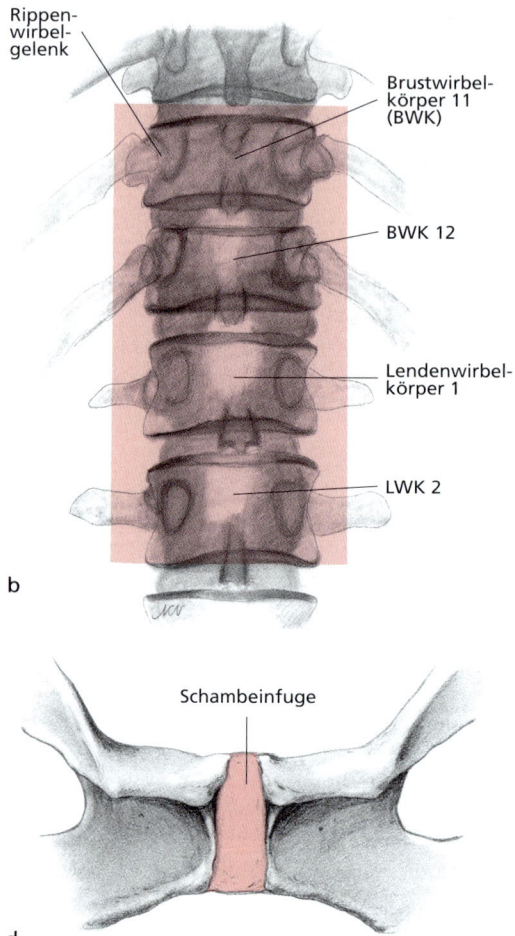

Abb. 30 a-d: Bechterewsche Krankheit: Gebiete, die am Anfang oder im Verlauf bevorzugt erkranken
a: Auch heute noch ist die Entzündung der Kreuzdarmbeingelenke (rot) der Schlüssel zu diesem Krankheitsbild.
b: Der Übergang von der Brust- zur Lendenwirbel-säule (Farbe) erkrankt meist als erster Wirbel-säulenabschnitt.
c: Fersenbein und Achillessehnenansatz (rot)
d: Die Band- und Knorpelverbindung zwischen den vorderen Schambeinästen (Symphyse; rot) kann entzündlich reagieren

für die Diagnose. Ein Blick auf die dunkel un-terlegten Zeilen dieser Tabelle führt allerdings zu einem wichtigeren Resultat:

*Wird HLA-B27 **nicht** nachgewiesen, sinkt der vor der Bestimmung bestehende klinische Verdacht dramatisch:*

Verdacht vorher: 20%       HLA-B27 negativ
Wahrscheinlichkeit nachher: 2%
Verdacht vorher: 50%       HLA-B27 negativ
Wahrscheinlichkeit nachher: 8%
Verdacht vorher: 80%       HLA-B27 negativ
Wahrscheinlichkeit nachher: 26%

Tab. 10

| Wie verändert der Nachweis oder Nichtnachweis von HLA-B27 die klinische Wahrscheinlichkeit der Diagnose Spondylitis ankylosans, oder – wie wichtig ist HLA-B27? (8) | | |
|---|---|---|
| Klinische Wahrschein-lichkeit einer Sp.a. vor HLA-Bestimmung | Wahrscheinlichkeit, wenn HLA-B27 nachweisbar | Wahrscheinlichkeit, wenn HLA-B27 nicht nachweisbar |
| 0.20 | 0.740 | 0.020 |
| 0.30 | 0.830 | 0.030 |
| 0.50 | 0.920 | 0.050 |
| 0.60 | 0.950 | 0.080 |
| 0.80 | 0.980 | 0.260 |
| 0.90 | 0.990 | 0.440 |

Der Nachweis von HLA-B27 hat Bedeutung für die Frühdiagnose einer Spondylitis ankylosans. Ein nicht nachweisbares HLA-B27 aber hat einen weitaus größeren diagnostischen und differenzialdiagnostischen Wert als ein nachgewiesenes.

## Andere Blut- und Urinuntersuchungen

Die Spondylitis ankylosans fordert keine weiteren Blut- oder Urinuntersuchungen. Ausnahmen sind nur drei Konstellationen:

• Die *Erstuntersuchung* kann sich noch zusätzlich (wenn das nicht schon vorher geschah) auf die Prüfung von Organfunktionen, die für eine spätere medikamentöse Therapie wichtig sind, und eventuelle Risikofaktoren erstrecken, die für Sie wichtig werden könnten: Nieren-Leberfunktion, Harnsäure, Cholesterin, Blutfette.

• Sie leiden auch noch unter einer *anderen Krankheit,* deren Blutwerte von Zeit zu Zeit kontrolliert werden müssen.

• Eine *medikamentöse Therapie* soll eingeleitet werden und deshalb müssen *vorher* die Blutwerte untersucht werden. Oder: Sie nehmen über *längere Zeit Medikamente ein.* Auch hier sind Blutkontrollen wichtig (Seite 108).

## Andere technische Untersuchungen

### Lungenfunktion, Elektrokardiogramm, Echokardiogramm, Darmspiegelungen

Die auf Seite 56 beschriebenen möglichen Organerkrankungen, die mit einem Bechterew zusammenhängen, treten nur sehr selten auf. Ohne konkrete Angaben von Ihnen, ohne dass sich aus der körperlichen Untersuchung Anhaltspunkte ergeben, sind weitere technische Untersuchungen als reine Routine nicht nötig.

Herzklappenfehler und Verdichtungen des Herzmuskelgewebes werden echokardiographisch untersucht.

Da Schmerzen an den Rippenwirbelgelenken häufig von Patienten als Herzschmerzen fehlgedeutet werden, kann aber (zur Beruhigung) ein Elektrokardiogramm geschrieben werden und: Ist die Diagnose einer Spondylitis ankylosans gesichert, bietet ein Lungenfunktionstest vom Anfang an Vergleichswerte für den weiteren Verlauf der Erkrankung.

Wie schon auf Seite 30 beschrieben spielen – für Sie ohne Symptome verlaufende – Darmentzündungen, für die Frage wie der Bechterew entsteht eine Rolle. Da sich das Interesse daraus überwiegend im wissenschaftlichen Bereich bewegt, Sie jedoch ohne Beschwerden sind und eine Dickdarmspiegelung auch belastend sein kann, werden diese Untersuchungen eigentlich nie nötig.

# Verlauf

Die Spondylitis ankylosans kann sehr unterschiedlich verlaufen: Es gibt einerseits die in kurzer Zeit versteifende Spondylitis ankylosans, die früher wegen der starken Erhöhung von Gamma-Globulin im Blut „Gammatyp" genannt wurde. Sie ist heute extrem selten. Andererseits kennt die Medizin die milde, symptomarme Entzündung der Kreuzdarmbeingelenke, der keine Beteiligung der Wirbelsäule folgt. In der Definition der Spondylitis ankylosans (Seite 60) steht auch: *Sie kann sich in jedem Stadium inaktivieren.*

Die Schwere des Verlaufs hat ein Spektrum, das sehr breit ist. Die Art des Verlaufs wird von einigen Faktoren bestimmt, die im Abschnitt Prognose aufgeführt sind (Seite 63).

## Beginn

Leider gibt es auch heute noch keine verlässliche Möglichkeit, den Verlauf der einzelnen Spondylitis ankylosans vorherzusagen. Allerdings beginnt die Krankheit fast immer schleichend. Sicher ist auch, dass die Entzündung der Kreuzdarmbeingelenke den Auftakt der Wirbelsäulenentzündung darstellt. Schon die Frage, ob es bei der Kreuzdarmbeinentzündung allein bleiben oder ob auch die Wirbelsäule erkranken wird, lässt sich nur schwer beantworten. Sie ist nach allen bisherigen Untersuchungen auch nach einem 4-bis 6jährigen Verlauf noch nicht endgültig entschieden.

> Danach allerdings arbeitet die Zeit für Sie, den Patienten. So lässt sich nach 4-bis 6jährigem Verlauf mit allein bestehender Entzündung der Kreuzdarmbeingelenke und fehlender Wirbelsäulenbeteiligung formulieren: Jedes weitere Jahr, das vergeht, erhöht die Wahrscheinlichkeit, dass Ihre Wirbelsäule nicht erkranken wird oder gar versteifen wird.

Einen Hinweis auf eine frühe Entzündung der Kreuzdarmbeingelenke kann das sogenannte *„Loch-in-der-Straße-Zeichen"* geben. Tritt ein Patient beim Spaziergehen in ein (unvermutetes) Loch in der Strasse, entsteht Schmerz in den Kreuzdarmbeingelenken.

Schmerzen in der tiefen Lendenwirbelsäule werden den Patienten schon früh (und unbewusst) in die Negativentwicklung einer Schonhaltung treiben: Die Lendenwirbelsäule wird steifgehalten, das bedeutet auch gerade. Schon lange vor der iliosakralen Arthritis kann ein Kniegelenkerguss bestanden haben; Frühzeichen sind nicht selten Fersenschmerzen oder Schmerzen an den Verbindungen zwischen Rippen und Brustbein oder den Rippenwirbelgelenken. Letztere werden nicht selten auf das Herz bezogen. Schon in frühen Krankheitsphasen wird der Bechterew/die Bechterowa vom Schmerz aus dem Bett gezwungen. Das ist meist der Fall (alle die auf den Land wohnen wissen es) wenn der Hahn zum erstenmal kräht (in der Stadt?). Dieser frühmorgendliche Schmerz lässt die Patienten so lange herumwandern, bis es besser geht.

Aus vielen Gründen (Seite 61) ist die Erstdiagnose häufig schwierig. Daraus resultiert die Verzögerung der Diagnose (Verschleppungszeit), die bei Frauen deutlich länger ist als bei Männern.

# Weiterer Verlauf

Ihr Arzt kennt Verläufe, bei denen sich ein „Schub an den anderen reiht", Verläufe, die sich kontinuierlich aber langsam verschlechtern und Verläufe, bei denen Schübe ohne fassbare Schäden bleiben. Was ist ein Bechterew-Schub?

Jeder von Ihnen empfindet seinen Schub wahrscheinlich anders. Schübe sind meist durch Schmerzen, Immobilität, Müdigkeit und (reaktiv) durch eine Verstimmung (Depression), den Rückzug von Aktivitäten und Missempfindungen charakterisiert. Der Arzt kennt folgende Einteilung: Er unterscheidet zwischen *lokalisierten Schubformen* (solche Schübe entwickeln sich zwischen ein- und viermal pro Jahr) und solchen, *die den ganzen Körper erfassen.*

Letztere zeigen auch Symptome einer schweren grippeähnlichen Erkrankung mit Fieber, vermehrtem Schwitzen, Muskelkrämpfen und einer deutlich gesteigerten Empfindlichkeit. Auslösende Ereignisse und Dauer dieser Schübe sind natürlich bei jedem Bechterew-Patienten unterschiedlich. Dennoch: Häufig werden Stress und Überarbeitung genannt und die zeitliche Dauer mit einigen Tagen bis zu einigen Wochen angegeben.

Im zeitlichen Ablauf steht immer die Entzündung der Kreuzdarmbeingelenke am Anfang. *Aufsteigend* können dann
1. der Übergang von der Lendenwirbelsäule zur Brustwirbelsäule,
2. die Lendenwirbelsäule,
3. die Brustwirbelsäule und
4. sehr häufig erst am Ende eines Bechterew-Verlaufs die Halswirbelsäule erkranken.

Alle Wirbelsäulenabschnitte können – in Art und Schwere unterschiedlich – erkranken. Ihr Rheumatologe kennt z.B. den Verlauf, der bevorzugt die *kleinen Zwischenwirbelgelenke* erkranken lässt – Knochenspangen (Syndesmophyten) fehlen fast völlig.

Von (negativen) Extremverläufen abgesehen gilt der Satz *„(Ein wenig) ist jeder seines Verlaufs eigener Schmied":*

Das meint konsequente, kontinuierliche Krankengymnastik, die entscheidend mitbestimmt, in welcher Haltung die Wirbelsäule enden wird: Gerade oder in fixierter Fehlhaltung. Auf diesem Gebiet sind Sie wichtigster Verlaufsgestalter.

Schmerzgeprägte Verläufe fallen in das Ressort Ihres Arztes, der Sie, um Ihre Lebensqualität zu verbessern und die Krankengymnastik möglich zu machen, schmerzfreier machen muss.

Schon in frühen Verlaufsphasen wird der erfahrene Arzt die beginnende Einschränkung der Seitdrehung der Wirbelsäule „durch eine Jacke" hindurch erkennen (Zeichen nach Franke, 1972). Manchmal ist auch der sogenannte Nachpfeiftest hilfreich: Pfeift ein (nicht eben gut erzogener Arzt) einer Bechterowa nach und sie dreht sich (hoffentlich) um, um zu sehen wer da pfiff, wird sie das Umdrehen nicht auf die Halswirbelsäule beschränken. Sie bewegt dabei den ganzen Körper mit.

Natürlich haben die im Abschnitt Prognose (Seite 63) dargestellten Faktoren Einfluss auf Ihren Verlauf. In Kürze: Negativ wirken sich jugendliches Erkrankungsalter (eventuell mit Hüftgelenkarthritis), ständige hohe Entzündungszeichen, immer wiederkehrende Iritiden/Iridozyklitiden (Seite 55), Sehnen- und Bandansatzentzündungen (Seite 43), die Entwicklung von Arthritiden und letztlich, aber Gott sei Dank sehr selten, die Miterkrankung innerer Organe (Seite 56) und eintretender Komplikationen (Seite 58) aus.

Das Fehlen dieser Symptome und die kontinuierliche Krankengymnastik sowie geglückte medikamentöse Strategien sind die Fundamente eines guten Verlaufs.

## Vollbild

Im späteren Verlauf erkrankt häufig auch die Halswirbelsäule. Das zähe Ringen um sie beweglich zu halten, dauert oft Jahre. Die Wirbelsäule ist fixiert versteift. Beim Atmen entsteht ein Fussballbauch, da der Brustkorb seine Dehnbarkeit verloren hat. Meist wird das Gangbild kleinschritttig, die Schritte werden kurz. Die Armbewegungen werden ausgeprägter beim Gehen (schaufelnd, rudernd). Beim Umdrehen wird immer der ganze Körper mitgedreht.

## Klinisches Bild bei Kindern und Frauen

### Kinder

Entsprechend der neuen Einteilung der im jugendlichen (juvenilen) Alter, also unter 16 Jahren entstehenden, chronischen Arthritis, zu der als Unterform eine mit Sehnenansatzentzündungen verknüpfte Arthritis und eine Arthritis, die mit Schuppenflechte verbunden ist, gehört, ist die Abgrenzung zur juvenilen Spondylitis ankylosans oft nicht einfach.

Buben erkranken 2-3fach häufiger als Mädchen. Im Gegensatz zur Spondylitis ankylosans des Erwachsenen ist die Diagnose zu Beginn der Erkrankung schwieriger. Warum?
- Die *iliosakrale Arthritis* lässt sich durch konventionelles Röntgen häufig *nicht erfassen*.
- Deutlich häufiger als im Erwachsenenalter besteht am Anfang meist eine *Arthritis, die weniger als vier Gelenke befällt*.
- *Enthesitiden* stehen früher und ausgeprägter im Mittelpunkt als die Wirbelsäule.

Aus diesen Gründen und der Überlappung mit der mit Enthesitis verbundenen juvenilen Arthritis (Enthesitis, Oligarthritis, HLA-B27+) verzögert sich die Diagnose häufig.

Allerdings erleichtert heute die Magnetresonanztomographie die Diagnose der iliosakralen Arthritis erheblich.

Am häufigsten erkranken bei diesen jugendlichen Bechterew-Formen Hüft-, Knie- und Sprunggelenke; auch der Mittelfuß ist sehr oft betroffen. Enthesitiden finden sich meist an der Stelle, an der die flächige Fußsohlensehne in das Fersenbein einstrahlt und am Ansatz der Achillessehne.

Die diagnostische Ungewissheit zu Beginn verursacht nicht selten eine vorläufige Fehleinschätzung des Krankheitsbilds. Jugendlicher Beginn ist zusätzlich gleichbedeutend mit langer Verlaufszeit: Aus beiden Gründen erklärt sich die – im Vergleich zum Bechterew im Erwachsenenalter – nicht so günstige Prognose. Die Konstellationen jugendliches Alter (5-16 Jahre), Wirbelsäulenschmerzen und Schmerzen am Fuß (achillär, Fußsohle, Mittelfuß) sollte den Arzt und Sie immer veranlassen:
- HLA-B27 zu bestimmen und
- eine Magnetresonanztomographie der Iliosakralgelenke durchführen zu lassen.

Die frühe gesicherte Diagnose wird dann eine frühe Therapie erlauben, die auch die Prognose erheblich verbessern wird (Seite 63).

### Frauen

Das Erkrankungsverhältnis zwischen Männern und Frauen mit Spondylitis ankylosans stellte sich vor 40 Jahren noch als 10:1 dar. Diese Zahlen änderten sich dramatisch ab 1973, dem Jahr der Entdeckung von HLA-B27. Ende der 70er Jahre begann die Ära der Spondarthritiden, deren Konzept in den letzten zwei Jahrzehnten konsequent ausgebaut worden ist.

Als Spondylitis ankylosans wurden nun eingeordnet: das Zusammentreffen von HLA-B27 und unklaren Befunden an den Kreuzdarmbeingelenken, eine mehr als fünf bis sieben Jahre allein bestehende iliosakrale Arthritis und

53

so manche Spondarthritis (undifferenzierte Spondarthritis, Spondarthritis [noch] ohne Psoriasis usw.). Das führte letztlich zu einem Geschlechtsverhältnis von 1:1, das sich erst in den letzten Jahren wieder bei 3/4:1 eingepegelt hat.

Tab. 11 zeigt die Unterschiede der Spondylitis ankylosans im klinischen Verlauf und den Symptomen bei Männern und Frauen.

*Unumstritten sind heute die Extremverläufe:* hier die über Jahrzehnte allein bestehende iliosakrale Arthritis, dort, die nach kurzer Zeit (früher Gamma-Typ genannt) bereits versteifenden oder aber die nach 10-25 Jahren entstehenden schweren Bechterew-Endstadien.

*Beide Verlaufsarten können Männer und Frauen treffen.*

Die Meinung, der weibliche Bechterew verlaufe milder als der männliche, orientiert sich insgesamt an seinem größeren Anteil von allein ohne Wirbelsäulenbeteiligung bleibenden iliosakralen Arthritiden.

Die gegenteilige Ansicht – die Spondylitis ankylosans verlaufe bei Mann und Frau gleich schwer – könnte darin begründet sein
- dass Frauen erst nach einem längeren Zeitraum als Männer feststellbare Bechterew-Zeichen entwickeln.
- Deshalb entdecken viele bildgebende und andere Untersuchungen von Frauen zunächst weniger Anzeichen als von Männern.
- Frauen scheinen Schmerzen belastender empfinden zu können, als Männer und sprechen das auch aus.

**Tab. 11**

| Bechterew/Bechterowa: Unterschiede in Verlauf und Symptomen? | | |
|---|---|---|
| **Charakteristika** | **Männer (+/-; %)** | **Frauen (+/-; %)** |
| HLA-B27 | > 90 | >90 |
| Diagnostische Verzögerung | 2-4 Jahre | *4-7 Jahre* |
| Krankheitsverlauf, schwerer | +++ | +(+) |
| Für schwere Verläufe nötige Zeit | ++ | +++ |
| Krankheitsaktivität | ++(+) | +++ (?) |
| Periphere Gelenkbeteiligungen<br>• anfangs<br>• im Verlauf | <br>+<br>+ | <br>++<br>++ |
| Ausschließlich Entzündung der Kreuzdarmbeingelenke | + | +(++) |
| Syndesmophyten<br>• BWS/LWS<br>• HWS | <br>++<br>+++ | <br>+<br> |
| Bandansatzentzündung am Schambein | + | ++ |

Frauen empfinden subjektiv erlebte Beeinträchtigungen intensiver und bewerten sie schwerer als Männer: Das trifft auf die Spondylitis ankylosans zu, auf unspezifische Rückenschmerzen und andere chronische Krankheiten. Sind Frauen eher in der Lage, Schmerzen wahrzunehmen und zu äußern? *Letztlich sind sie offensichtlich subjektiv nicht weniger beeinträchtigt als Männer.*

*Eine Hypothese zuletzt:*
Bis sichere Zeichen der Spondylitis ankylosans im Röntgen sichtbar werden vergeht oft längere Zeit. Inzwischen kann allerdings bereits eine nicht sichtbare Gewebeveränderung (Verdichtung = Fibrose) ablaufen, die – vorausgesetzt, sie dauert bei Frauen deutlich länger als bei Männern – erklären kann, warum am Ende des Verlaufs der Spondylitis ankylosans die funktionellen Einschränkungen bei Männern und Frauen gleich sind.

> Zusammenfassend: Eine offensichtlich unterschiedliche Verlaufsart bei Männern und Frauen erklärt letztlich beide Aussagen (milder Verlauf bei Frauen – gleiches Endresultat). Wenn die Frau ihre Wahrnehmungsfähigkeit empfindsamer als der Mann in Worten ausdrücken kann, ist das aber auch ein Grund für den Arzt, weibliche Verläufe als schwerer einzuschätzen. Dennoch: Blättern Sie zurück zum Kapitel „Ein wichtiger Lebensabschnitt" (Seite 63): In diesem Lebensabschnitt verlaufen weibliche Bechterew-Fälle milder als männliche.

Bechterew-Patientinnen sind *genauso fruchtbar wie Gesunde.* Anders als bei der chronischen Polyarthritis aber nehmen Schmerzen (und Schwellungen) im Verlauf einer Schwangerschaft nicht ab. Die sich durch das *Gewicht des Kindes ändernde Belastung* für die Wirbelsäule kann Schmerzen (meist nicht allzu ausgeprägt) verstärken. Die Medikamente für Frauen mit Kinderwunsch und Schwangere oder Stillende werden ab Seite 97f beschrieben.

Besteht ein Kinderwunsch und ist die Familienplanung durchdacht, wird der Arzt den Rat geben, das Kind auszutragen und zu gebären, *solange die für die Geburt vorgesehenen Dehnungsfugen* – die Kreuzdarmbeingelenke und die Symphyse – *noch intakt und die Hüftgelenke frei beweglich sind.*

Sind Iliosakralgelenke und Symphyse und/oder die Hüften in ihren Bewegungen deutlich eingeschränkt, bietet sich ein Kaiserschnitt als Lösung an.

Schwieriger ist die Zeit für die Bechterew-Mutter *nach der Entbindung.* Heben – Tragen – Windeln – Füttern – Hinlegen – Heben ... Ist diese Phase aber vorher besprochen und geplant worden, stellt auch sie für eine gut funktionierende Ehe und eine hilfreiche Familie kein Problem dar.

# Mögliche Organerkrankungen

## Augen

Abb. 31 zeigt den Aufbau eines Auges. Der Bechterew lässt die Vorkammer des Auges (Iris) und den Ziliarkörper meist akut erkranken. Der Arzt spricht deshalb von einer *Iritis* oder *Iridozyklitis*.

Die Häufigkeit dieser *Regenbogenhautentzündung* liegt zwischen 25% und – über den gesamten Verlauf einer Spondylitis ankylosans betrachtet – 50% aller Fälle.

*Jeder 2. Bechterew-Patient ist also davon betroffen.* Meist sind es HLA-B27-Träger, die zusätzlich zur Wirbelsäule auch an Gelenken erkranken.

Manchmal entsteht eine Iritis bereits vor dem Beginn der Entzündung der Kreuzdarmbeingelenke oder im frühen Krankheitsstadium.

Die Iritis/Iridozyklitis beginnt häufig abrupt, schnell (akut) und betrifft nur eine Seite. Nicht selten entwickelt sie sich – nach unterschiedlich langer Zeit – auch am anderen Auge. Das kranke Auge schmerzt, sein Tränenfluss ist gesteigert. Kleine Pupillen, Lichtscheu und (dis-

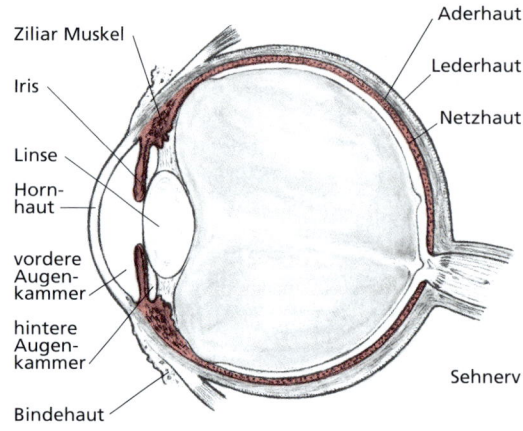

Ziliar Muskel
Iris
Linse
Hornhaut
vordere Augenkammer
hintere Augenkammer
Bindehaut
Aderhaut
Lederhaut
Netzhaut
Sehnerv

**Abb. 31: Das Auge**

krete) Sehstörungen sind weitere Kennzeichen. Wird die Iritis schnell und intensiv behandelt, hinterlässt sie keine Folgeschäden.

Nach mehrfachen Iritiden kann die Iris die Lederhaut (Cornea) oder die Linse (Lens) berühren; die Pupille kann dann irregulär (unrund) werden. Im ersten Fall spricht der Arzt von vorderen, im zweiten von hinteren *Synechien*. Synechien sind Verklebungen zwischen zwei normalerweise getrennten Geweben. Bleiben entstandene Verklebungen bestehen, kann sich im weiteren Verlauf der Augendruck erhöhen.

> Viele Bechterew-Patienten erahnen schon die ersten Anzeichen einer Iritis. Das Gebot heißt: Sofort zum Augenarzt, da ein Erweitern der Pupillen die Verklebungsgefahr reduziert. Haben Sie selbst genug Erfahrung, können Sie – vorausgesetzt Sie haben die richtigen Tropfen zur Hand – auch selbst tropfen (Vorsicht: Urlaub). Der kategorische Imperativ heißt: so schnell und intensiv behandeln wie möglich, um Synechien zu vermeiden.

## Darm

Darmentzündungen im Rahmen der Spondylitis ankylosans sind häufig. Es ist interessant,

dass sie meist symptomlos bleiben. Als Zweiterkrankung entsteht zu einer Spondylitis ankylosans in etwa 2-5% der Fälle eine der chronisch-entzündlichen Darmentzündungen (Morbus Crohn, Colitis ulcerosa). Andererseits erkrankt die Wirbelsäule im Rahmen enteropathischer Spondarthritiden (Seite 70) in 30% der Fälle vor und etwa 20% nach den chronisch-entzündlichen Darmerkrankungen. In 50% der Fälle treten Wirbelsäulenkrankheit und chronisch-entzündliche Darmerkrankung gleichzeitig auf.

Reaktive Arthritiden entwickeln nicht selten an der Wirbelsäule Bechterew-ähnliche Bilder. Ursachen sind auch hier Bakterien, die die erste Infektion im Magen-Darm verursachen (z.B. Salmonellen, Shigellen). Immer noch in der medizinischen Diskussion sind andere Bakterien, die Klebsiellen, die sich während Bechterew-Schüben, ebenso wie die gegen sie gerichteten Antikörper nachweisen lassen.

## Herz, Hauptschlagader

*Herz* und *Hauptschlagader (Aorta)* erkranken nahezu ausnahmslos nach sehr langen (über 15 Jahre andauernden) und auch schweren Spondylitis-ankylosans-Verläufen. Die Herzklappe, die die Aorta von der linken Herzkammer trennt, kann undicht werden.

Auch das Herzmuskelgewebe kann sich im Verlauf der Spondylitis ankylosans verdichten. Beide Krankheiten werden durch Herzschall (Echokardiogramm, Seite 50) diagnostiziert.

Wenn das Reizleitungssystem des Herzens miterkrankt, können sich unterschiedliche *Herzrhythmusstörungen* entwickeln, die in (allerdings sehr seltenen) Extremfällen vielleicht sogar einen Herzschrittmacher erfordern.

## Lunge, Niere

Nur in sehr seltenen Fällen (1-3%) verändert sich das Gewebe in den *Lungenspitzen*.

Von größerer klinischer Bedeutung ist die *Abnahme der Dehnbarkeit des knöchernen Brustkorbes,* die durch Entzündung und nachfolgend mögliche Versteifung der Gelenke zwischen Rippen und Wirbelsäule entstehen kann. Meist kompensiert der Bechterew-Patient die verminderte Dehnbarkeit des knöchernen Brustkorbs dadurch, dass er das Zwerchfell nach unten bewegt; das erleichtert die Ausdehnung der Lunge und verbessert damit die Sauerstoffaufnahme.

Selten finden sich im Urin Eiweiß oder einige rote Blutkörperchen *(Medikamente? Amyloidose?).*

# Komplikationen

## Osteoporose

Die *Osteoporose* des Bechterew entsteht an Wirbelsäule und Hüftgelenken. Viele Untersuchungen zeigen, dass sich die Knochendichte der Lendenwirbelsäule sowohl im Rahmen eines milden, noch nicht lange dauernden Bechterew, als auch bei fortgeschrittenen Verläufen vermindert.

Ursache dieser Osteoporose ist eine kontinuierlich hohe Entzündungsaktivität, die mit hohen C-reaktiven Proteinwerten im Blut verbunden ist.

Zunehmendes Alter, zunehmende Krankheitsdauer und zunehmende Immobilität des Patienten verschlechtern die Osteoporose in späteren Bechterew-Stadien.

## Frakturen

Die Entkalkung der Wirbelsäule entsteht also im Rahmen langer und schwerer Verläufe, zum einen durch eine lange Zeit andauernde hohe Entzündungsaktivität, zum anderen durch die schwindende Mobilität des Patienten, die wiederum durch die Verknöcherung verursacht ist. Eine solche Wirbelsäule hat (fast) jede Beweglichkeit verloren. Sie lässt sich jetzt mit einem Röhrenknochen vergleichen und ist entsprechend frakturgefährdet.

Man schätzt das *Risiko einer Wirbelkörperfraktur* über den Gesamtverlauf der Spondylitis ankylosans etwa vierfach höher ein als bei Gesunden. Oft reichen Bagatelltraumen, also einfaches Stolpern oder Ausrutschen, um Wirbelkörper zu gefährden.

Wenn Wirbelkörper brechen (Hals- oder Lendenwirbelsäule), können sich knöcherne Teile oder Splitter verschieben und das Rückenmark und die Nerven eindrücken. Die daraus resultierenden neurologischen Schäden reichen von einem milden Gefühlsausfall bis zur vollständigen Querschnittslähmung.

Therapie und Prophylaxe von Osteoporose und Wirbelkörperfrakturen werden auf den Seiten 125, 126 besprochen.

## Sonstiges

Ein Nervenfaserbündel verläuft etwa ab dem 2. Lendenwirbelkörper nach unten durch den Wirbelkanal der Wirbelsäule. Die Cauda equina (der Pferdeschweif) versorgt Organe der unteren Körperhälfte. Das im Rahmen des Bechterew sehr selten auftretende *Cauda-equina-Syndrom* beginnt langsam und schleichend. Als Arzt muss man Verdacht schöpfen, wenn ein Bechterew-Patient von Inkontinenzproblemen erzählt und/oder bei der körperlichen Untersuchung neurologische Ausfälle zeigt.

# Lebensqualität

Eine über 30jährige Erfahrung als Arzt mit sehr vielen und fast immer sehr freundlichen Kontakten zu Bechterew-Patienten lässt den Satz zu, dass es auf Visiten oft der Bechterew-Patient sei, der den Doktor tröstet. Vor allem der Vergleich mit anderen körperlich und auch manchmal diagnostisch schwieriger erfassbaren Erkrankungen (wie z.B. dem systemischen Lupus erythematodes) zeigt, *dass der Bechterew-Patient sich mit vielen Krankheitssymptomen mental anders auseinandersetzt und sie dadurch besser bewältigt* (endogenes coping?). Die freundlich-kooperative Art fast aller Bechterew-Patienten unterstützt diese gute, positive Haltung.

Wie aber steht es eigentlich mit Müdigkeit, Abgeschlagenheit, Leistungsknick, mit Schmerz, Funktionseinschränkung also der Summe der Begleitumstände, die die Lebensqualität beeinträchtigen?

Zur Diskussion der Lebensqualität:
- Viele Bechterew-Patienten empfinden oft Müdigkeit, die nicht mit Funktionsdefiziten oder der Krankheitsaktivität zusammenhängt.
- In einigen Untersuchungen zeigte sich andererseits ein eindeutiger Zusammenhang zwischen Müdigkeit, erhöhter Krankheitsaktivität sowie der mentalen Stimmung.
- Jede zusätzliche Gelenkerkrankung verschlechtert natürlich die Lebensqualität beträchtlich.
- Arbeitsfähige Bechterew-Patienten erhalten sich eine bessere Lebensqualität, und
- letztlich noch zwei interessante Aspekte:
  - Bechterowas haben oft einen schlechteren BASDAI (Seite 117) als männliche Patienten und sind auch häufiger arbeitsunfähig als diese.
  - Hohe Luftfeuchtigkeit, hoher Luftdruck, höhere Luftgeschwindigkeiten (stärkere Winde) sind wie die Winterzeit meist mit schlechterer Beweglichkeit und also sinkender Lebensqualität verknüpft.

Anknüpfend an diese letzte Erfahrung: Eine clevere Klinik sollte eigentlich immer morgens eine meteorologische Station anrufen und nach Luftdruck (steigend/fallend), Luftfeuchtigkeit (hoch/niedrig) und Temperatur (hoch/mittel/niedrig) fragen: Visite ja – bei stabilem oder steigendem Luftdruck, niedriger Luftfeuchtigkeit und mittleren bis hohen Temperaturen. Denn unter diesen Bedingungen geht es den Bechterew-Patienten besser.

Zusammenfassend: Natürlich beeinträchtigen Schmerz, eine Gelenkbeteiligung, die verringerte Wirbelsäulenbeweglichkeit oder eine Iritis die Lebensqualität und vermindern sie zum Teil deutlich. Dennoch zeigt gerade der Bechterew-Patient meist eine sehr positive, zur Mitarbeit im Kampf gegen die Erkrankung bereite Lebenshaltung.

# Definition und Diagnose

Die *Definition* der Spondylitis ankylosans lehnt sich auch heute noch an die nur gering veränderte Fassung von Ott u. Wurm (1957) an:

> Die Spondylitis ankylosans ist eine chronisch-entzündliche Wirbelsäulenerkrankung, die meist zwischen dem 17. und 35. Lebensjahr beginnt. Schleichender Beginn und schubweises Fortschreiten sind erheblich häufiger als akuter Anfang und pausenloses Fortschreiten. Die Wirbelsäulenentzündung, anfangs und über längere Zeit bei zwei Dritteln aller Fälle im Vordergrund stehend, beginnt mit einer Entzündung der Kreuzdarmbeingelenke. Aufsteigend (aszendierend) erkranken danach Lenden-, Brust- und Halswirbelsäule in einem oder mehreren Wirbelsäulenabschnitten. Zwischen 30-50 % aller Fälle entwickeln zu unterschiedlichen Zeitpunkten Arthritiden, Enthesitiden oder Iritiden. Die Entzündung der Spondylitis ankylosans erfasst (systemisch) den ganzen Menschen. *Sie kann sich in jedem Stadium inaktivieren.*

Verschleißbedingte Bandscheibenschäden, Arthrosen der kleinen Zwischenwirbelgelenke, Fehlhaltung der Wirbelsäule, Osteoporose, enge Spinalkanäle und Wirbelgleiten sind in einem sehr *hohen Prozentsatz Ursache für den (mechanischen)* – auch tiefsitzenden – *Kreuzschmerz.*

Besonders dann, wenn Patienten mit derartig verursachten Kreuzschmerzen auch HLA-B27-Träger sind, muß diese „Art von Kreuzschmerz" auch klinisch vom tiefsitzenden entzündlichen Kreuzschmerz der Kreuzdarmbeingelenkentzündung abgegrenzt werden.

> Dieser Schmerz beginnt meist langsam und meist vor dem 40. Lebensjahr und ist mit morgendlicher Steife der tieferen Lendenwirbelsäule verbunden. Zum Zeitpunkt der Diagnose sollte er bereits länger als 3 Monate bestanden haben. Sehr typisch ist seine Schmerzausstrahlung, die ihn deutlich vom durch Bandscheibenschäden verursachten Schmerz unterscheidet. Es kann zwar geschehen, dass er über eine gewisse Zeit nur auf eine Seite begrenzt bleibt, aber typischerweise wechselt die Schmerzausstrahlung in die Beine zwischen rechts und links und hört in den Kniekehlen „wie abgeschnitten" auf. Entscheidend für den Schmerz der Entzündung der Kreuzdarmbeingelenke ist, dass er sich bei/durch Bewegung bessert, während sich mechanisch verursachte Schmerzen durch Bewegung (Belastung) verschlechtern.

Zusammenfassend beschreiben Tab. 12 a und Abb. 32 die nötigen Befunde und Symptome, die zur Diagnose Spondylitis ankylosans führen. In Tab. 12 b sind die internationalen Diagnosekriterien aufgeführt, die heute eingesetzt werden.

**Tab. 12 a**

## Diagnose der Spondylitis ankylosans

**Anamnese**
Seit mindestens 3 Monaten tiefsitzende Kreuzschmerzen, die sich durch Bewegung, nicht durch Ruhe bessern: chronisch entzündlicher Rückenschmerz, Sehnen-, Bandansatzentzündungen, Regenbogenhautentzündungen, positive Familienanamnese, gute Wirkung von kortisonfreien Entzündungshemmern und Coxiben

**+**

**Klinischer Befund**
Einschränkungen der Lendenwirbelsäulenfunktion beim nach vorn beugen/nach hinten strecken, rechts/links seitwärtsneigen und rechts/links drehen. Verminderte Differenz zwischen maximaler Ein- und Ausatmung. Verminderung der Beweglichkeit des knöchernen Brustkorbes (<4,0 cm). **+**

**Nachweis einer Kreuzdarmbeingelenkentzündung**
Einseitige Kreuzdarmbeingelenkentzündung (ausgeprägt; schon knöchern durchbaut)

### oder

Doppelseitige Entzündung der Kreuzdarmbeingelenke (diskret oder ausgeprägt oder schon knöchern durchbaut).
durch Röntgen, Magnetresonanztomographie oder Computertomographie

**+**

Nachweis von HLA-B27.

**Tab. 12 b**

## Diagnose der Spondylitis ankylosans (modifizierte New Yorker Kriterien)

- Kreuzschmerz und -steife, die länger als 3 Monate dauern und sich durch Bewegung, nicht aber durch Ruhe bessern
- Bewegungseinschränkung der Lendenwirbelsäule beim nach vorn beugen/nach hinten strecken und seitlichen Neigen
- Verminderte Atembreite
- Mäßige Kreuzdarmbeingelenkentzündung beidseits oder sehr fortgeschrittene auf einer Seite

**Sichere** Spondylitis ankylosans, wenn **ein** Röntgenzeichen und **ein** klinisches Zeichen vorhanden sind.
*Wahrscheinliche* Spondylitis ankylosans, wenn alle klinischen Kriterien ohne das Röntgenkriterium vorhanden sind

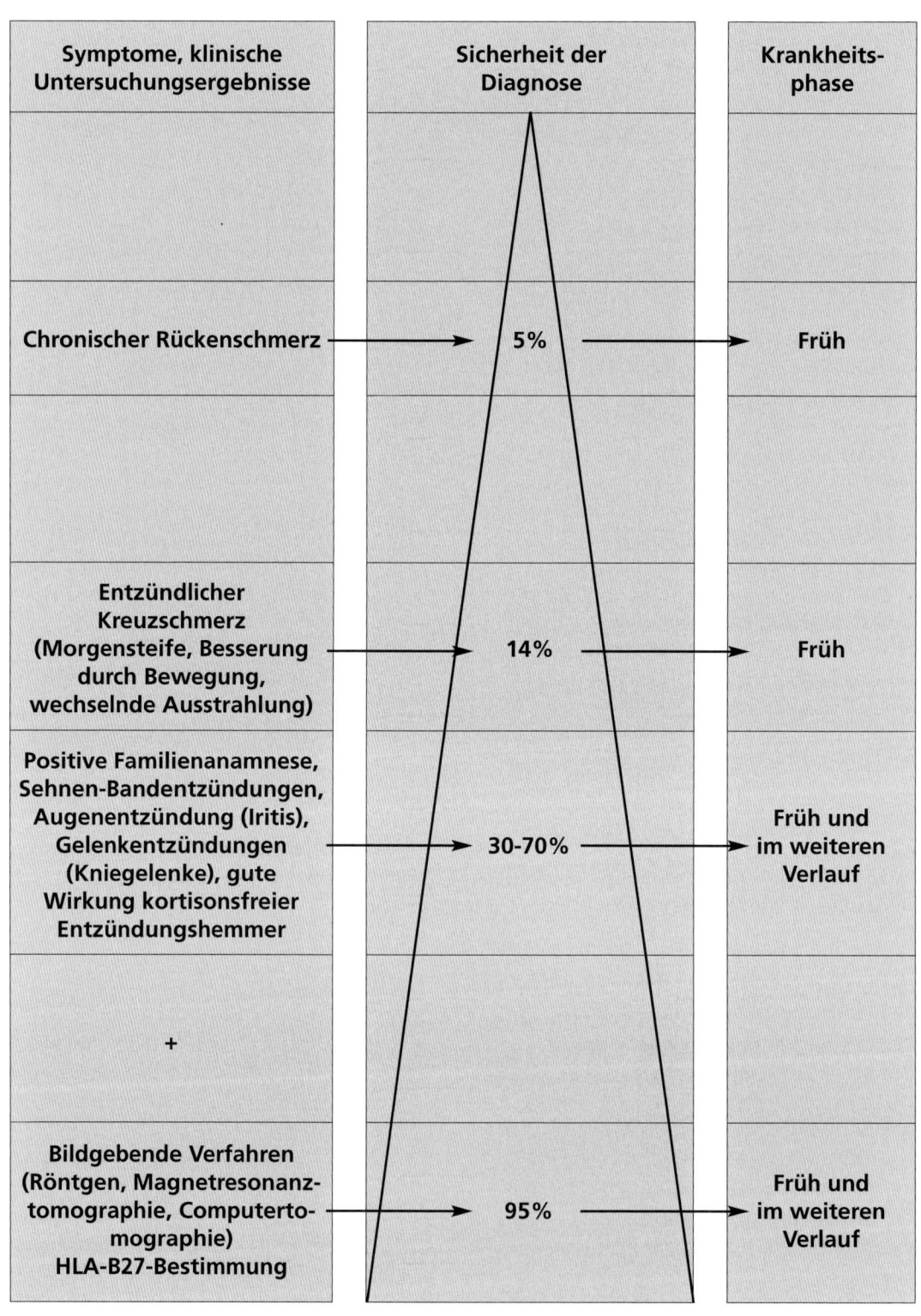

| Symptome, klinische Untersuchungsergebnisse | Sicherheit der Diagnose | Krankheits-phase |
|---|---|---|
| Chronischer Rückenschmerz | 5% | Früh |
| Entzündlicher Kreuzschmerz (Morgensteife, Besserung durch Bewegung, wechselnde Ausstrahlung) | 14% | Früh |
| Positive Familienanamnese, Sehnen-Bandentzündungen, Augenentzündung (Iritis), Gelenkentzündungen (Kniegelenke), gute Wirkung kortisonsfreier Entzündungshemmer | 30-70% | Früh und im weiteren Verlauf |
| + | | |
| Bildgebende Verfahren (Röntgen, Magnetresonanz-tomographie, Computerto-mographie) HLA-B27-Bestimmung | 95% | Früh und im weiteren Verlauf |

Abb. 32: Sicherheit der Diagnose Spondylitis ankylosans in der frühen Phase und im weiteren Verlauf

# Prognose

Auf zwei Fragen möchten Sie als Patient immer eine Antwort haben:
- **Was habe ich?**
- **Wie geht es weiter?**

Die erste Frage zielt auf die **Diagnose**, die zweite auf den Krankheitsverlauf und die Zukunft *(die Prognose)*. Schon auf Seite 24 wurde erörtert, dass sich die Verlaufsschwere der Spondylitis ankylosans in den letzten Jahrzehnten verändert hat. Dennoch ist eine Voraussage für den *einzelnen Patienten* sehr schwer und in manchen Phasen der Erkrankung nicht möglich.

Das Problem der Prognose beschäftigte die medizinische Forschung immer sehr, weswegen im Verlauf der letzten Jahrzehnte viele klinische Daten und der Einfluss unterschiedlicher Therapien zusammengetragen wurden, die für eine gute oder weniger gute Prognose sprechen sollen:

*Ungünstig*
sind ein früher Beginn – zwischen dem 16. und 30. Lebensjahr – bei männlichen Patienten; die Miterkrankung peripherer und stammnaher Gelenke sowie eine Regenbogenhautentzündung. Die sehr seltene Organbeteiligung von Herzklappen, Herz, Lunge und Nieren verschlechtert die Prognose ebenfalls. *Sehr ungünstig wirkt sich fehlende oder nur gelegentlich durchgeführte Krankengymnastik aus.*

Auch Nebenwirkungen von Medikamenten können die Prognose verschlechtern. Meist verbessern Medikamente die Prognose aber, da sie die so wichtige Krankengymnastik häufig erst ermöglichen, die hohe Entzündungsaktivität vermindern und (vielleicht) sogar darüber hinaus die Spondylitis ankylosans positiv beeinflussen können (TNFα-Hemmer).

*Günstig*
sind der Beginn nach dem 40. Lebensjahr (in „höherem" Lebensalter), weibliches Geschlecht, fehlende Gelenkbeteiligung und keine Organerkrankung sowie eine positive Familienanamnese (frühe Information?) und letztlich die konsequente täglich durchgeführte Krankengymnastik.

Keinerlei Einfluss auf den Verlauf und damit die Prognose scheint HLA-B27 zu haben.

## Ein wichtiger Lebensabschnitt

Die ersten Symptome einer Spondylitis ankylosans hatten etwa 1000 von 1396 befragten Patienten in 10% vor dem 17. Lebensjahr, in ca. 50% vor dem 25. Lebensjahr und bei etwa 75% vor dem 30. Lebensjahr.

Diese Befragungsergebnisse der Deutschen Vereinigung Morbus Bechterew (7) decken sich mit den Darstellungen in der Literatur und auch der eigenen 30jährigen Erfahrung des Arztes.

Akzeptiert man eine Stadieneinteilung, die – ohne Anzeichen im Röntgen – von einem Stadium I, als dem *Verdachtsstadium* und einem Stadium II, als dem *iliosakralen Stadium* (ohne Wirbelsäulenmanifestation) der Spondylitis ankylosans spricht, erfassen Krankheitsbeginn und Stadium I bzw. II 75% und mehr aller Patienten im Lebensabschnitt von ca. 22 bis ca. 37 Jahren.

> Das bedeutet, dass der Beginn der Spondylitis ankylosans, ihre ersten Symptome, und auch das Stadium II in einem hohen

Oft birgt die Diagnose einer Krankheit bereits die (oft langfristige) Prognose in sich. Ein wichtiger Grund, weshalb der Arzt mit Diagnosen vorsichtig und mit Prognosen (die in der Diagnose enthalten sein können) zurückhaltend umgehen muß.

*Beispiele:*
Die Diagnose „chronische Polyarthritis" beinhaltet die langfristig negative Prognose der Chronizität. Die Diagnose ankylosierende Spondylitis birgt das Fortschreiten der Erkrankung von der iliosakralen Arthritis über die restlichen Wirbelsäulenabschnitte.

Das Problem der richtigen Diagnose zum richtigen Zeitpunkt hat viele Facetten:

*Zunächst:*
Die Diagnose „persistierende (bleibende) iliosakrale Arthritis" im Vergleich zu „Spondylitis ankylosans" erlaubt keine Aussage über Schmerzintensität oder -art. Der persistierenden Kreuzdarmbeingelenkentzündung, die mit konstant hohem Schmerzspiegel verläuft, kann die symptom(schmerz)arm und flach verlaufende Spondylitis ankylosans gegenüber stehen.

*Dann:*
Medizin-historisch ist die Spondylitis ankylosans durch die iliosakrale Arthritis und die nachfolgende Wirbelsäulenbeteiligung charakterisiert.

*Weiter:*
Die Differenz im Bereich der Funktionsfähigkeit zwischen einerseits persistierender Sakroiliitis und andererseits einer voll entwickelten Spondylitis ankylosans ist erheblich.

Wie war es „früher"? Die ärztliche Diagnose Morbus Bechterew (Spondylitis ankylosans)

im Ohr eilte der Patient nach Hause, schlug seinen „Pschyrembel" (ein klinisches Wörterbuch) auf und sah die Abbildung eines mitteljungen Mannes mit vollständig versteifter Wirbelsäule!

*Zuletzt:*
Auf den in Hinsicht auf die Zukunft kreativsten, arbeitsreichsten und vielleicht wichtigsten Lebensabschnitt fällt der dunkle Schatten einer (negativen) Prognose, die sich unmittelbar aus der Diagnose ergibt.

*Zusammenfassend:*
Wenn sich nach 20jährigem Krankheitsverlauf noch 25% (Männer) bis 40% (Frauen) aller Patienten im iliosakralen Stadium II befinden, signalisiert dieser Ablauf – schmerzunabhängig – einen doch erheblichen Unterschied der funktionellen Einschränkung, die in zwei unterschiedlichen Diagnosen, „persistierende iliosakrale Arthritis" und „Spondylitis ankylosans", ihren Ausdruck finden muß.

*Und:*
Die genaue, unterscheidende Diagnose erspart jedem dritten Patienten (gleich ob Mann oder Frau) in der wichtigsten Lebensphase die negative Prognose des Fortschreitens der Krankheit, und nimmt Ängste oder relativiert sie wenigstens.

So gesehen ist die Differenzierung zwischen persistierender iliosakraler Arthritis und Spondylitis ankylosans nicht spitzfindig, sondern sophisticated – wenn auch nicht einfach – und vor allem: Der Arzt muss sie immer genau erklären. Zumindest nach dem 5. Krankheitsjahr nach Beginn der ersten Symptome kann dann einer funktionell prognostisch günstigen Variante (der bis dahin allein bestehenden persistierenden iliosakralen Arthritis) auch durch die exakte Bezeichnung des Krankheitszustands Rechnung getragen werden.

## Wie geht es weiter?

Noch vor 40-50 Jahren wurden Bechterew-Patienten für einige Zeit in *Gipsbetten* gelegt. Diese mit bestem Wissen und Wollen für die Patienten durchgeführte Behandlung hatte das Ziel, durch Beschleunigung der Versteifung Schmerzen zu lindern/zu beseitigen, und war quasi das *Kontrastprogramm zum modernen Bewegungskonzept*. Der typische – nicht durch Bewegungstherapie oder Medikamente gemilderte – *Spontanverlauf* der Spondylitis ankylosans wurde auf diese Art *exzessiv beschleunigt*. Zu diesem früher häufigeren Verlauf gehört auch die Osteoporose der Wirbelsäule mit oder ohne Frakturen und Pseudoarthrosen mit erheblichem Schmerzpotenzial.

Für den Verlauf der Spondylitis ankylosans sehr wichtig ist, ob stammnahe (Hüften, Knie, Schulter) oder auch kleinere periphere Gelenke (Finger, Zehen, Hand, Ellbogen) entzündlich erkranken.

Vor allem die Funktionskette von der Lendenwirbelsäule zu den Hüftgelenken und dann Kniegelenken kann für die Erkrankten fatale Folgen haben.

Weitere den Verlauf mitbestimmende Faktoren sind die Entzündung von Sehnen- und Bandansätzen (Enthesitiden), die das Schmerzgeschehen dominieren und damit das allgemeine Schmerzniveau festlegen können. Prognostisch ist die *häufige* Entzündung der Augenvorderkammer (Iritis) und des Ziliarkörpers (Iridozyklitis) wesentlich. Ihr Stellenwert für die Zukunft des Patienten bestimmt sich aus Art und Häufigkeit der Iri(dozykli)tis (ein- bis fünfmal/Jahr; immer ein Auge, wechselnd?) und den möglichen Folgen: den hinteren Synechien (Verklebungen).

Entzündungen der Gelenke von Wirbelsäule und Rippen mindern die Funktion dieser Gelenke und heben letztlich die Dehnbarkeit des knöchernen Brustkorbs auf. Trotz sehr guter Kompensation (Zwerchfellatmung Seite 41) entstehen daraus manchmal Beeinträchtigungen der Lungenfunktion mit Bedeutung für die Prognose.

Nur in Einzelfällen werden das Miterkranken anderer Organe, wie die der Lunge (Oberlappenfibrose) und des Herzens (Rhythmusstörungen, Aortenklappenundichtheit), oder auch die sekundäre Amyloidose prognostisch bedeutsam.

Zusammenfassend: Die Spondylitis ankylosans ist eine Erkrankung, bei der Leistungen zur Teilhabe (Rehabilitationsmaßnahmen) , aber auch zur Teilhabe am Arbeitsleben, einen großen Stellenwert besitzen. Bestimmt doch die konsequent durchgeführte, dem Verlauf angepasste Krankengymnastik in den meisten Fällen, wie eine Spondylitis ankylosans funktionell verläuft. Diese Aussage gewinnt noch an Bedeutung, wenn Hüft-, Knie- oder Schultergelenke miterkranken.

Große Bedeutung haben im Rahmen der Spondylitis ankylosans letztlich die Ergebnisse des spontanen, des krankengymnastisch und medikamentös beeinflussten Verlaufs für die sozialmedizinische Beurteilung. Beachtet werden müssen auch Folgezustände von Iritiden, die Entwicklung einer Lungenfunktionsstörung, (selten) andere Komplikationen innerer Organe und Gelenk- sowie Wirbelsäulenmanifestationen, wie die Erkrankung der obersten Halswirbelsäule.

# Welche anderen Krankheiten müssen abgegrenzt werden?

## Spondarthritiden

Immer häufiger erscheint in den letzten Jahren in Arztbriefen die Diagnose „Spondarthritis". Bei einem Vortrag vor 150 Patienten unserer Klinik (Titel: „Spondarthritiden") erfuhr ich auf meine einleitende Frage „Wer kennt diese Diagnose?", dass nur zwei (!) Patienten um ihre eigene Diagnose wussten und

mit deren Bedeutung vertraut waren (obwohl 23 mit dieser Diagnose im Raum waren).

**Was sind Spondarthritiden?**
Wie immer signalisiert die Endsilbe -itis Entzündung. Im Fall der Spondarthritis beinhaltet sie entzündliche Veränderungen an der

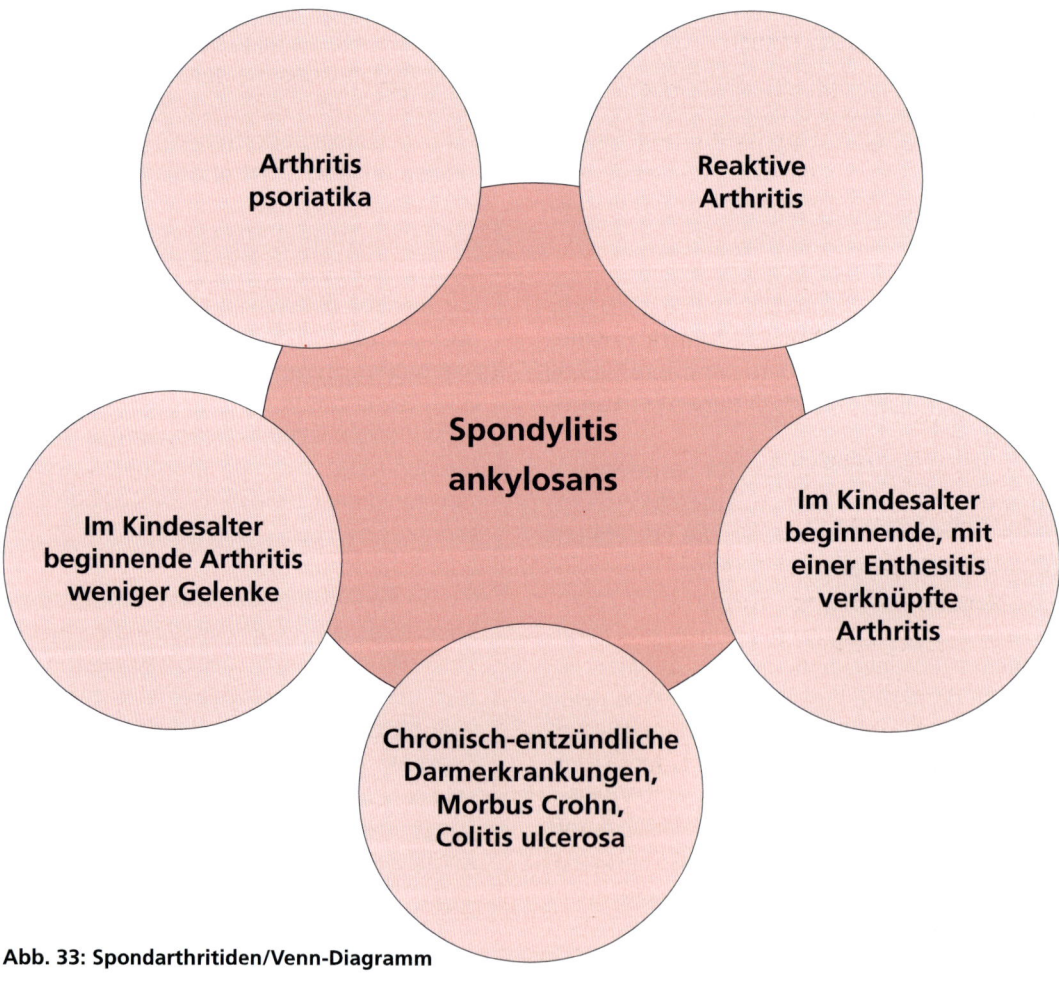

**Abb. 33: Spondarthritiden/Venn-Diagramm**

Wirbelsäule (Spond-) und peripheren Gelenken (Arthritis). „Spondarthritis" ist ein Dachbegriff, unter den viele verschiedene Krankheiten mit einigen gemeinsamen Symptomen fallen. Tab. 13 und Abb. 33 zeigen, welche Erkrankungen zu den Spondarthritiden gezählt werden. Auch reaktive Arthritiden finden sich darunter: Sie erfüllen zwar einerseits alle Kriterien der Spondarthritiden, *sind jedoch andererseits gesondert zu betrachten, da ihre Ursache (Bakterien usw.) bekannt ist.*

Ein wesentlicher Aspekt der Spondarthritiden vorweg: Im Mittelpunkt des Krankheitsgeschehens stehen häufig Entzündungen der Ansatzstellen von Bändern, Sehnen und Gelenkkapseln am Knochen (Abb. 34). Das betrifft vor allem die Ferse (Achillessehne), die flächenhafte Sehne an der Fußsohle, den Ellbogen, das Becken (Sitzbeinhöcker, Beckenkamm, Schambeine), die untere Seite des Schlüsselbeins, die Kniescheiben und die großen Rollhöcker von Oberschenkel- und Oberarmknochen.

**Tab. 13**

| Spondarthritiden |
| --- |
| • Reaktive Arthritis (ReA) |
| • Arthritis psoriatika (A.ps) |
| • Arthritis bei chronisch-entzündlichen Darmerkrankungen (CED) |
| • Undifferenzierte Spondarthritis (uSpA) |

**Tab. 14**

| Spondarthritiden: Gemeinsames |
| --- |
| **Fehlen von:** |
| Rheumafaktoren und -knoten |
| **Gemeinsames:** |
| Sehnen-, Band-, Gelenkkapselentzündungen |
| Regenbogenhautentzündung |
| schuppenflechtenähnliche Hautveränderungen |
| Darm- und Genitalentzündungen |
| Gelenkentzündungen |
| Kreuzdarmbeingelenkentzündungen |
| Wirbelsäulenentzündung |
| Mundgeschwüre |
| Familiäre Häufung |
| HLA-B27 |

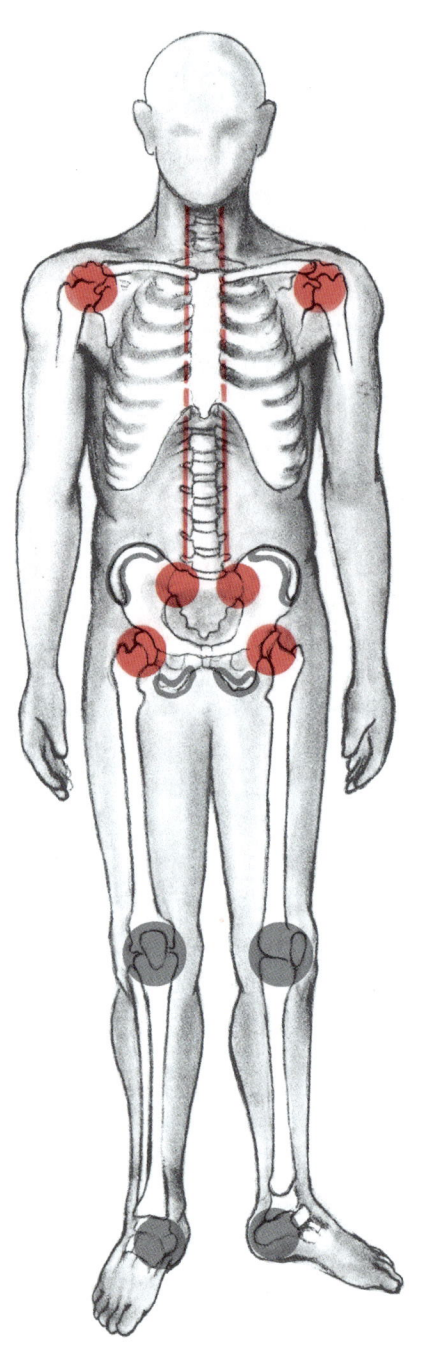

Im Rahmen einer Untersuchung erhielten 3 000 der mehr als 14 000 Mitglieder der Deutschen Vereinigung Morbus Bechterew einen 78 Einzelfragen umfassenden 15seitigen Fragebogen zum ausfüllen. Auf 1499 von 1614 dieser Antwortbögen waren auch die Fragen nach Begleiterkrankungen beantwortet (7).

Es ging um die *Psoriasis* (Schuppenflechte) und zwei *entzündliche Darmerkrankungen,* den *Morbus Crohn* und die *Colitis ulcerosa:* 19% der Erkrankten hatten eine Psoriasis, 7,2% einen Morbus Crohn und 4,9% eine Colitis ulcerosa: *Zusammenfassend wurden 28%* **nicht** *als Spondylitis ankylosans gewertet* sondern als „Spondarthritis psoriatika" bzw. „Spondarthritis bei chronisch-entzündlichen Darmerkrankungen". Nach reaktiven Gelenkentzündungen wurde nicht gefragt.

Dieser *hohe Anteil andersartiger Spondarthritiden* unterstreicht – vor allem wegen der unterschiedlichen Prognose und Therapie – die Bedeutung der Unterscheidung zur Spondylitis ankylosans. Tab. 14 und Tab. 15 zeigen Gemeinsamkeiten und Trennendes zwischen Spondarthritiden und der Spondylitis ankylosans.

## Arthritis und Spondarthritis psoriatika

Die *Arthritis psoriatika* ist eine chronische Erkrankung, die eine Polyarthritis ohne Rheumafaktor mit einer Schuppenflechte (Psoriasis) der Haut und/oder Nägel verknüpft. Die Schuppenflechte entsteht zeitlich meist vor der Arthritis, tritt selten gleichzeitig mit der Gelenkentzündung auf und entwickelt sich noch seltener nach ihr. Mehrere/viele Gelenke – häufig die Endgelenke der Finger und Mittel- bzw. Endgelenke der Zehen erkranken entzündlich. *Häufig erkrankt die Wirbelsäule in Form einer Kreuzdarmbeingelenkentzündung oder knöcherner Veränderungen an den Wirbelkörpern.* Wie bei anderen Spondarthritiden entwickeln sich nicht selten Fersenschmerzen. Am Knochen ansetzende bindegewebige Fasern werden durch eine sich ständig erneuernde Knorpelschicht vermittelt: Diese Stelle

**Abb. 34: Vom Bechterew betroffene Gebiete. Sehnen- und Bandansätze, die sich bei Spondarthritiden entzünden können.**
Vom Bechterew häufig betroffene Gebiete sind rot (Wirbelsäule, Kreuzdarmbeingelenke, Hüft- und Schultergelenke) markiert.
Sehnen- und Bandansatzentzündungen sind grau markiert (Fersen, oberer Darmbeinrand, Schambeinäste und vordere obere Schienbeinkante)

**Tab. 15**

## Unterschiede zwischen der Spondylitis ankylosans und anderen häufigen Spondarthritiden

| Symptom Befund | Spondylitis ankylosans (n, %) | Reaktive Arthritiden (n, %) | Entzündliche Darmerkrankungen und Spondarthritiden (n, %) | Arthritis/ Spond- arthritis psoriatika (n. %) |
|---|---|---|---|---|
| Geschlechts- verteilung: Männer/Frauen | 2,3/1 | 1/1 | 1/1 | 1/1 |
| Arthritis | 20-40 | 90 | 10 | 95 |
| Wurstfinger | selten | häufig | selten | häufig |
| Sehnen-Bandan- satzentzündungen | 35-55 | 30-45 | 15-25 | 20-40 |
| Schuppenflechte (Haut/Nägel) | 0 0 | 10-15 10-15 | selten 10-15 | 100 100 |
| Regenbogenhaut- entzündungen | 35-50 | 15 | 15 | 15 |
| Darment- zündungen | 40 (meist ohne Symptome) | häufig (meist ohne Symptome) | 100 | sehr selten |
| HLA-B27 | 90-95 | 60-80 | 25-45 | 15-20 |
| Finger-Zehen- endgelenke | extrem selten | selten | extrem selten | 60-80 |
| Kreuzdarmbein- gelenkentzündung Wirbelkörper- entzündung | 100 60-80 | 20-35 selten | 15-20 selten | 15-20 10 |

kann als schmerzhafte Bänder- und Sehnen-ansatzentzündung erkranken. Im Röntgenbild lassen sich Verknöcherung (Anbauten) und Zerstörung – häufig beide nebeneinander – erkennen. Diese *Enthesitiden* können sich wie beim Bechterew an den großen Rollhügeln des Oberschenkels, an Scham- und Sitzbeinen, an der vorderen oberen Schienbeinkante und auch an den Sehnen- und Bandansätzen an der Ferse entwickeln.

Wichtig ist die von einem Hautarzt gesicherte Schuppenflechte (Psoriasis) an Haut und/oder Nägeln bzw. der Hinweis auf eine Psoriasis in der Verwandtschaft des Patienten. Die Arthritis ist durch einen asymmetrischen Gelenkbefall charakterisiert, oft vereinzelt, manchmal im Strahl (Wurstfinger/Wurstzehe).

## Spondarthritiden bei entzündlichen Darmerkrankungen

Im Rahmen der Colitis ulcerosa und des Morbus Crohn können Entzündungen der Wirbelsäule und Gelenke als „Komplikationen" dieser entzündlichen Darmerkrankungen bestehen. Die Gelenkentzündung ist nahezu immer mit dem Schweregrad der entzündlichen Darmerkrankung verbunden und beginnt akut. Kniegelenkergüsse sind möglich. Meistens werden nur wenige, überwiegend größere Gelenke der unteren Extremitäten asymmetrisch betroffen. Die Kreuzdarmbeingelenke können entzündlich erkranken (Sakroiliitis), und die Wirbelsäule kann mitreagieren (Spondylitis). *Wichtig ist, dass die Entzündung der Kreuzdarmbeingelenke oft ohne auffallende Beschwerden verläuft.* Im Gegensatz zur Entzündung der Gelenke ist die Entzündung der Wirbelsäule nicht an die Aktivität der Darmerkrankung gekoppelt.

Als häufigste entzündliche Wirbelsäulen- bzw. Gelenkerkrankung müssen die Spondylitis ankylosans und die chronische Polyarthritis abgegrenzt werden. Letzteres gelingt in den meisten Fällen leicht. Sehr wichtig ist auch die Abgrenzung zu den reaktiven Arthritiden, da in ihrem Verlauf ähnliche Gelenksymptome wie sie auch im Rahmen entzündlicher Darmerkrankungen auftreten beobachtet werden können.

Für die Medizin ist die Gelenkentzündung der *Colitis ulcerosa* Folge der Darmerkrankung: Substanzen aus der Darmwand gelangen in den Blutstrom und führen zu immunologischen Reaktionen in der Gelenkinnenhaut. Auffallend ist, dass – verschlechtert sich

die Darmentzündung – auch die Entzündung der Gelenke zunimmt. Diese Beobachtung unterstützt die Annahme, dass die Gelenkentzündung „Komplikation" der Darmentzündung ist.

Arthritiden der Colitis ulcerosa entwickeln sich einige Monate bis Jahre nach dem Beginn der Darmerkrankung: am häufigsten an Knie- und Sprunggelenken, weniger häufig an Ellbogen-, Schulter-, Hand- und Fingermittelgelenken. Sie dauern in nahezu der Hälfte aller Fälle nur etwa einen Monat lang an. In lediglich 5% aller Fälle entwickelt sich eine chronische Arthritis, die zu im Röntgen nachweisbaren Zerstörungen führt.

Auch im Rahmen des *Morbus Crohn* reagieren Darm und Gelenke synchron, weswegen auch hier der Schluss nahe liegt, dass vom erkrankten Darm Stoffe in die Blutbahn gelangen und im Gelenk Reaktionen auslösen, die sich verselbständigen können.

Symptome der Gelenke können dem *Morbus Crohn* um Jahre vorausgehen. Bevorzugt erkranken Knie-, Fingermittel- und Sprunggelenke; Ellbogen-, Hand- und Schultergelenke werden nur selten befallen, Hüftgelenke nicht.

## Reaktive Arthritiden

Reaktive Arthritiden sind Gelenkentzündungen, die erkennbar mit einer Infektionserkrankung zusammenhängen, deren Erreger (z.B. Bakterien) sich aber nicht in den Gelenken feststellen lassen.

Die Gelenkentzündung ist die Reaktion auf während, vor allem aber nach verschiedenen von Viren bzw. Bakterien verursachte Infektionskrankheiten.

*Ihrer Häufigkeit wegen sind die reaktiven Arthritiden von sehr großer Bedeutung.* Sie treten meist nach einer Vorerkrankung im Harnwegsbereich oder im Darm – vor allem bei HLA-B27-Trägern auf.

Meist klingen die Gelenkschwellung und – schmerzen wenige Wochen oder Monate nach dem Ende der Infektionskrankheit vollständig ab. Seltener entwickeln sich chronische reaktive Arthritiden. In aller Regel bedeuten sie die überschießende Reaktion im Verlauf immunologischer Auseinandersetzungen mit infektiösen Erregern. Mögliche Erreger sind Rötelnviren, Hepatitis-B-Viren, Varizellen und andere

Viren. Häufigste Krankheiten, denen bakterielle Erkrankungen vorausgehen, sind das Reiter-Syndrom (Chlamydien, Salmonellen, Gonokokken usw.), das rheumatische Fieber (eine bestimmte Form von Streptokokken) und die Yersinien-Arthritis (durch Yersinia enterocolitica verursacht; Tab. 16).

Tab. 16

| Ursachen reaktiver Arthritiden | | |
|---|---|---|
| Ort der ersten Infektion | | |
| Magen-Darm | Harnröhre | Atemwege, Lunge |
| Yersinien<br>Salmonellen<br>Campylobakter<br>Shigellen<br>Salmonellen | Chlamydia trachomatis<br>Mykoplasmen<br>Gonokokken | Chlamydia pneumonae<br>Streptokokken |

# Spondylosis hyperostotica

Die Spondylitis ankylosans, die versteifende Wirbelsäulenentzündung, wird nicht selten mit der Spondylosis hyperostotica (Spondylose mit überschießender Knochenneubildung) verwechselt. Diese nicht entzündliche Krankheit verändert die Wirbelsäule ähnlich wie der Morbus Bechterew. Es gilt der Begriff der Zuckergusswirbelsäule (Abb. 35). Möglicherweise ist die Spondylosis hyperostotica eine unter speziellen Bedingungen entstehende überschießende Sonderform der degenerativen Spon-

dylose. Über die Entstehungsmechanismen weiß man sehr wenig. *Von Bedeutung ist die Verknüpfung mit Stoffwechselkrankheiten, vor allem einem Diabetes mellitus.*

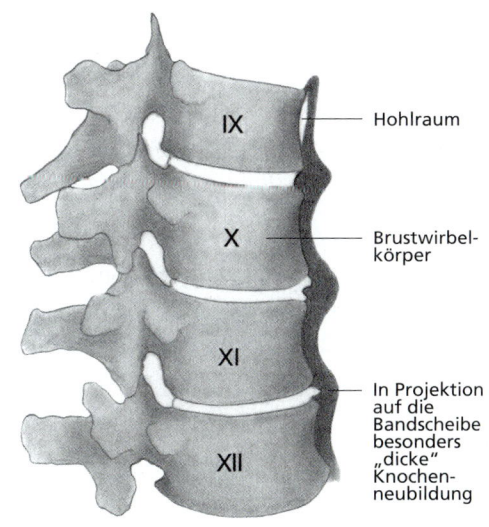

**Abb. 35: Zuckergusswirbelsäule**
Die nicht-entzündliche Spondylosis hyperostotica zeigt ein ähnliches Röntgenbild wie der Morbus Bechterew: Typisch sind zuckergussförmig oder kerzentropfförmig-fließende Verknöcherungen an der (meist) rechten und vorderen Seite der Wirbelkörper und Bandscheiben. Manchmal entsteht zwischen Wirbelkörpern und den Verknöcherungen ein Hohlraum. Die Verknöcherungen sind in Höhe der Bandscheiben am ausgeprägtesten.

IX — Hohlraum

X — Brustwirbelkörper

XI

XII — In Projektion auf die Bandscheibe besonders „dicke" Knochenneubildung

# Verschleiß von Bandscheiben, der Wirbelsäule und von Wirbelgelenken

Im Alter baut der Körper ab – das ist normal. Der Gallertkern der Bandscheibe verliert schon sehr früh Wasser und damit Elastizität, die Festigkeit des Faserrings verringert sich. Die Bandscheibenhöhe nimmt ab, die Räume zwischen den Wirbeln werden enger, die Wirbelgelenke können lockerer werden. Wie auch am einzelnen Gelenk entsteht vorzeitiger *Verschleiß* durch jedes Missverhältnis zwischen Belastung und Belastbarkeit, so zum Beispiel schwere körperliche Arbeit über lange Zeiträume oder im Wachstumsalter, einseitige schwere Belastung, z.B. ausgeprägte Beinlängendifferenz, oder durch ausgeprägte angeborene und/oder erworbene Wirbelsäulenfehlhaltungen.

Verliert der Gallertkern an Wasser, so büßt er seine Stoßdämpfereigenschaft ein. Als Folge ist der Faserring überlastet – es können sich kleine Spalten bilden, in die Teile des Gallertkerns eindringen können. Bei gleichbleibender Druckbelastung, aber Nachlassen der dämpfenden Funktion verbreitern sich dann (im Röntgen häufig nachweisbar) die Grund- und Deckplatten der Wirbelkörper: Die *Spondylose* entsteht und verursacht von den Wirbelkörpern ausgehende chronische Schmerzen. Die Höhenminderung der Bandscheibe lockert den Wirbelsäulenabschnitt und kann anatomische Räume (wie die *Zwischenwirbellöcher*) verkleinern (Abb. 36). Die Muskulatur muß diese negative Entwicklung ausgleichen und verspannt sich.

Die die Wirbelsäule umkleidenden Gewebe werden irritiert – eine *Arthrose der kleinen Zwischenwirbelgelenke* kann entstehen. Das sind nur einige der möglichen Schäden, die über den Verschleiß von Wirbelsäule/Bandscheiben letztlich zu Schmerzen führen können.

Wir unterscheiden ein *lokales Wirbelsäulensyndrom* (Beispiel: die Verspannung der Muskulatur mit folgender Funktionseinschränkung eines bestimmten Wirbelsäulenabschnitts) ohne Ausstrahlung der Beschwerden in andere Bereiche des Körpers von einem *pseudoradikulären Wirbelsäulensyndrom*. Unter dem letzteren versteht man schmerzhaft gereizte Gewebe, Sehnenansätze, Gelenkkapseln, Schleimbeutel und Muskulatur, die sich scheinbar an die Versorgung durch eine Nervenwurzel halten und vermeintliche Nervenschmerzen ausstrahlen (Abb. 37).

Ein *radikuläres Wirbelsäulensyndrom* (radix = Wurzel) entsteht durch das Zusammendrücken bestimmter Nervenwurzeln, die dann – entsprechend ihrem Versorgungsgebiet – sowohl Empfindungsstörungen als auch das Ausfallen bestimmter Funktionen verursachen können.

> Ist der Faserring der Bandscheibe dicht, führt das (nur) zu einer sogenannten Vorwölbung der Bandscheibe (Protrusio); ist der Faserring undicht, fällt die Bandscheibe vor.

Ungewohnte und anstrengende körperliche Leistungen können derartige Bandscheibenvorwölbungen oder auch -vorfälle provozie-

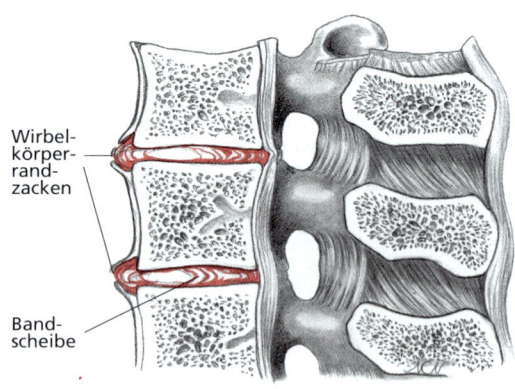

Wirbel-
körper-
rand-
zacken

Band-
scheibe

**Abb. 36: Entstehung von Bandscheibenschäden und knöchernen Randzacken**
Knöcherne Randzacken (Spondylophyten) entwickeln sich an den vorderen und (nicht abgebildet) seitlichen Wirbelkörperkanten. Die Bandscheiben werden schmäler (rot).

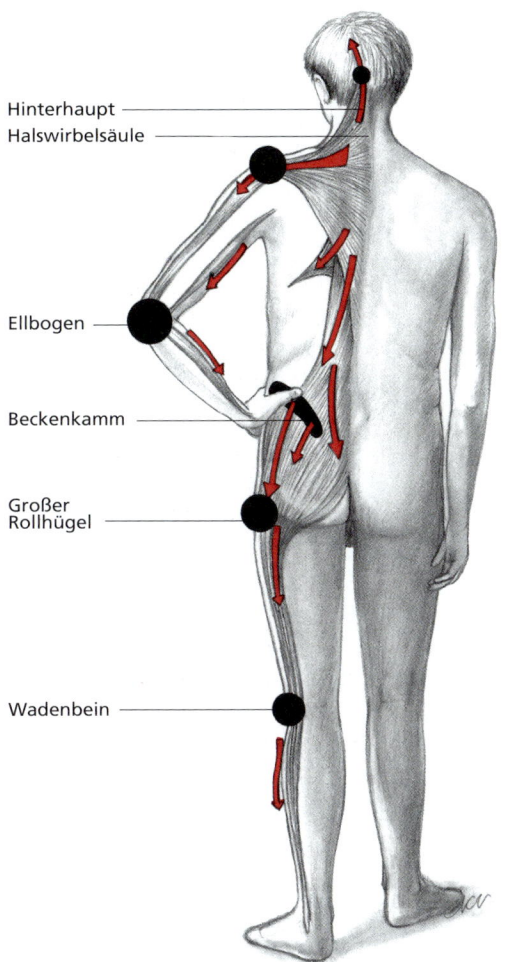

Hinterhaupt
Halswirbelsäule

Ellbogen

Beckenkamm

Großer
Rollhügel

Wadenbein

wirbelsäule fällt die Bandscheibe nahezu nie vor. *95% aller Bandscheibenvorfälle betreffen die Abschnitte der Lendenwirbelkörper 4 und 5 bzw. des Lendenwirbels 5 und des 1. Sakralwirbelkörpers* (Abb. 38).

Den akut eintretenden Wirbelsäulenschmerz mit radikulärem (= auf eine Nervenwurzel bezogenem) Charakter kann der hinten und seitlich gelegene (an einem Ort, der nur geringen Widerstand leistet) oder der rein seitliche, aber auch der in der Mitte liegende Druck von Bandscheibengewebe (Abb. 39 a-d) verursachen.

**Abb. 37: Pseudoradikuläre Schmerzausstrahlung**
Radix = Wurzel; pseudo = falsch: pseudoradikuläre Schmerzen sind Beschwerden, die vermeintlich von einer Nervenwurzelkompression herrühren. Viele Ursachen können solche Schmerzbilder entstehen lassen, die nicht mit den durch Bandscheibenvorfälle verursachten radikulären Schmerzen verwechselt werden dürfen. Fehlhaltungen von Hals- und Lendenwirbelsäule, z.B., können zu schmerzhaften Muskelverhärtungen und -verspannungen unterschiedlicher Rückenmuskeln führen, die der Patient dann als Schmerzen empfindet. Auch die Überlastung von Bändern an der Wirbelsäule kann an den Dornfortsätzen der Halswirbelsäule, dem Hinterkopf und der Brust- und Lendenwirbelsäule schmerzen. Weitere Schmerzregionen: der Ellbogen, der Beckenkamm, die großen Rollhügeln und die Außenseite der Knie.

ren. Das schwache Längsband der *Halswirbelsäule* lässt am Hals häufig eine ventrale (vorn liegende) Vorwölbung zu. An der *Brust-*

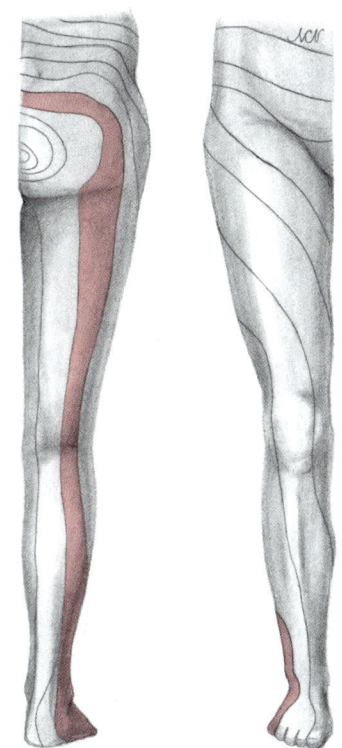

**Abb. 38: Dermatom**
Wenn Nervenwurzeln oder -äste irritiert werden, reagiert die durch sie versorgte Haut mit einem gestörten Empfinden (z.B. gesteigerte oder verminderte Schmerz- und Wärmeempfindung, Missempfindungen wie Kribbeln usw.) – Dermatom. In diesem Bild wird die Nervenwurzel des 1. Kreuzdarmbeinwirbels bedrängt: im farbig gekennzeichneten Streifen entstehen die beschriebenen Störungen.

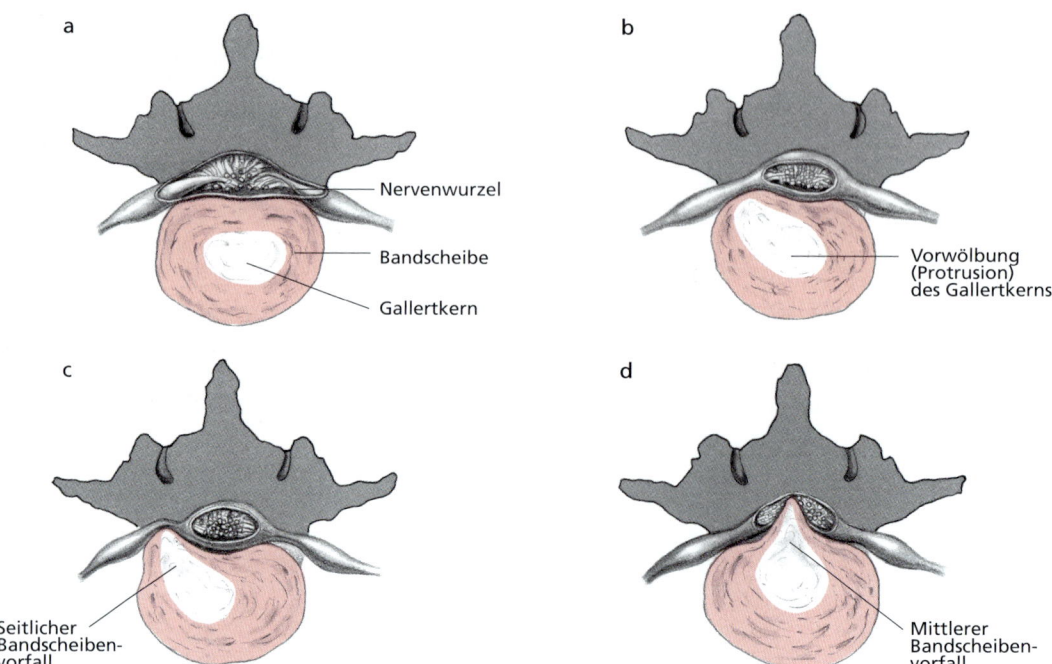

a
— Nervenwurzel

— Bandscheibe

— Gallertkern

b
— Vorwölbung (Protrusion) des Gallertkerns

c
Seitlicher Bandscheiben- vorfall

d
Mittlerer Bandscheiben- vorfall

**Abb. 39 a-d: Unterschiedliche Formen des Bandscheibenvorfalls**
a: Riss- und Spaltbildungen an der Bandscheibe sind Voraussetzung für eine Bandscheibenverlagerung
b: Einseitige Bandscheibenvorwölbung, die auf die Nervenwurzel drückt (rückbildungsfähig)
c: deutlicher Druck auf die Nervenwurzel durch einseitigen Bandscheibenvorfall
d: Erheblicher Druck auf die Nervenwurzel nach hinten zur Mitte

# Fehlhaltungen und -formen der Wirbelsäule

*Fehlhaltungen* sind meist Ausdruck einer muskulären oder anders verursachten Leistungsstörung im funktionellen Bereich. Im Gegensatz dazu sind *fixierte Fehlformen* unnormale Krümmungen der Wirbelsäule, die sich beim Nachvornbeugen und Nachhintenstrecken nicht mehr bewegen und sich auch nicht mehr durch das Verbessern der Muskelleistung korrigieren lassen (Abb. 40 a-g). Unter einem *Rundrücken (Kyphose)* versteht man eine verstärkte Rückwärtskrümmung der Wirbelsäule im Brustwirbelsäulenabschnitt („Buckel"). Die häufigste Ursache der Kyphose ist der *Morbus Scheuermann,* eine im jugendlichen Alter ablaufende *Wachstumsstörung der Wirbel,* die sich nicht symmetrisch, sondern keilförmig ausbilden. Die für den Morbus Scheuermann typischen Veränderungen entwickeln sich überwiegend an der Brustwirbelsäule, seltener an der Lendenwirbelsäule, wo sie dann zu einem *Flachrücken* führen können. Kyphosen im Erwachsenenalter entstehen durch Entzündungen der Wirbelsäule (Morbus Bechterew!) oder durch Wirbelsäulenverschleiß (Spondylosen; Osteoporose [Kalksalzmangel der Wirbelkörper]). Als *Skoliose* bezeichnet man eine Verkrümmung der Wirbelsäule zur Seite hin.

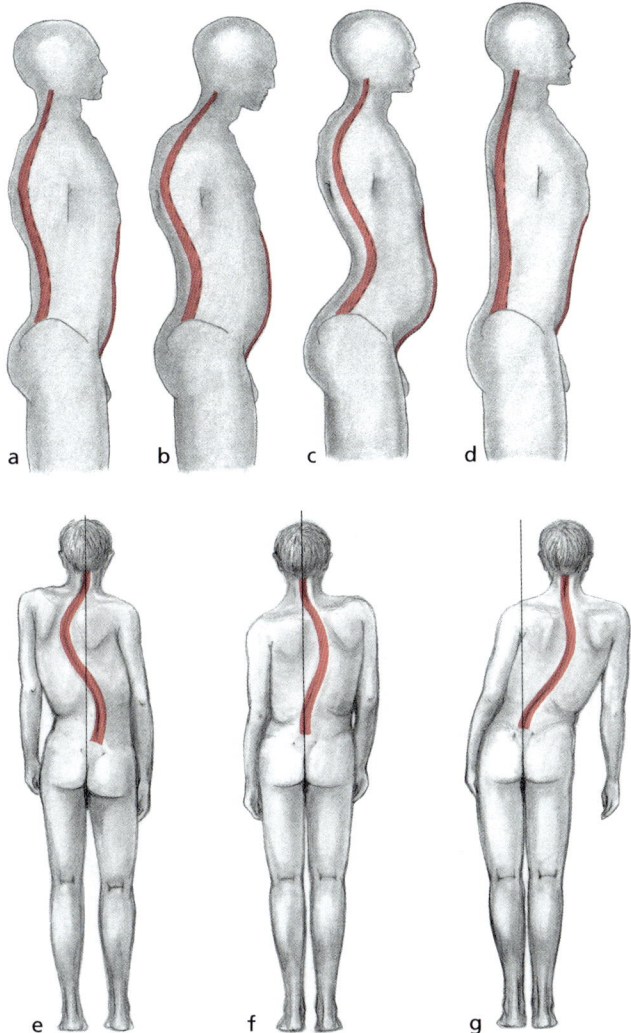

**Abb. 40 a-g: Nach vorne und hinten offene Verbiegungen der Wirbelsäule (Kyphosen, Lordosen, Geradhaltungen; rot) und seitliche Verbiegungen der Wirbelsäule (Skoliosen; rot)**

a: Normale Haltung
   Fehlhaltungen: seitlich betrachtet
b: Rundrücken
c: Hohlrundrücken, die normalen Krümmungen der Hals-, Brust- und Lendenwirbelsäule sind verstärkt (Lendenwirbelsäule: Hohlkreuz)
d: Flachrücken: Alle normalen Krümmungen der Wirbelsäule sind abgeflacht

Fehlhaltungen: von hinten betrachtet
e: Statische Skoliose: Beckenschiefstand bei Beinlängendifferenz
f: angeborene Skoliose
g: Skoliose mit seitlichem Überhang

# Kreuzdarmbeingelenke

Nicht jeder Kreuzschmerz lässt sich als mechanische Störung oder entzündungsbedingt erklären. Auch das Erkranken der Nieren, des Magen-Darmtrakts, Monatsblutungen, allgemein Frauenkrankheiten sowie Haltungsschäden von Kindern und Jugendlichen können Schmerzen auslösen. Kreuzschmerzen sind häufig auch Symptom der Osteoporose, des Schwunds von Knochensubstanz in den Wirbelkörpern. In den Kreuzdarmbeingelenken entstehende Schmerzen können in das „Kreuz" ausstrahlen. Im Unterschied zur wechselnden Ausstrahlung der Arthritis des Kreuzdarmbeingelenks, die in der Kniekehle „wie abgeschnitten" aufhört (Seite 60) hält sich die Ausstrahlung, die der Druck auf Nervenwurzeln verursacht, meist an Hautgebiete, die diese Nervenwurzeln versorgen und die dort z.B. eine gesteigerte oder verminderte Schmerz- und Wärmeempfindung auslöst.

# Therapie

Einerseits: es gibt keine eigentliche Therapie für die Spondylitis ankylosans. Andererseits ist das Spektrum der Behandlungsmöglichkeiten jedoch groß:

*Nichtmedikamentös:* Krankengymnastik, Medizinische Trainingstherapie, Sport, Balneo-logie, Ergotherapie (Tab. 17). *Medikamentös:* Schmerz- und Entzündungshemmer, Kortison, Langzeitantirheumatika, Antizytokine. *Andere:* Operative Therapie, Röntgen- und Strahlentherapie, Schulung.

**Tab. 17**

| Physiotherapie der akuten und stabilen Spondylitis ankylosans | |
| --- | --- |
| **Akute Phase** | |
| **Ohne Gelenkbeteiligung** | **Mit Gelenkbeteiligung** |
| **Krankengymnastik:**<br>  segmentales Stabilisieren<br>  Traktion großer Gelenke<br>  Im Wasser<br>  Im Schlingenkäfig<br><br>**Kälte:**<br>  Luft, Packung, Wickel | **Krankengymnastik:**<br>  segmentales Stabilisieren<br>  Gelenke passiv durchbewegen<br><br><br><br>**Kälte:**<br>  Kryogel, Packung, Wickel, Stickstoff |
| **Stabile Spondylitis ankylosans** | |
| **Krankengymnastik:**<br>  Wirbelsäule und Gelenke mobilisieren (stadienabhängig): manuell, mit Geräten, im Wasser<br><br>**Wärme:**<br>  Packungen (Moor, Fango)<br>  Moorbäder<br>  Interferenzstrom<br><br>**Klassische Massagen** | |

# Aktive Bewegungstherapie

## Krankengymnastik

Viele Menschen sind sich ihres Körpers gar nicht bewusst. Das Bewusstmachen von Defiziten in der Bewegung und der Koordination steht am Anfang jeder Therapie. Schmerzen durch richtige (nicht schlechte, geknickte, gebrochene) Haltung zu lindern, zu lernen die muskuläre Balance zu halten, eventuell auch die Atmung zu verbessern: diese Konzepte stehen noch vor der eigentlichen Krankengymnastik.

Diese Krankengymnastik – mit den Schwerpunkten Beweglichkeit, Kraft und Ausdauer – ist die wichtigste Therapie der Spondylitis ankylosans. Krankengymnastische Konzepte beruhen auf dem Wissen um Entstehung und Verlauf der Spondylitis ankylosans sowie auf der genauen funktionellen Analyse des Körpers des Patienten vor der Therapie (siehe 39).

Die Spondylitis ankylosans beginnt in nahezu 100% aller Fälle als entzündliche Bindegewebsentzündung beider Kreuzdarmbeingelenke, gefolgt von der Entzündung des sie stabilisierenden Bandapparats, der das Kreuzbein an die Darmbeinschaufeln fixiert.

In aufrechter Haltung neigen sich beim Gesunden das Becken und das Kreuzbein etwas nach vorn (Abb. 41 a).

*Um den entzündeten und schmerzenden Bandapparat der Kreuzdarmbeingelenke zu entlasten, richtet der Patient das Becken auf, so dass das Kreuzbein wie ein Keil, zunächst allein durch die Schwerkraft, später durch verknöchernde Vorgänge zwischen den Darmbeinschaufeln gehalten wird.* Auf diese Weise wird die Haltefunktion des Bandapparats entlastet (= Schmerzreduktion), aber die Lor-

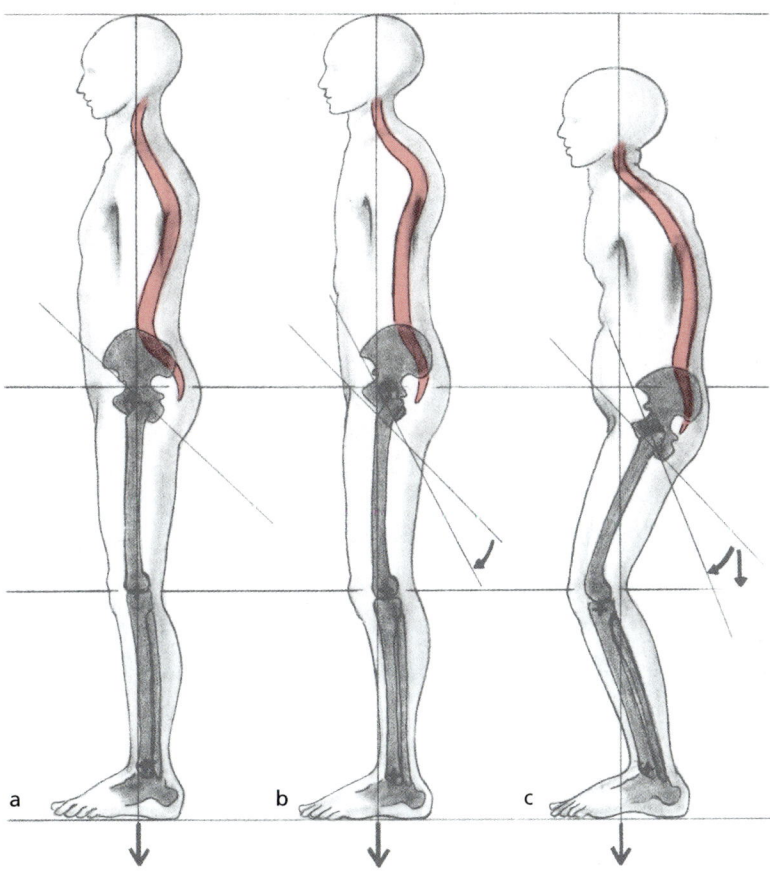

**Abb. 41 a-c: Verlauf bei der Spondylitis ankylosans**
a: Normale Haltung
b: Haltung bei Spondylitis ankylosans im Stadium II/III
c: Haltung bei Spondylitis ankylosans im Stadium IV

dose der Lendenwirbelsäule wird aufgehoben. Beide Hüftgelenke stehen in Streckstellung (Abb. 41 b).

*Um das Gleichgewicht zu erhalten, wird der Patient im weiteren Verlauf der Spondylitis ankylosans die Brustwirbelsäule vermehrt krümmen.* Im Rahmen dieser Entwicklung ver-kürzen sich unterschiedliche Muskeln, was letztlich zu einem *Kräfteungleichgewicht* führt, das die Hüftgelenke nach außen dreht (Abb. 41 c).

*Ziel jeder funktionsgerechten Einteilung für eine bestimmte Gruppentherapie* ist es Unter- oder Überforderung zu vermeiden (Tab. 18-

**Tab. 18**

---

## Schwerpunkte der krankengymnastischen Therapie der Spondylitis ankylosans im Stadium I

Die Stadieneinteilung bezieht sich ausschließlich auf die Wirbelsäulenfunktion. Im Stadium I besteht eine Kreuzdarmbeingelenkentzündung, mit ihren möglichen Auswirkungen auf Brust- und Lendenwirbelsäule, aber auch die Hüftgelenke.

• Schmerzlinderung (Lagerung, Schlingentisch, -käfig, Krankengymnastik im Wasser)
• Erhalten bzw. verbessern der normalen Beweglichkeit der Wirbelsäule
• Dehnen und Kräftigen entsprechender Muskulatur
• Vorbeugend: Haltungsschulung
• Ausdauertraining
• Wärme/Massagen/Elektrotherapie

---

**Tab. 19**

---

## Schwerpunkte der krankengymnastischen Therapie der Spondylitis ankylosans im Stadium II/III

Die Stadieneinteilung bezieht sich ausschließlich auf die Wirbelsäulenfunktion. Im Stadium II/III sind neben der Entzündung der Kreuzdarmbeingelenke auch Lenden- und Brustwirbelsäule beginnend oder schon fortgeschrittener versteift.

• Schmerzlinderung:
  – im Stadium II in unterstützend-entlastender Ausgangsstellung
  – im Stadium III in vollständiger Entlastung
• Mobilisation der gesamten Wirbelsäule in die Aufrichtung, Drehung und Seitneigung
• Mobilisierung der stammnahen Gelenke (Hüften, Schultern)
• Dehnung und Kräftigung der entsprechenden Muskulatur
• Verbesserung des Atemvolumens und der Brustkorbbeweglichkeit
• Koordinationsschulung, Ausdauertraining
• Wärme/Massagen/Elektrotherapie

---

Tab. 20

## Schwerpunkte der krankengymnastischen Therapie der Spondylitis ankylosans im Stadium IV

Die Stadieneinteilung bezieht sich ausschließlich auf die Wirbelsäulenfunktion. Im Stadium IV sind neben den Kreuzdarmbeingelenken auch die Lenden- und Brustwirbelsäule vollständig versteift. Die Halswirbelsäule hat oft noch eine Restbeweglichkeit.

- Schmerzlinderung
- Erhaltung bzw. Verbessern der *Halswirbelsäulenfunktion*
- *Forcierte Mobilisation* der stammnahen Gelenke
- Dehnen und kräftigen der entsprechenden Muskulatur
- Erhalten bzw. verbessern des Atemvolumens
- Ausdauertraining
- Wärme/Massagen/Elektrotherapie

20). Beurteilt werden Beugung und (wichtiger) Streckung der Brust- bzw. Lendenwirbelsäule jeweils in Belastung (im Stehen) und teilweiser Entlastung (Vierfüßlerstand) (siehe Seite 39).

Wichtig für die jeweilige Zuordnung zu einer Gruppe ist, ob in Belastung bestehende Defizite der Funktion in Entlastung voll-, teil- oder nicht mehr ausgeglichen werden können.

### Schmerz

Als Bechterew-Patient haben Sie (leider) schon oft diese Situation erlebt: Jetzt sollte ich Krankengymnastik machen – *aber ich habe solche Schmerzen.* Sie wissen auch, dass es krankengymnastische Techniken gibt, die über die Schmerzgrenze hinausarbeiten müssen, um ein positives Ergebnis zu erreichen. Andererseits haben Sie vielleicht schon den Begriff *schmerzreflektorisch* gehört: Das bedeutet, dass Schmerzen in einer Art negativer Rückkopplung die Bewegungsfähigkeit verringern. Ein gutes Beispiel sind Schmerzen in einem Gelenk: Sie verhindern dann, dass das anatomisch eigentlich gesunde Gelenk sein volles Bewegungsmaß erreicht. Die Wirbelsäule kann alle Bewegungen im vollem Umfang nur schmerzfrei ausführen.

Für die optimale Gymnastik ist also Schmerzfreiheit während der Übungen die wichtigste Voraussetzung. Außerdem vergällt Schmerz die Freude an der Bewegung.

Was können Sie tun – Sie haben Schmerzen und sollen Krankengymnastik machen?

1. Dem entzündeten Gelenk (nicht der Wirbelsäule) hilft meist Kälte vor der Gymnastik. Kälte erhöht die Schmerzschwelle und erhöht dadurch die Dehnbarkeit des Gewebes.
2. Ähnlich ist es mit der Wirbelsäule und Wärme. Auch Wärme lässt die anatomischen Strukturen besser dehnen – sie lockert die verspannte Muskulatur.
3. Die richtige Reihenfolge ist: Wärme, dann Massage (da hat es dann der Masseur schon leichter) und danach Krankengymnastik.
4. Wenn Sie Ihre Muskulatur bis zu einer gewissen Schmerzgrenze vor der eigentlichen Krankengymnastik selbst dehnen können: Auch das hilft.
5. Das richtige Vorgehen nach diesen 4 Punkten, zusammen mit der Einnahme eines Schmerzmittels, eines kortisonfreien Entzündungshemmers: diese Kombination ist das Beste.

Viele Bechterew-Patienten haben sich mit ihren Medikamenten arrangiert – aber einige wollen lieber nichts Synthetisches einnehmen. Während der Visiten empfiehlt der Arzt einen kortisonfreien Entzündungshemmer vor der krankengymnastischen Therapie zu nehmen, erhält aber oft die Antwort „Auch wenn ich Schmerzen habe, mache ich doch immer (ich will das) alle meine krankengymnastischen Übungen".

Viele Bechterew-Patienten sagten diesen Satz schon, und fast alle konnte ich danach am nächsten Morgen bei der Krankengymnastik beobachten. Der Ablauf ist immer ähnlich:

Die ersten beiden Übungen werden angestrengt, aber korrekt gemacht. Bei den Übungen 3 und 4 wird der Schmerz mit dem für die Bechterew-Patienten eigenen Willen bekämpft und überwunden. Ab Übung 5 verlieren die Bewegungen an Umfang, ab dann immer mehr an Schwung und schließlich kann der Patient, trotz besten Willens, seine Übungen fast nur noch andeutungsweise durchführen.

Der ärztliche Rat: Nehmen Sie einen kortisonfreien Entzündungshemmer mit einer *kurzen Verweildauer im Körper (Halbwertszeit)* etwa 30-45 Minuten vor der Krankengymnastik ein, die 30 Minuten dauern wird (siehe Seite 104). In weiteren 30-45 Minuten hat Ihr Körper das Medikament (z.B. Voltaren: Halbwertszeit 1-2 Stunden) schon verstoffwechselt – es wird ausgeschieden. Sie können also schmerzfrei Ihre Krankengymnastik hinter sich bringen und müssen dennoch nur kurze Zeit ein Medikament im Körper dulden.

6. Eine Sonderkonstellation: Im Rahmen einer Rehabilitationsmaßnahme soll z.B. der rechte große Oberschenkelmuskel auftrainiert werden. Im rechten Kniegelenk ist aber ein Erguss entstanden. Dieser Erguss muss vor der krankengymnastischen Therapie unbedingt punktiert werden. Auch die beste Krankengymnastik kann die Muskulatur nicht verbessern, wenn der Erguss bestehen bliebe.

7. Einer der „gemeinen" ärztlichen Ratschläge für Bechterew-Patienten: Auf die Frage nach dem besten Zeitpunkt für die tägliche Krankengymnastik folgt die Antwort: morgens, unmittelbar nach dem Aufstehen aus dem Bett. Zu diesem Zeitpunkt ist die Muskulatur durchgewärmt und entspannt.

Zusammenfassend: Es gibt viele Tipps und Tricks, um die Schmerzen vor und während der Krankengymnastik zu überlisten: Wärme, Dehnen, kortisonfreie Entzündungshemmer mit kurzer Halbwertszeit sind nur einige.

### In der Klinik

In einer spezialisierten Klinik gibt es viele Einrichtungen, die die Krankengymnastik erleichtern: Unter anderem das Bewegungsbad, den Schlingentisch, die Sprossenwand und den Schlingenkäfig. Diese Möglichkeiten lassen sich natürlich nicht zu Hause realisieren. Allerdings wird in der Klinik auch mit Therabändern, Pezzibällen und Matten gearbeitet, die der Patient durchaus auch in seinem Heim verwenden kann.

Das Wichtigste einer solchen Klinik sind für den Bechterew-Patienten die Physiotherapeuten. Gemeinsam mit dem Arzt erstellen sie vor Therapie einen exakten Befundstatus (Probleme, Defizite, Stadienbestimmung usw.), der dann in einen für Sie zugeschnittenen Therapiefahrplan mündet. Physiotherapeut(inn)en, sind es auch, denen die Aufgabe der Wissensvermittlung zufällt und die – gemeinsam mit Ihnen, dem Patienten – die „Hausaufgaben" vorbereiten und Übungsprogramme für zu Hause skizzieren.

Es ist der Patient selbst, der den Kampf gegen den Bechterew gewinnt. Entsprechend diesem Leitsatz geschieht die Krankengymnastik zu 97% im privaten Lebensbereich und nur zu 3% in der Klinik. Deshalb zeigt dieses Buch Ihnen Übungen, die Sie überwiegend zu Hause durchführen können.

### Zu Hause

Wie in der Klinik können Sie zu Hause auf Matten, mit Therabändern und Pezzibällen

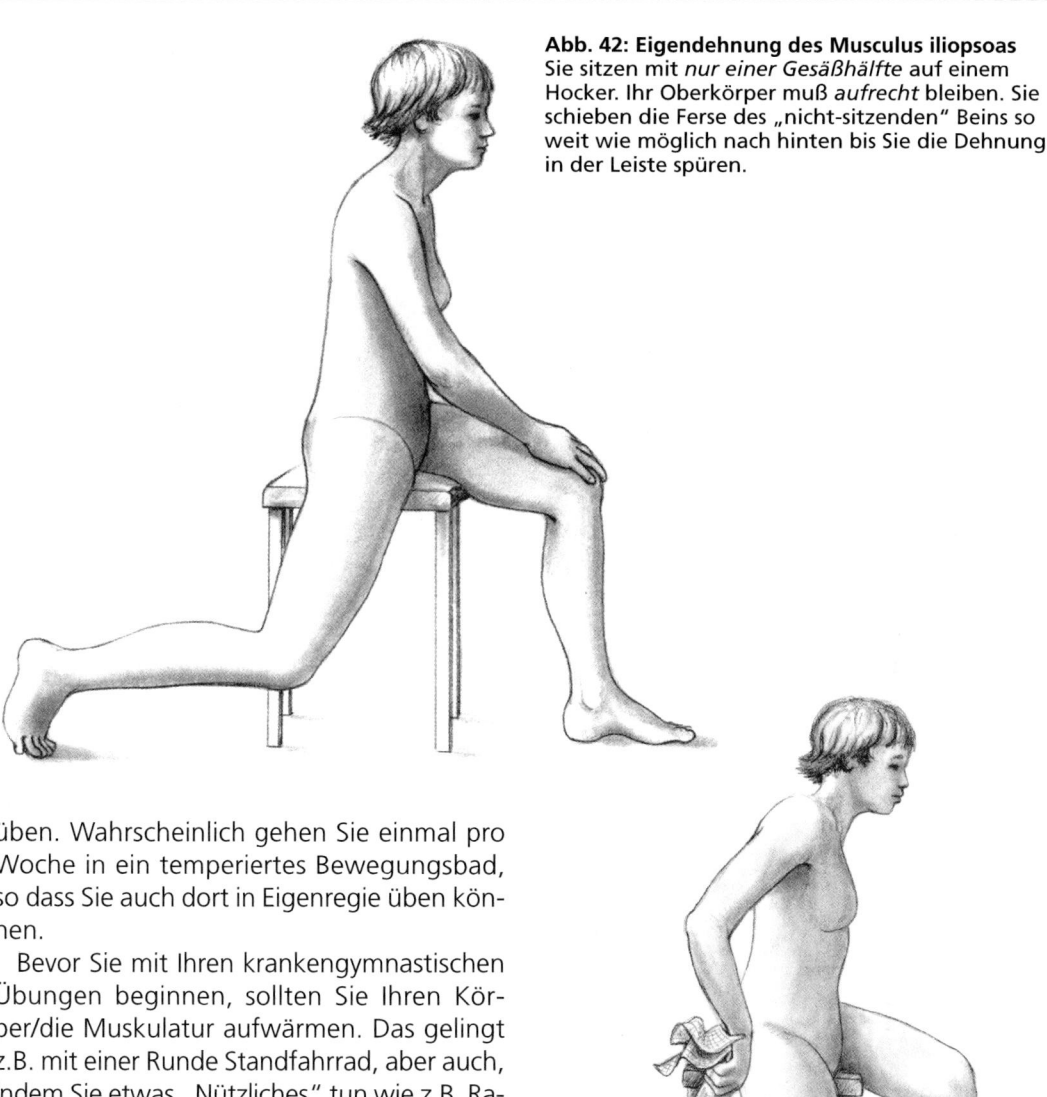

**Abb. 42: Eigendehnung des Musculus iliopsoas**
Sie sitzen mit *nur einer Gesäßhälfte* auf einem Hocker. Ihr Oberkörper muß *aufrecht* bleiben. Sie schieben die Ferse des „nicht-sitzenden" Beins so weit wie möglich nach hinten bis Sie die Dehnung in der Leiste spüren.

üben. Wahrscheinlich gehen Sie einmal pro Woche in ein temperiertes Bewegungsbad, so dass Sie auch dort in Eigenregie üben können.

Bevor Sie mit Ihren krankengymnastischen Übungen beginnen, sollten Sie Ihren Körper/die Muskulatur aufwärmen. Das gelingt z.B. mit einer Runde Standfahrrad, aber auch, indem Sie etwas „Nützliches" tun wie z.B. Rasenmähen oder Laub zusammenrechen.

Es ist immer gut mit dem *Dehnen* zu beginnen.

Für die Abb. 42-44 brauchen Sie einen Hocker, für Abb. 43 zusätzlich ein Handtuch. Mit diesen Übungen dehnen Sie die Musculi iliopsoas, rectus femoris und die Adduktoren des Beins, das heißt die Muskulatur, die die Beine zusammenführt.

Auf einer Matte, in Rückenlage, halten Sie ein Bein gestreckt auf dem Boden, das andere strecken Sie mit der Unterstützung der Hände hinter dem Oberschenkel nach oben (Abb. 45). So dehnen Sie die wichtigen ischiocruralen Muskeln.

**Abb. 43: Eigendehnung des Musculus rectus femoris**
In der Stellung der Abb. 42 versuchen Sie das Knie der „nicht-sitzenden" Seite *mit einem Handtuch zu beugen*.
Diese Übung stellt sehr *hohe Anforderungen* an Ihren *Gleichgewichtssinn*. Halten Sie sich deshalb unbedingt mit der anderen Hand an der Hockerkante fest. Gelingt Ihnen diese Übung, spüren Sie ein ausgeprägtes *Dehngefühl im ganzen Oberschenkel*.

81

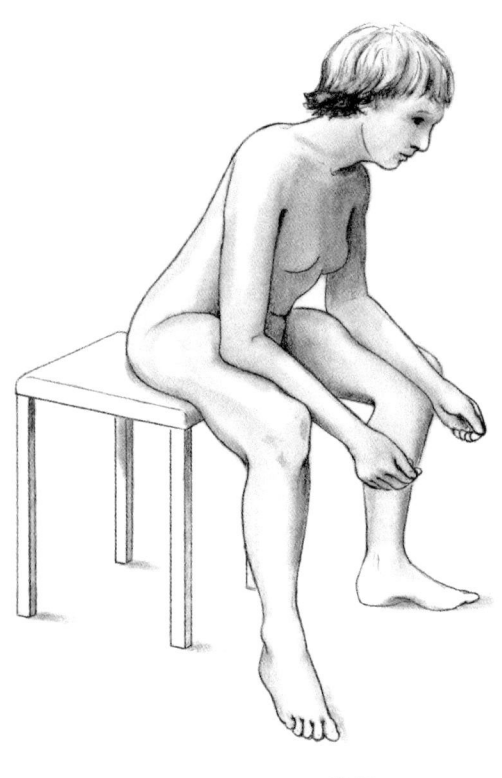

**Abb. 44: Eigendehnung der Adduktoren**
Sie sitzen auf einem Hocker und haben die *Beine* so weit wie möglich *gegrätscht*. Diese Sitzhaltung wird von Ihren *Unterarmen an den Knieinnenseiten fixiert*. Jetzt beugen Sie Ihren *gerade gehaltenen Oberkörper über Ihre Hüften nach vorn*, bis Sie das Dehngefühl (Oberschenkelinnenseiten) spüren.

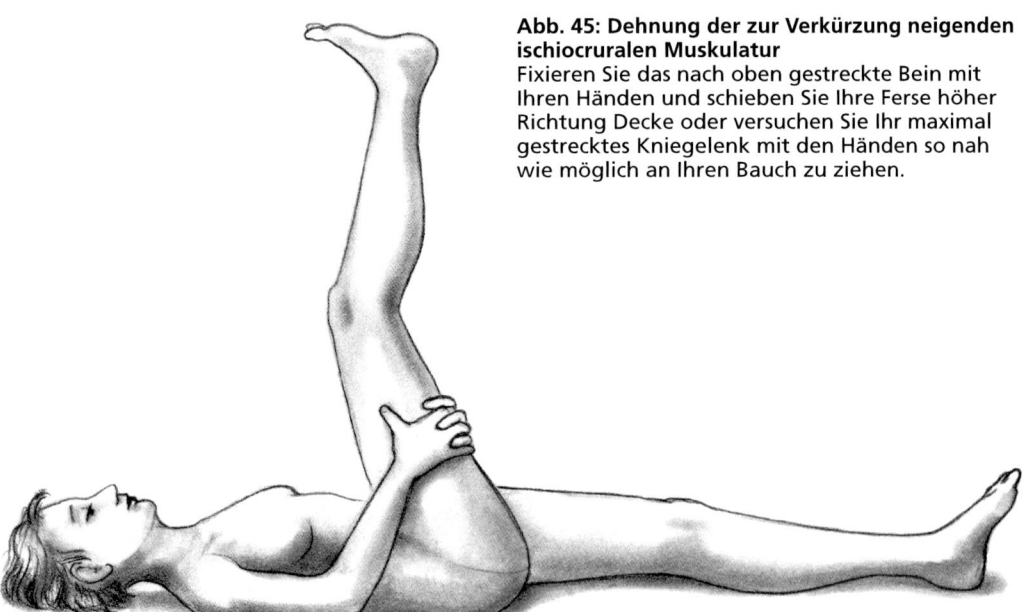

**Abb. 45: Dehnung der zur Verkürzung neigenden ischiocruralen Muskulatur**
Fixieren Sie das nach oben gestreckte Bein mit Ihren Händen und schieben Sie Ihre Ferse höher Richtung Decke oder versuchen Sie Ihr maximal gestrecktes Kniegelenk mit den Händen so nah wie möglich an Ihren Bauch zu ziehen.

Übungen, bei denen Sie den Brustkorb und verschiedene Wirbelsäulenabschnitte (Hals-, Brust- und Lendenwirbelsäule) *mobilisieren*, sind anspruchsvoller und brauchen (je nach dem Stadium Ihres Bechterew) sicher auch manchmal die unterstützende Hilfe eines freundlichen Menschen.

Im Wasser können Sie mit einer einfachen Übung beginnen (Abb. 46). Am Beckenrand stehend machen Sie eine Liegestütz in die

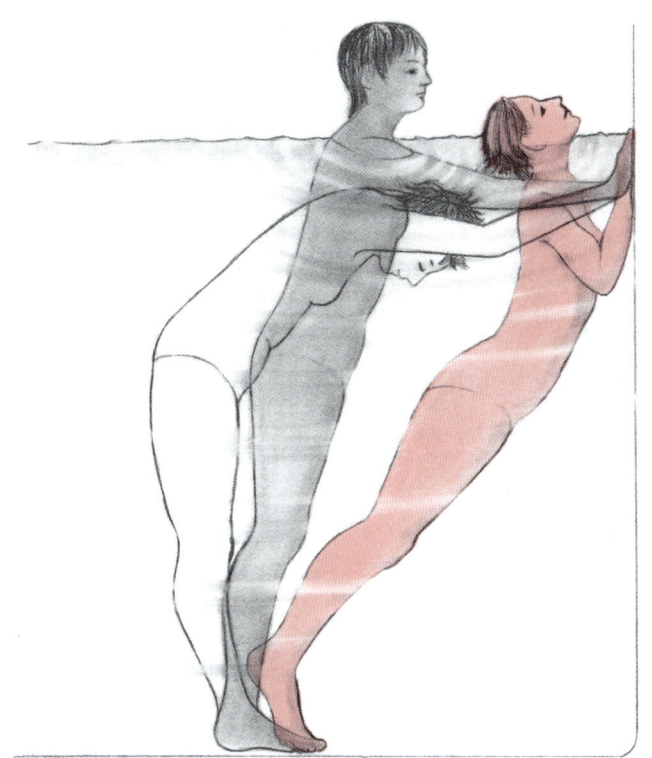

**Abb. 46: „Liegestütz im Wasser"**
Im Bewegungsbad legen Sie die Hände Ihrer ausgestreckten Arme flach an die Beckenwand und gehen dann einige Schritte zurück: dadurch stehen Sie mit gestrecktem Körper schräg. Wenn Sie jetzt Ihr Becken nach hinten bewegen tauchen Sie (kurz) mit dem Kopf unter Wasser – und werden rund. Danach auftauchen (!), Hüften und Rücken strecken: In dieser Stellung beugen Sie die Ellbogen, was bedeutet, dass Sie eine Liegestütz in Richtung Wand – an die Sie mit Ihrem Brustkorb nah heran kommen sollten – machen.

Richtung der Beckenwand. Das fördert das *Strecken*. Wenn Sie eine Übung mit mehreren durchführen können, können Sie im Wasser über die zusammengehaltenen Arme der anderen springen (Abb. 47). Entscheidend wichtig ist es bei dieser Übung, dass Sie die Streckphase intensiv machen (und sich nicht den Kopf am Beckenboden anstoßen). Diese Übung mutet einerseits wie eine gefährliche Spielerei an – andererseits sie streckt – und macht Spaß.

Eine weitere nicht einfache Übung, die streckt und mobilisiert, nennt sich Galionsfigur (Abb. 48). Der Patient soll lernen, die Wirbelsäule insbesondere die Brustwirbelsäule an jedem beliebigen Bewegungssegment schonend im Sinn einer Gleichgewichtsreaktion in Streckung zu mobilisieren. Diese Übung ist auch zu Hause möglich. Diese wie auch die kombinierte Streck-/Beugebewegung, der sogenannte Goldfisch und Seeigel (Abb. 49 a, b) dürfen Sie nur mit einer dicken Matte und eventuell Hilfe eines Partners durchführen.

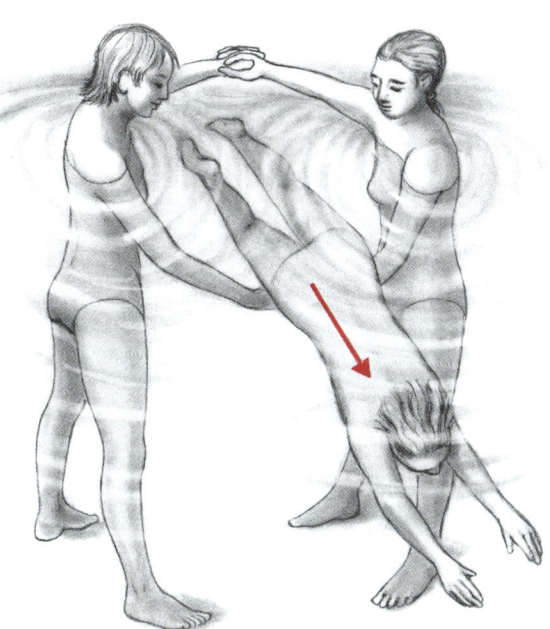

**Abb. 47: Wassergymnastik (Sprung in die Streckung über Hände)**

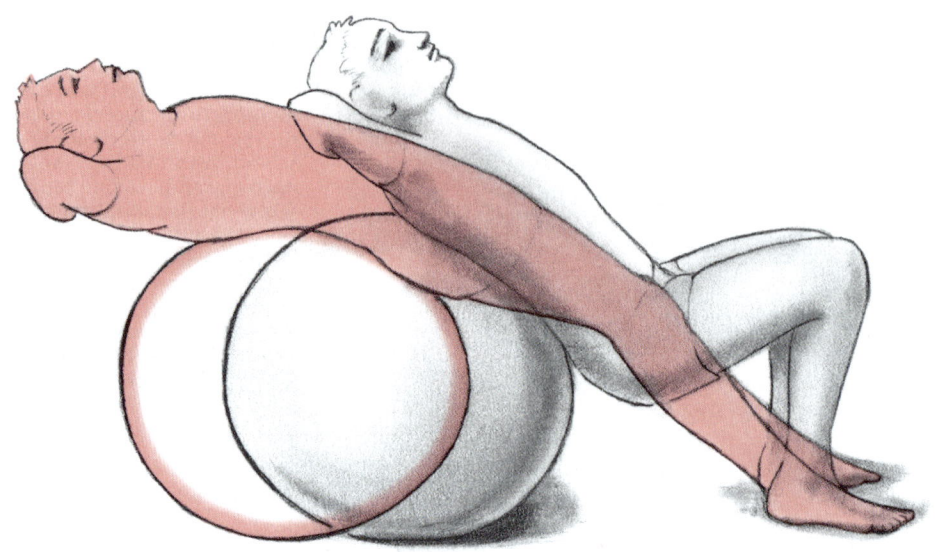

**Abb. 48: Mobilisation der Wirbelsäule in die Aufrichtung „Galionsfigur"**
Sie setzen sich mit angezogenen Beinen, und hinter dem Kopf verschränkten Armen *mit dem Rücken an einen Pezziball bis Sie Ball/Rückenkontakt haben.* Leichtes an den Boden drücken mit den Füßen löst dann das Becken vom Boden. *Jetzt rollen Sie mit Brust- und Lendenwirbelsäule den Ball vor und zurück.* Wenn Sie es schaffen strecken Sie die Beine ganz. Die Füße – das ist wichtig – müssen immer auf dem Boden stehen bleiben.

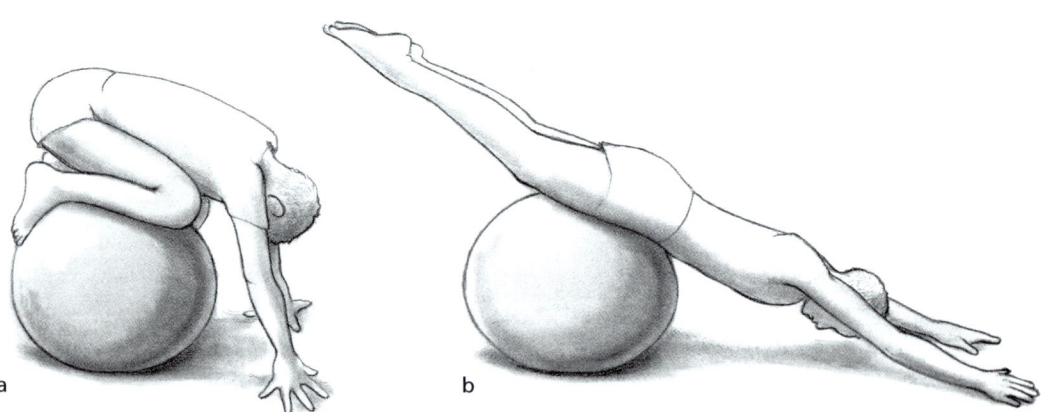

a                                     b

**Abb. 49:  Seeigel (a) und Goldfisch (b)**
Seeigel und Goldfisch fördern Beugen und Strecken in den Wirbelsäulengelenken. *Aber Vorsicht:* Das sind Übungen für Anfangsstadien – für noch wirklich mobile Patienten. Und auch die sollten sich helfen lassen.
a: Sie *knien sich vor den Pezziball* und *stoßen dann die Füße vom Boden ab.* Dadurch kommen Bauch und Becken auf den Ball. Durch ein *weiteres Abstoßen* erhalten die *Hände Bodenkontakt* und können sich abstützen. Ziehen Sie noch im Schwung die Knie unter den Bauch auf den Ball. *Jetzt ist die gesamte Wirbelsäule gebeugt.*
b: Mit den Füßen voran werden die sich wieder streckenden Beine Richtung Decke gestreckt bis – bei sich bewegendem Ball – *der gesamte Körper und die Arme gestreckt sind.* Die Hände bleiben auf dem Boden.

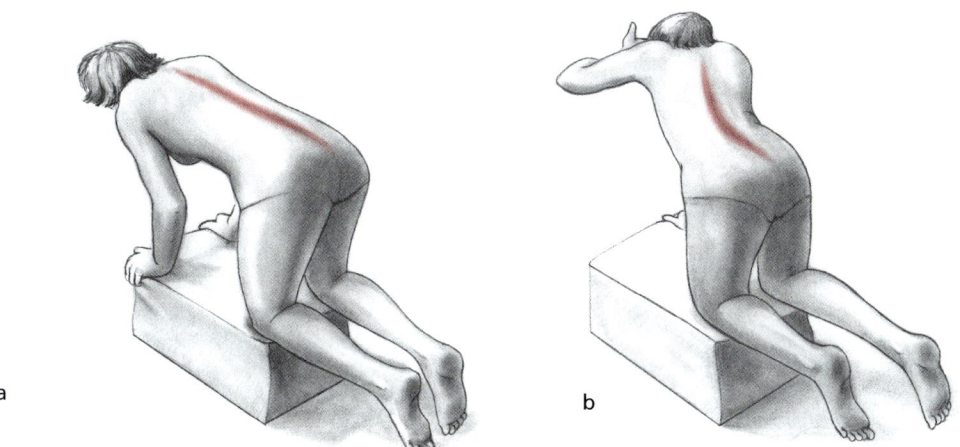

**Abb. 50 a,b: Lateralflexion im Vierfüßlerstand**
a: Vierfüßlerstand auf einem festen, rechteckigen, nicht zu hohen Kissen. Sie beugen die Ellbogen leicht, wodurch sich der Rücken parallel zum Kissen befindet.
b: Mit einem Arm fest auf das Kissen stützen und mit „langem" Hals zu Boden blicken. Führen Sie jetzt den anderen, ebenfalls gebeugten, Arm über Ihren Scheitel. Neigen Sie danach den Oberkörper bis sich Ihr Gesicht über der stützenden Hand befindet.
Sie spüren jetzt ein leichtes Ziehen an den Außenseiten des gehobenen Arms und des Brustkorbs.

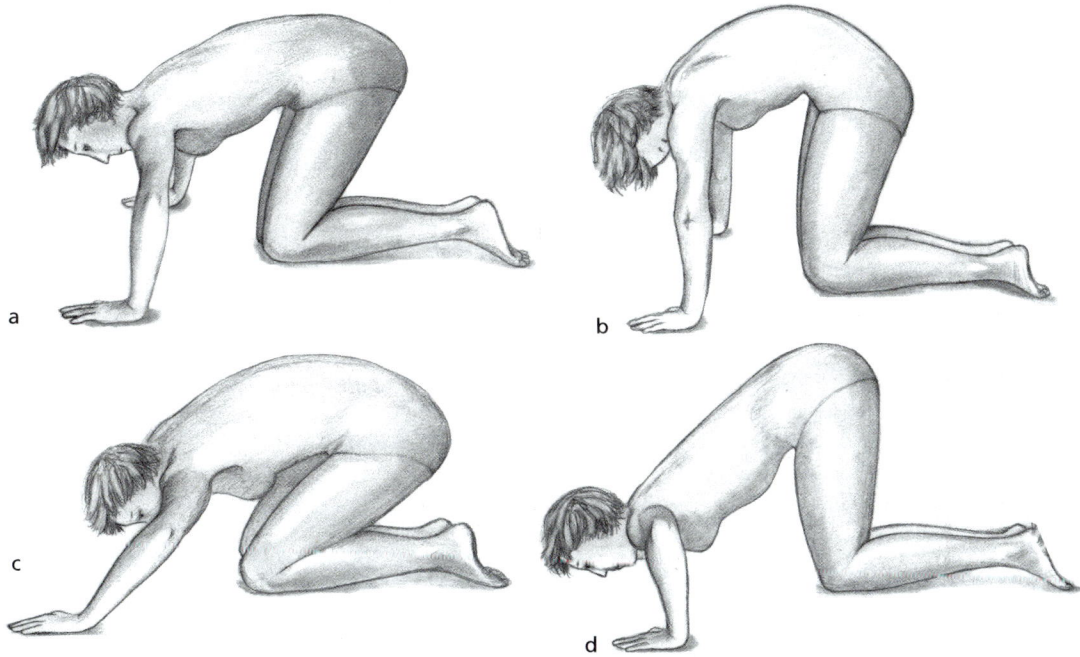

**Abb. 51 a-d: Klappsches Kriechen**
Ausgangsstellung:
a: Tiefer Vierfüßlerstand: der Brustkorb ist weit unten, das Gesäß ist dadurch oben. Die Arme sind über Schulterbreite auseinander.

Übung:
b: Kreisförmig den Brustkorb heben: Kamel- und Katzenbuckel.
c: Von da aus mit dem Gesäß in Richtung Fersen „schieben".
d: Dann mit dem Brustkorb möglichst weit nach unten und vorne gehen: „einen Teil des vor einem liegenden Bodens mit der Nase berühren".

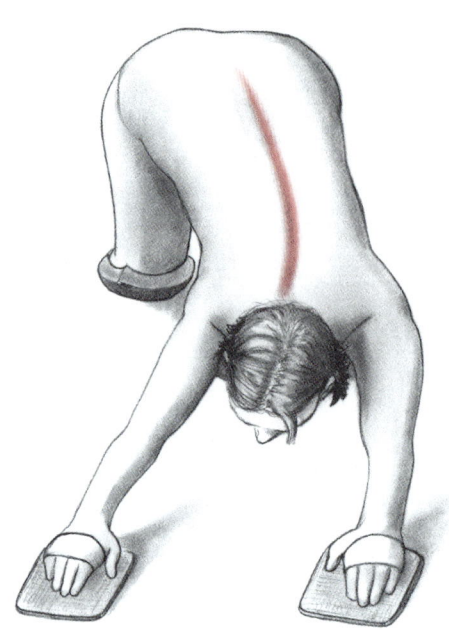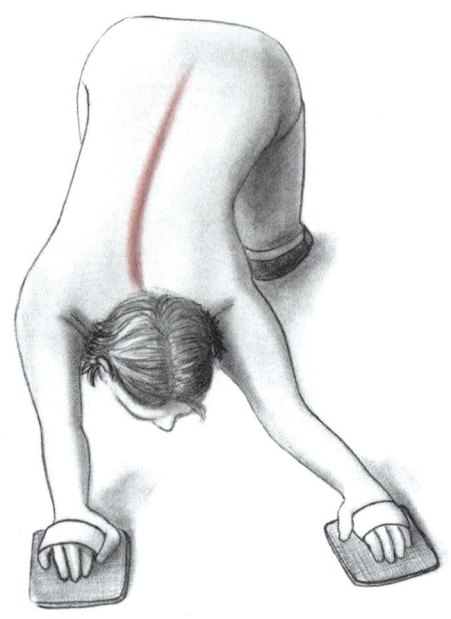

**Abb. 52: Klappsches Kriechen „Schlängeln"**
Mit geschützten Händen und Knien (Kriechkappen, Handschuhe) knien Sie sich auf einer Matte oder Decke in den Vierfüßlerstand. Sie setzen sich dann etwas Richtung Fersen zurück um danach mit gestreckten Armen nach vorne zu rutschen und zu versuchen mit Gesicht und Brustkorb fast den Boden zu berühren.
Jetzt sollen Sie „schlängeln". Dazu müssen Sie wechselnd jeweils eine Hand (mit Arm und Schulterblatt!) ein kleines Stück nach vorne schieben. Auf dieser Art schwingt der Brustkorb fließend nach links und rechts.

Die Brust- und Lendenwirbelsäule *seitlich zu mobilisieren* gelingt durch Übungen im Vierfüßlerstand (Abb. 50 a, b). Diesen Vierfüßlerstand kennen Sie schon vom Klappschen Kriechen: dort können Sie über einen Katzenbuckel (Beugung) in die Streckung (Abb. 51 a-d) gelangen. Oder Sie machen eine der vielen „Inch Allah"-Übungen. Abb. 52 zeigt, wie Sie in Streckung Ihre Wirbelsäule seitlich mobilisieren können. Die Krankengymnasten nennen das Schlängeln. Um die *Drehung* nicht zu vergessen, zum Abschluss zwei Übungen, die im Verhältnis zu den vorigen regelrecht bequem anmuten (Abb. 53 a-b, Abb. 54).

Nach Dehnen und Mobilisieren sollten Sie kräftigen. Warum? Sie können jetzt das durch Dehnen/Mobilisieren gewonnene Bewegungsausmaß am besten zur Kräftigung nutzen.

Dynamische Übungen dienen häufig der *Kräftigung*. So können Sie mit Expandern die Rückenmuskulatur kräftigen (Abb. 55).

Denken Sie daran wer beim Aufrecht bleiben die Hauptarbeit leistet: Es ist die Rückenmuskulatur. Bei Ihrem wöchentlichen Wassergymnastikaufenthalt können Sie die Rückenmuskulatur dadurch kräftigen, dass Sie sich an den Beckenrand – am besten in die Nähe einer Ecke – stellen. Dort strecken Sie einen Arm und schieben mit diesem Arm (und dem ganzen Körper) Wasser nach hinten weg (Abb. 56). Einmal im Wasser nützen Sie den selben Effekt für die gesamte Muskulatur (Abb. 57). Rücken- und Bauchmuskulatur können natürlich auch zu Hause gekräftigt werden (Abb. 58 a, b, Abb. 59, Seite 90).

Am Ende dieses gesamten Übungsprogramms ist die Muskulatur durchwärmt und

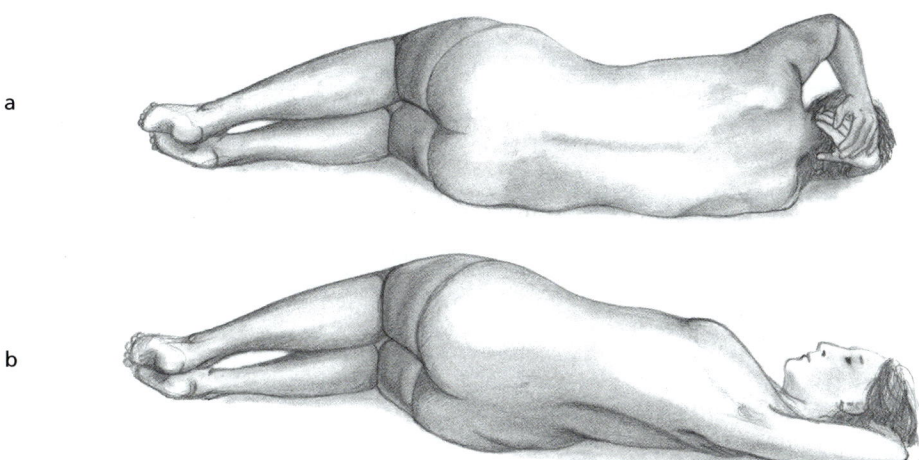

**Abb. 53 a,b: Übung für die Drehbeweglichkeit der Brust- und Lendenwirbelsäule**
Ausgangsstellung:
a: Seitenlage, beide Hände im Nacken verschränken. Der Kopf ruht auf dem unten liegenden Arm. Die
Knie liegen gebeugt und übereinander auf dem Boden.

Übung:
b: Den freien Arm mit der Schulter (!) in Richtung Boden führen. Die Kniegelenke übereinander und
zusammen lassen!
Wichtig: Das untere Bein sollte Bodenkontakt behalten!

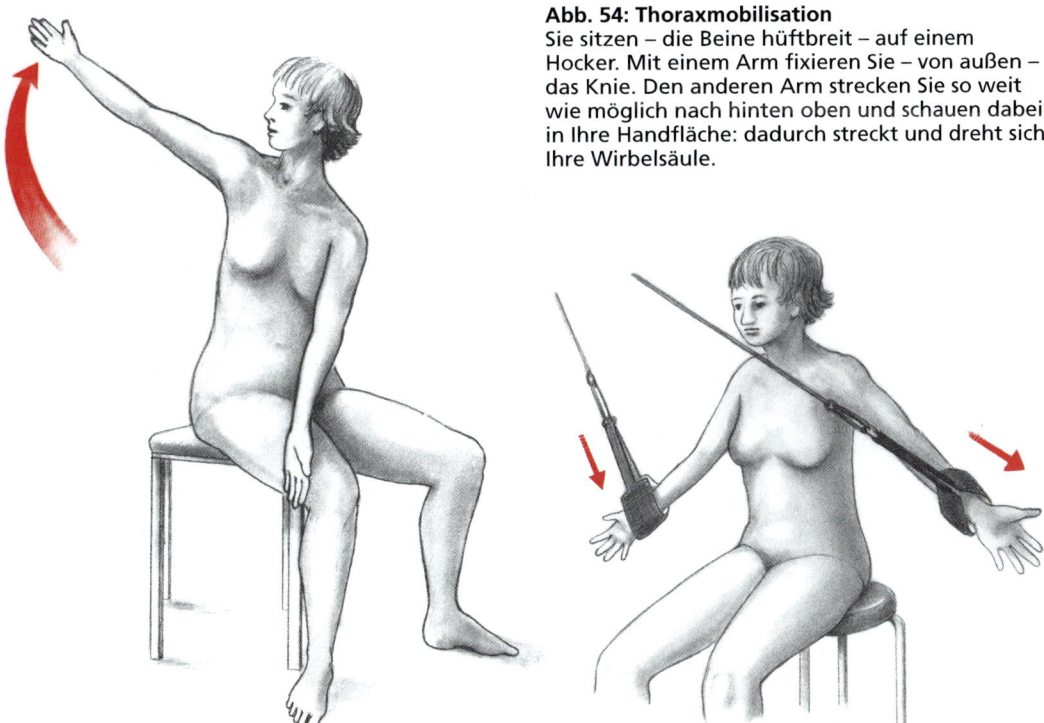

**Abb. 54: Thoraxmobilisation**
Sie sitzen – die Beine hüftbreit – auf einem
Hocker. Mit einem Arm fixieren Sie – von außen –
das Knie. Den anderen Arm strecken Sie so weit
wie möglich nach hinten oben und schauen dabei
in Ihre Handfläche: dadurch streckt und dreht sich
Ihre Wirbelsäule.

**Abb. 55: Übung mit Expandern zur Kräftigung**

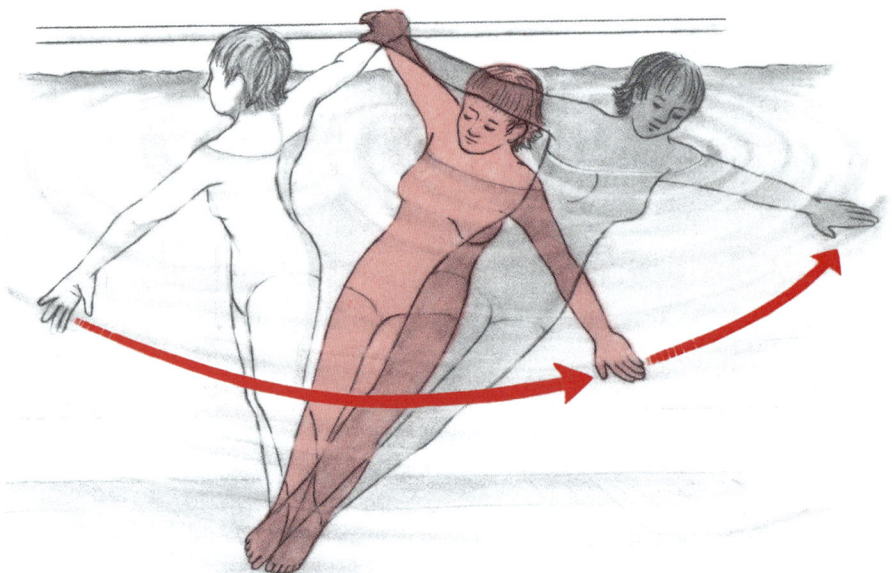

**Abb. 56: Kräftigung der gesamten Streckmuskulatur im Wasser**
Seitlich am Beckenrand stehend, an dem Sie sich festhalten, gehen Sie mit den Füßen bis zur Wand. Mit dem freien Arm strecken Sie auch den Körper und die Hüften. Jetzt beginnen Sie mit angespannter Muskulatur von Arm und Körper Wasser einmal nach hinten, dann nach vorn – jeweils bis zum Beckenrand zu verschieben. Dabei haben Sie immer Bodenhaftung und bleiben immer gerade.

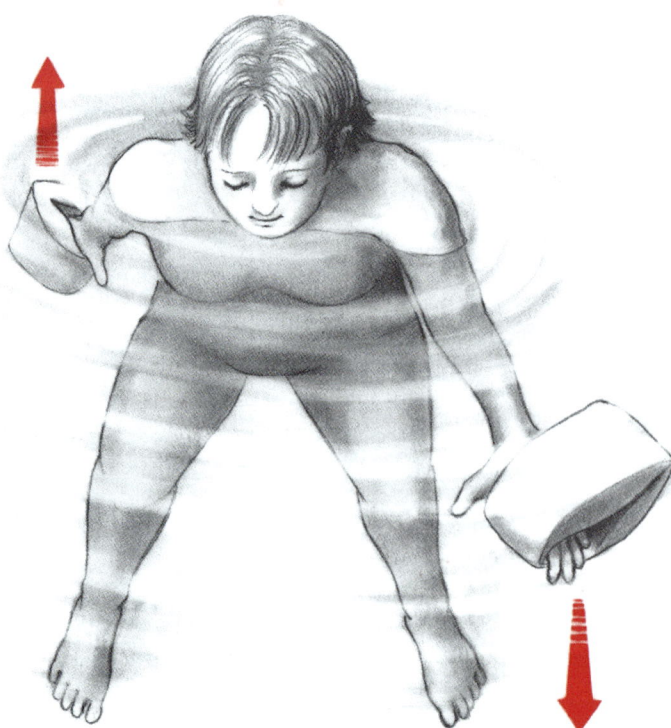

**Abb. 57: Im Wasser: Gesamtkörperkräftigung mit Auftriebskörpern**
Sie stehen bis zu den Schultern im Wasser und halten die anfangs nur halb aufgeblasenen Schwimmflügel dort fest wo keine Luft ist. Dann: Fest hinstellen – aufrecht stehen und die Schwimmflügel langsam (!) unter Wasser zu den Hüften führen. Jetzt zunächst mit den Armen kleine Bewegungen nach vorn und hinten machen. Die Bewegungsumfänge danach vergrößern. Wichtig: Immer stehen bleiben. Wenn Ihnen „die Luft ausgeht" sollten Sie aus den Schwimmflügeln Luft ablassen – dann geht es leichter.

locker. Wenn Sie jetzt noch etwas „Power" haben: Machen Sie noch einmal einige Dehnübungen. Sie werden sehen: Sie erreichen noch größere Bewegungsumfänge.

Zusammenfassend:
Natürlich ist das Instrumentarium einer spezialisierten Rehabilitationsklinik für viele Übungen ideal. An der Seite einer Kran-kengymnastin, die unterstützt, korrigiert und aufpasst, sind vor allem schmerzlindernde Übungen möglich. Aber: Der Kampf um das Aufrechtbleiben wird überwiegend zu Hause ausgetragen und verloren (!) oder gewonnen. Die Mischung aus Dehnen, Mobilisieren und Kräftigen, mit der zu Hause geübt wird, deckt sich auch zum größten Teil mit der in einer Klinik praktizierten.

In diesem Abschnitt war es wichtig für Sie Grundsätzliches darzustellen. Das gelingt einerseits mit einigen Beispielen – andererseits gibt es natürlich noch eine Fülle weiterer Übungen und es kann eine auf Sie individuell zugeschnittene Therapie nicht ersetzen. Lassen Sie sich von einer kundigen Physiotherapeutin zu Ihrem Stadium und zu Ihrer muskulären Situation passende Übungsanleitungen geben.

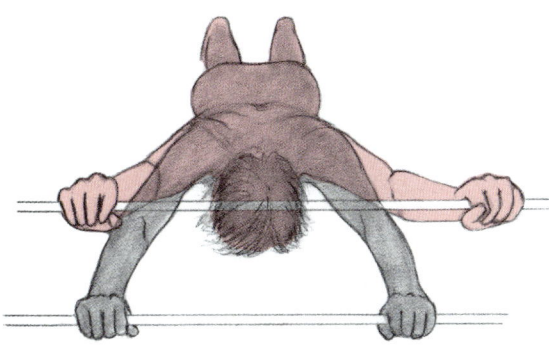

a

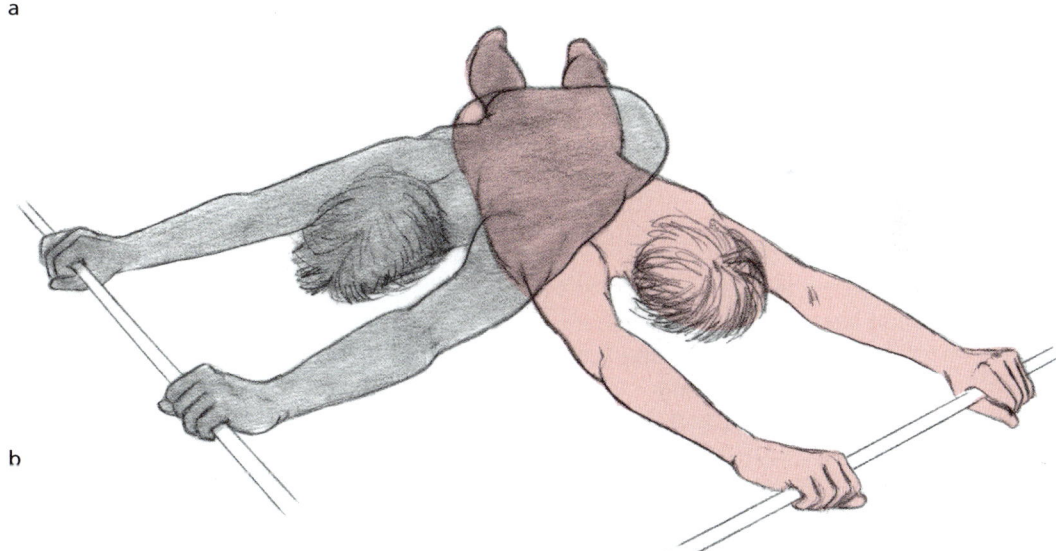

b

**Abb. 58 a,b: Übung mit dem Stab, Kräftigung der Rückenmuskulatur.**
Ausgangsstellung: Bauchlage, Arme gestreckt, Stirn auf dem Boden. Den Stab mit beiden Händen umfassen. Die Handgelenke gestreckt lassen.

Übung:
a: Stab anheben, Stirn unten lassen oder als alternative Übung:
b: Stab nach oben heben, Kopf mit anheben, von der erreichten Höhe soweit wie möglich nach links führen und dort den Stab ablegen. Einige Sekunden in dieser Haltung bleiben, dann den Stab wieder senkrecht hochheben und auf die andere Seite des Körpers legen. Wichtig: Der Stab darf nicht am Boden entlang geführt werden! Wenn die Übung auf diese Art zu schwierig ist: Durchführung mit gebeugten Ellbogen.

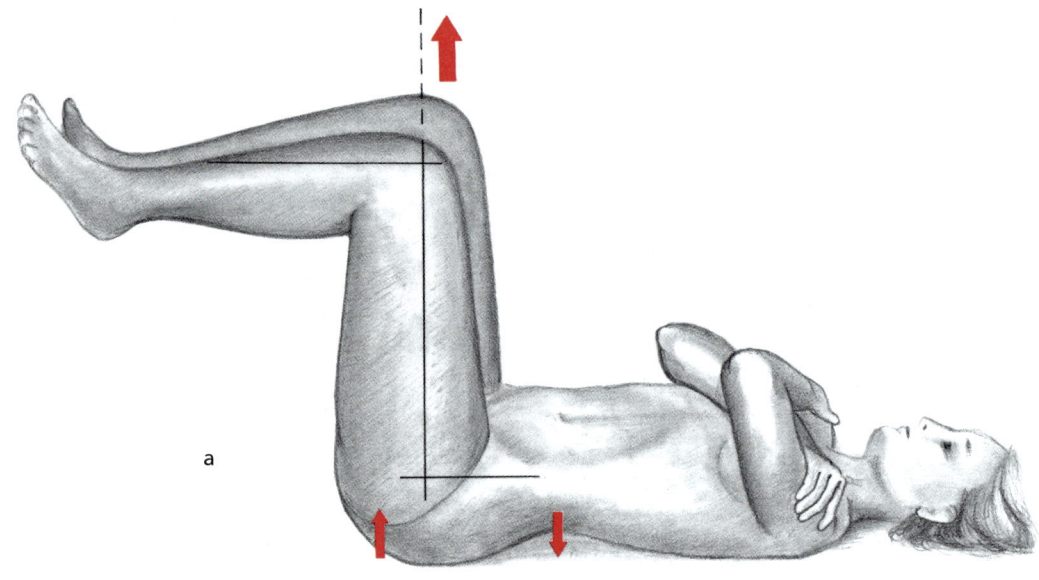

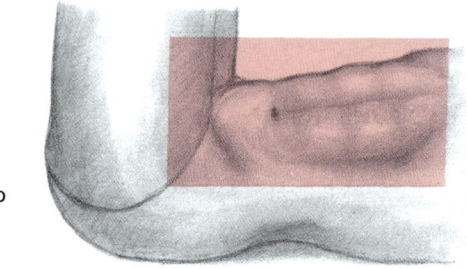

**Abb. 59: Kräftigung der Bauchmuskulatur**
Ausgangsstellung: Rückenlage. Hüft- und Kniege-lenke im rechten Winkel beugen.

Übung:
Becken vorne etwas anheben (Pfeil), beide Knie nach oben schieben (Pfeil; a).
Die durch diese Stellung erreichte Spannung der Bauchmuskulatur etwa 10 Sekunden halten (rot; b), danach entspannen und einen Fuß nach dem an-deren wieder auf die Unterlage stellen.

## Medizinische Trainingstherapie

Grundlage jeder Behandlung der Spondylitis ankylosans ist also die stadienorientierte Kran-kengymnastik (Seite 78). Eine wichtige Rolle spielen – ebenfalls stadienabhängig – einige balneophysikalische Maßnahmen und der „richtige" Sport (Seite 93) – insgesamt die konsequente und auf Dauer möglichst eigen-ständige Bewegungs- und Trainingstherapie.

*In diesem therapeutischen Spektrum ge-winnt die medizinische Trainingstherapie (MTT) zunehmend an Bedeutung.*

Medizinische Trainingstherapie gehört nicht etwa in WellnessKrafträume oder Fitnessstudios: Sie wird überwiegend in Rehabilitationskliniken und von geschul-ten Sport-/Bewegungstherapeuten durch-geführt.

In einer Zeit, in der Fitnesscenter, Studios und Krafträume boomen, stellt sich die Frage nach Sinn und Gefahr dieser Therapie für Sie, den Bechterew-Kranken.

Es folgen Rahmenbedingungen, mit deren Hilfe Sie für sich „die Spreu vom Weizen" tren-nen können und die Ihnen helfen zu erkennen *ob Sie nach medizinischen Grundsätzen trai-niert werden, und*
*ob Ihre Behandlung auf die therapeutischen Bedingungen Ihrer Krankheit abgestimmt ist.*

Geeignete Einrichtungen für Sie sind ambu-lante Rehabilitationszentren und -studios so-wie krankengymnastische Praxen, die mit entsprechenden Geräten ausgerüstet sind. Methoden des *Bodybuildings – in Fitnessstudios – schaden nicht selten Gesunden – umso mehr Kranken.*

### Worauf sollten Sie bei der MTT-Planung achten?

*Vor* jeder Therapie sollen Arzt und (Sport)Therapeut eine *genaue Befundanalyse* durchführen, die den Zustand Ihrer Muskulatur, Gelenk- und Wirbelsäulenfunktion sowie Ausmaß und Art Ihrer Schmerzen feststellt. Sind Muskeln verkürzt? Wie ist die Wirbelsäule eingeschränkt?

Dieser anfänglichen Untersuchung folgt ein langfristiger, über 6 Monate angelegter, immer individueller Trainingsplan. Die *ständige Trainingskontrolle* durch den Therapeuten ist entscheidend, damit Sie Fehler, z.B. bei der Einführung in die Bewegung oder durch die Wahl zu schwerer Gewichte, vermeiden.

Medizinische Trainingstherapie wird nur durchgeführt, wenn Ihre Wirbelsäule entzündungsfrei, also schmerzarm oder -frei ist. Sind bereits anatomische Strukturen Ihres Körpers geschädigt, bietet die Medizinische Trainingstherapie immer spezielle, auf Ihr Krankheitsstadium zugeschnittene Übungen und ein den ganzen Körper kräftigendes Programm an. Zum Beispiel sollten Sie in möglichst anspruchsvollen Übungen für die Koordination z.B. großer Muskelgruppen im Zusammenspiel trainieren.

Ein Kraftausdauertraining mit 30-40% der Maximalkraft schont die Gelenke und fördert die Durchblutung und damit den Zuwachs an Muskulatur (im Fitnessstudio wird mit 80-95% der Maximalkraft trainiert!). Schmerzhafte Übungen werden weggelassen oder durch entlastende ersetzt.

Vor dem Training sind Aufwärmen und Dehnen wichtig, danach das Auskühlen. Die Regulierung der Körpertemperatur geschieht als „Einradeln" bzw. „Ausradeln" auf dem Fahrrad mit niedriger Wattzahl. Besondere Bedin-

gungen wie mehrere entzündete Wirbelkörper und Bandscheiben, hoher Blutdruck, eine Herzkranzgefäßerkrankung, Angst vor den Trainingsgeräten usw. *verbieten ein Krafttraining* ebenfalls. Die medizinische Trainingstherapie baut Muskulatur und Kraft schnell und effektiv (z.B. nach Operationen, bei allgemeiner Muskelschwäche usw.) auf; mehr Kraft für Alltagsbelastungen und eine Stärkung des Herzkreislaufsystems werden erreicht.

Wichtigstes Behandlungsziel der Medizinischen Trainingstherapie mit Bechterew-Patienten ist es, genau *die Muskelgruppen* durch unterschiedliche Übungen zu kräftigen, *die eine aufgerichtete Haltung unterstützen oder die Muskelgruppen zu dehnen, die sie verhindert.*

Die Dosierung der Anwendungen hängen vom Alter des Patienten, dem Stadium der Erkrankung, dem jeweiligen Verlauf und möglichen Gelenkentzündungen ab. Weitere Einflussfaktoren sind z.B. das Herzkreislaufsystem und das Atemvolumen. Tab. 21 zeigt – stadienorientiert – allgemeine Behandlungsschwerpunkte.

Spezielles *Krafttraining* besteht in medizinischer Trainingstherapie, spezielle *Kraft-* und *Halteübungen* werden mit dem Theraband und Pezziball durchgeführt. *Beweglichkeit und Flexibilität* werden durch Atemgymnastik, Schwungübungen, Rückenschule (Haltungstraining und Alltagsverhalten) sowie auch Osteoporoseübungen geschult. *Dehnungsübungen* bestehen im speziellen Dehnen verkürzter Muskulatur (Dauermethode: 30 Sekunden halten). *Ausdauer* wird durch Konditionstraining und/oder Herzkreislauf-Stoffwechseltraining (schonend: Walking, Radfahren mit der richtigen Haltung, Langlauf, therapeutisches Volleyballspiel; belastend, aber möglich: Golf, Tennis, Badminton) gefördert. „Gefährliche" Sportarten sind Kampfsportarten, alle Sportarten mit Sturzgefahr oder intensiven kurzen Stoppbewegungen (Seite 93). Die *Koordination* wird durch Training des Gleichgewichts und der Geschick-

Tab. 21

## Medizinische Trainingstherapie für die Spondylitis ankylosans

| Bechterew Stadium | Spezielles Krafttraining | Beweg-lichkeit, Flexibilität | Deh-nungs-übungen | Aus-dauer | Koordi-nation | Patien-teninfor-mation |
|---|---|---|---|---|---|---|
| I | + | +<br>Wirbelsäulen-stabilisierende Gymnastik | + | + | 0<br>meist noch keine Einschrän-kungen | +++ |
| II – III | +++<br>spezielle Kraft-übungen sind sehr wichtig um der Spondylitis-ankylosans-typischen Haltung entgegenzuwirken | +++<br>mobilisieren der Wirbelsäule und der großen Gelenke | +++ | ++ | + | + |
| IV | ++ | ++<br>Halswirbelsäule und große Gelenke | +++ | ++ | ++ | + |

*+ – vorbeugend wichtig, ++ – zur Therapie wichtig, +++ – absolut notwendige Therapien, o – nicht notwendig*

lichkeit geschult. Wichtig ist die Patientenin-formation: Sie beinhaltet Aufklärungen zum Verlauf, zu den Gefahren und den Thera-piemöglichkeiten.

## Sport

Sport ist in den letzten Jahrzehnten gesell-schaftlich kontinuierlich aufgewertet worden. In 1000 Bewerbungsunterlagen findet sich un-ter „Hobby" rund 850 mal eine Sportart. Manche Sportarten – wie z.B. Golf – scheinen sogar durch ihre gesellschaftlichen Rahmen-bedingungen den persönlichen Lebensbereich zu verbessern.

Das Lebensgefühl unserer Zeit heißt „sich gut, vor allem sich gesund" fühlen und viele Sportarten fördern tatsächlich dieses Ziel.

Eine geeignete Sportart, kombiniert mit medizinischer Trainingstherapie und der als Gegenstrategie gegen das Fort-schreiten des Bechterew durchgeführten „durchdachten" Krankengymnastik: Das bedeutet Bewegung pur.

Sport (in vernünftigem Umfang) kann Kran-kengymnastik ersetzen. Die richtigen Bewe-gungsabläufe vorausgesetzt, bedeutet Sport *„Krankengymnastik mit Spaß"* wogegen Kran-kengymnastik allein für so manchen Patienten *„Krankengymnastik ohne Spaß"* bedeutet.

Im Klartext: Gerade in unserer Zeit inte-griert Sport in das gesellschaftliche Leben;

er macht Spaß, erhöht so die Lebensqualität und ersetzt einen Teil der lebenswichtigen Krankengymnastik.

*Wann ist Sport „Mord" für die Spondylitis-ankylosans-Patienten?*

Wenn deutliche Schmerzen durch die ausgeübte Sportart entstehen; wenn eine Sportart immer wieder eine Art *„Mennellsches Zeichen"* (Seite 37) mit sich bringt, wie z.B. klassische Jazzgymnastik mit ruckartigen Stopp- und Startbewegungen; wenn ein Sport zur Hälfte aus Hinfallen besteht *(Judo)* und noch dazu die Wirbelsäule des Patienten schon zu wenig Kalksalz enthält *(Wirbelkörperbrüche);* wenn ein „Gegner" versucht, die bereits teilversteifte Halswirbelsäule durch gezielte Schläge an den Kopf zu „mobilisieren" *(Boxen)* und generell, wenn harte Körperkontakte mit anderen Spielern nicht vermieden werden können *(Hand-, Fußball).*

*Wann ist Sport „bedingter Mord" für einen Spondylitis-ankylosans-Patienten?*
• Wenn z.B. ein 35jähriger Patient ohne jedes Vortraining eine *völlig neue* Sportart beginnt und noch dazu Spaß am Sport mit *Leistungssport* verwechselt (besonders gefährdet: beginnende Golfspieler),
• wenn in einer Sportart für den Sp.a.-Patienten negative Bewegungsabläufe die positiven überwiegen (z.B. Tennis, siehe Seite 95) und
• wenn Untrainiertheit und schlechte Technik einen eigentlich günstigen Sport zum „Negativbewegen" umfunktionieren.

Dennoch: Spondylitis-ankylosans-Patienten sollten sporteln                    *SSS*
*Bechterewler* brauchen *Bewegung*        *BBB*
*W*irbelsäulensteife
        *w*ill *W*assergymnastik        *WWW*
*B*isweilen *b*ewegungsunwillig,
*b*esiegen *B*ewegung
*b*rauchende *B*echterewler
*B*ewegungsunfähigkeit        *BBBBBBB*

*Wann ist Sport Spaß?*
• Wenn Sie eine Sportart schon lange und (technisch) gut beherrschen;
• wenn er Krankengymnastik und medizinische Trainingstherapie gut ergänzt;
• wenn er keine (oder nur geringe) Schmerzen verursacht und
• wenn er Lebensgefühl und Lebensqualität hebt.
Kurz: eigentlich immer.

Die Wahl des für Sie richtigen Sports (Tab. 22) führt zu „SSS", „BBB", „WWW" und „BBBBBBB".

**Tab. 22**

## Positive Sportarten für die Spondylitis ankylosans

• Federball
• Jogging
• Krafttraining (MTT)
• Rückenschwimmen
• Skilanglauf
• Tennis (Technik)
• Volleyball
• Waldlauf
• Walking

Am besten sollte eine Sportart in die *lebenslangen krankengymnastischen Bewegungsübungen* eingegliedert werden. Sport darf nie Leistungssport werden. Grundsätzlich sind *Sportarten zu vermeiden, die mit stärkeren Erschütterungen oder ruckartigen Bewegungen einhergehen, die die Verkrümmung (Kyphose) der Brustwirbelsäule fördern oder den vorderen Brustmuskel (Musculus pectoralis) verkürzend beanspruchen.*

Der *Skilanglauf* mit seinen gleitenden und geschmeidigen Bewegungen ist für den Bechterew-Patienten besonders geeignet. Er dehnt und streckt nicht nur und trainiert die gesamte Muskulatur; er richtet auch die Brustwirbel-

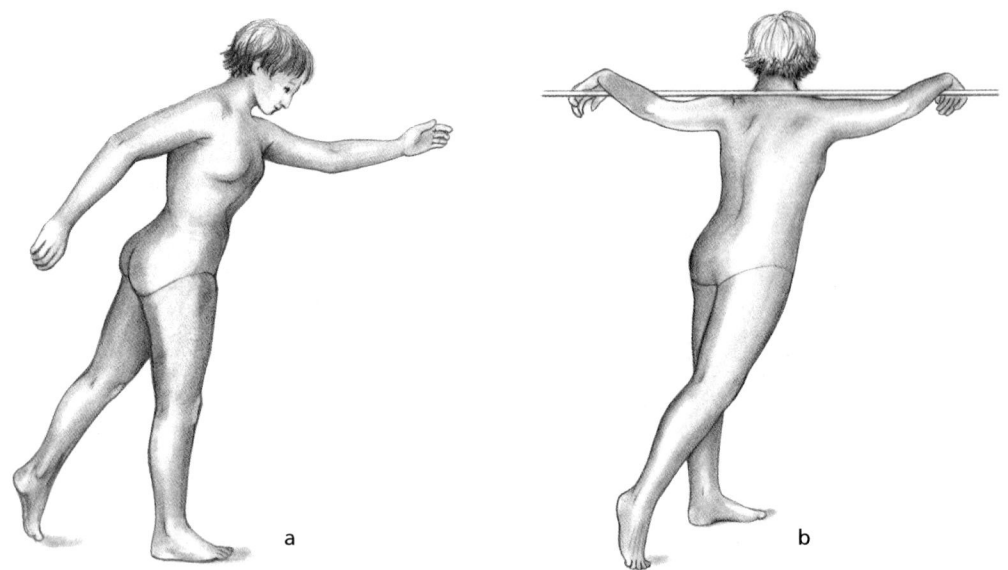

**Abb. 60 a,b: Skilanglauf**
a: Beim Diagonalschritt werden betroffene Muskeln regelmäßig gedehnt und gestreckt.
b: Einsatz des Skistocks zur Übung der Drehbewegung der Lendenwirbelsäule.

säule auf und verstärkt die Streckung der Lendenwirbelsäule. Die gängige Technik ist der Diagonalgang. Eine etwas anspruchsvollere Technik ist der sogenannte Einschritt, für den die die Hüftgelenke streckenden Muskeln die größte Arbeit leisten müssen (Vorsicht: Knie-, Hüftgelenke). Zu zusätzlichen Übungen können die Skistöcke eingesetzt werden, die im Ausfall, beim Diagonalgang oder im Stehen, über den Nacken gelegt, als verlängerter Hebelarm wirken und so die Drehung der Wirbelsäule fördern (Abb. 60 a, b).

Sehr günstig ist auch *Schwimmen: Rückenschwimmen ist dem Brustschwimmen vorzuziehen,* da der Brustmuskel während des Rückenschwimmens mehr gedehnt wird. Beim Brustschwimmen muß dieser Muskel die Arme zunächst nach vorne „befördern" und dann den Körper heranziehen. Auch belastet es verstärkt die Halswirbelsäule, die dabei überstreckt werden muß. Kraulen ist zu vermeiden, da es die Verkürzung der Pectoralismuskulatur fördert. Zwei wichtige Hinweise zum Schwimmen: Die *Wassertemperatur* spielt bei verschiedenen Krankheiten eine Rolle (gut: höher als 30°C) – und Herumstehen

in nassem Badezeug ist immer ungünstig (Muskulatur).

Therapeutisch sehr wertvoll ist auch das *Volleyballspiel:* Der Ball wird in Streckstellung der Wirbelsäule mit gestreckten Armen über das Netz geschlagen; daneben wird auch die Atemmuskulatur geschult.

*Wald- und Streckenläufe (Jogging) oder Walking* sind wegen des guten Atemtrainings vorteilhaft. Wesentlich ist, dass der Patient *ausschließlich in technisch einwandfrei gepolsterten Sportschuhen und auf weichen Böden läuft.*

Bedingt empfehlenswert ist *Tennis.* Der Patient mit beginnendem Morbus Bechterew, noch ohne Wirbelsäulenbeteiligung, kann auf Sandplätzen (!) Tennis spielen. Gerade hier wird deutlich, wie wichtig die Technik eines Sports für eine bestimmte Krankheit sein kann: So holt der richtige Rückhandschlag weit hinter dem Körper aus und ist damit zunächst – die den Tennisarm führenden Brustmuskeln werden zusammengezogen – schädlich. Hört die Schlagbewegung schon etwa in der Mitte auf, bleibt lediglich der Negativanteil dieses Bewegungsablaufs (Abb.

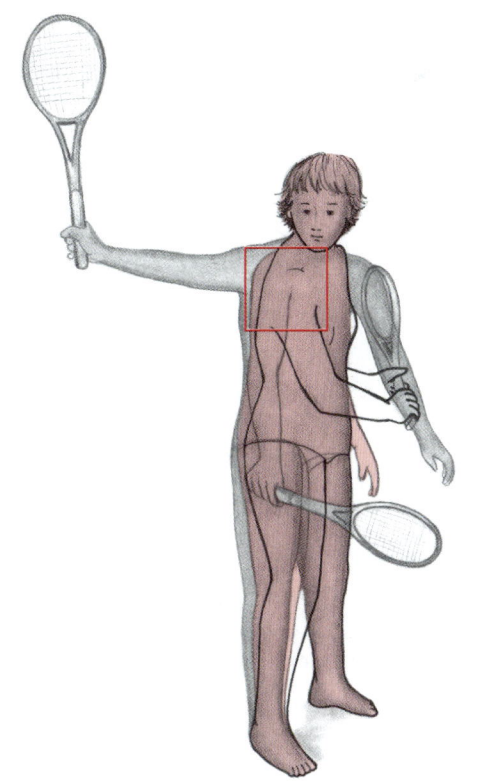

**Abb. 61: Tennisspielen**
Beim Rückhandschlag wird die Brustmuskulatur der Seite, die den Schläger führt, verkürzt. Wird der Schläger beim Rückhandschlag ganz nach vorne durchgeführt, wird dadurch die Brustmuskulatur gedehnt (= positiver Effekt).

61). Wird der Rückhandschlag dagegen technisch sauber voll durchgezogen, neutralisiert die dabei eintretende *Dehnung des Brustmuskels* den ungünstigen Bewegungsbeginn nicht nur, durch diese Dehnung wird der Rückhandschlag sogar zum Rückenmuskeltraining. Auch die Drehung der Wirbelsäule beim Tennis wirkt positiv. Eine korrekt gespielte Vorhand dagegen verkürzt die Brustmuskulatur aktiv – das ist ungünstig. Auch muß der Patient den Schläger zwischendurch immer wieder möglichst lose halten (sonst: Verkrampfung der Muskulatur).

Abschließend noch eine Art „*Güterabwägung*": Seit 25 Jahren steht in unserer Klinik eine Tischtennisplatte. Die Höhe (besser Tiefe) der Tischtennisplatte bestimmt die Haltung des Spielers (nach vorn gebeugt, Brustwirbelsäule vermehrt gekrümmt). *Immer wieder* beobachtete ich (auch in der Krankheit „fortgeschrittene") Bechterew-Patienten beim Spiel. *Immer wieder* habe ich mit ihnen Haltung und Bewegungen beim Tischtennis analysiert und auf den für die Krankheit nicht günstigen Bewegungsablauf hingewiesen.

*Immer wieder* haben sie mir erklärt, wie viel Freude und Spaß ihnen Tischtennis macht: *Ich habe irgendwann einmal mit der Bewegungsanalyse aufgehört.*

# Ergotherapie

Grundlegende ergotherapeutische Prinzipien (z.B. Gelenkschutz, achsengerechtes Arbeiten) kommen bei der Spondylitis ankylosans dann zum Tragen, wenn sie auch kleine (periphere) Gelenke miterkranken lässt.

Wie unterstützt die Ergotherapie den Bechterew-Patienten? Sie analysiert vor allem den Arbeitsplatz, den Freizeit- und Haushaltsbereich und deren Gestaltung. Tipps, die in der Ergotherapie häufig gegeben werden, zeigt Tab. 23.

Die Bezeichnung Ergotherapie leitet sich aus dem griechischen Wort Ergon (= Werk, Arbeit) ab. Machen Sie aber bitte nicht den Fehler, Ergotherapie mit Arbeitstherapie, Beschäftigungstherapie (Sie werden beschäftigt, jemand beschäftigt sich mit Ihnen) oder gar „Basteln und Halmaspielen" zu verwechseln. Ihr therapeutischer Behandlungsplan zielt darauf hin, Ihr „Funktionieren" im Beruf und in der Freizeit möglichst zu erhalten und wiederherzustellen. Im Rahmen der so wichtigen krankengymnastischen Therapie hat die Ergotherapie darum auch für Bechterew-Patienten ihren festen Platz. Als gutes Beispiel zeigt z.B. Abb. 62, wie die für den Bechterew-Patienten so wichtige Brustmuskulatur gedehnt werden kann.

**Tab. 23**

## Ergotherapeutische Tipps für Beruf und Freizeit

**Autositz**

**PC-Arbeitsplatz** (siehe 97)

**Matratzen, Kissen** (cave: 80 x 80 cm große flauschige Kissen)

**Optimal ausgerüstetes Fahrrad** z.B. Gabelfederung, Gelsattel, Gesundheitslenker oder Hörnchen

**Wanderausrüstung** (Schuhe, Stöcke)

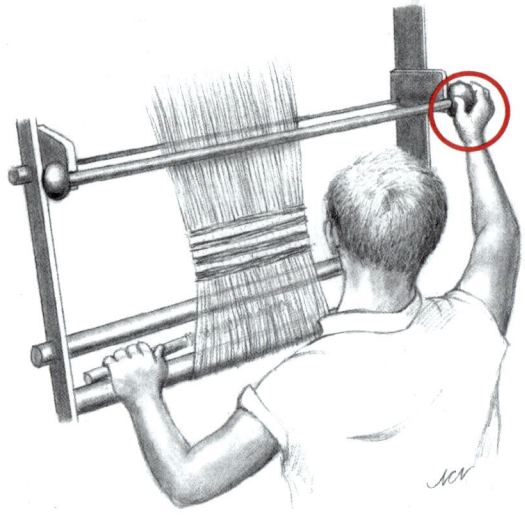

**Abb. 62: Überkopfweben**
Ein sehr großer Knauf (roter Kreis) in Form eines Kugelgriffes sorgt für ein gutes und sicheres Arbeiten. Das Quergewölbe der Hand wird unterstützt. Beim Überkopfweben können die Schultergelenke trainiert werden. Streckung und Dehnung der Brustmuskulatur sind in dieser Übung enthalten.

Wir leben in einem Zeitalter, in dem immer mehr Menschen am Computer arbeiten. Deshalb zeigen die Tab. 24-27, wie ein Computerarbeitsplatz für einen Bechterew-Patienten gestaltet werden soll.

**Tab. 24**

## Der Computerarbeitsplatz: der „ideale" Standort

Die PC muss **frontal stehen**.

Natürliche und künstliche **Lichtquellen** sind zu beachten.

Der **Abstand** von **Augen zu Bildschirm** beeinflusst die Kopfhaltung (Leserlichkeit).

Die **Bildschirmmitte** muss in Augenhöhe sein.

**Tab. 25**

## Der Computerarbeitsplatz: der „ideale" Tisch

Die **Höhe** muß einstellbar sein (Richtlinie: Arme im Winkel von 90° locker auf Tischplatte auflegen)

Die **Tischfläche** muß ca. 160 x 80 cm betragen (Tischtiefen unter 80 cm gelten als Stell- und Ablageflächen und sind keine Arbeitsflächen)

• bei Wechsel zwischen stehender und/oder sitzender Tätigkeit bietet sich ein Stehpult an

Tab. 26

## Der Computerarbeitsplatz: der „ideale" Stuhl

Die **Höhe** muß einstellbar sein (für kleine Menschen: Tiefensitzfederung).

Die **Sitzneigung** muß verstellbar sein.

Die **Rückenlehne** muß verstellbar sein.

Die **Sitztiefe** muß verstellbar sein.

Die **Armlehnen** müssen
- dreh- und tiefenverstellbar
- höhen- und breitenverstellbar sein.

Die **Sitzfläche und Rückenlehne** müssen Körperbewegungen automatisch folgen (Synchrondynamik).

Tab. 27

## Der Computerarbeitsplatz: Hilfsmittel für gelenkschonendes Arbeiten

- **Handgelenkkissen für die Tastatur** (Höhe: ca. 2,5 cm, Breite: 10 cm, sollte nicht drücken, aber auch nicht zu weich sein)
- **Mauspad mit integriertem Handgelenkkissen**
- **ergonomische Mäuse** (evtl. Treckball oben, so dass er mit dem Daumen oder den Fingern bewegt werden kann)
- **Fußstütze zur Entlastung der Sprunggelenke**
- **Vorlagehalter**
- **ergonomische Tastatur**
- **Kopfhörer zum Telefonieren** (Headset)
- **Stiftverdickungen**

# Passive balneophysikalische Therapie

Die *passive Physiotherapie* steht im Behandlungskonzept der meisten Gelenk- und Wirbelsäulenkrankheiten gegenüber der aktiven deutlich im Hintergrund. Dennoch schätzen sie nicht nur viele Bechterew-Patienten, sondern sie lindert auch Schmerzen und kann Medikamente einsparen helfen (Abb. 63).

Entscheidend für die Behandlung mit Überwärmung, Wärme und Kälte (Kammer) ist die Zuordnung zur jeweiligen Phase Ihrer Spondylitis ankylosans: Einmal zu:

- *akut – subakut – chronisch*
- *und:*
  - zum bestehenden Entzündungsprofil (Haptoglobin, CrP, BSG) – hoch – mittel – normal – stabil – instabil oder
- zusätzlich
  - zu bestimmten klinischen Konstellationen wie zum Beispiel dem Vorherrschen einer Arthritis, einer viele Bewegungssegmente betreffende Entzündung von Wirbelkörpern und Bandscheiben oder einer floriden Iritis.

Die Paarung von akuter/subakuter Arthritis mit hohem Entzündungsprofil z.B. verbietet die Therapie mit Wärme, etwa durch ein Moorbad.

Eine *chronische Polyarthritis,* die mit einer Serie von *Moorbädern* behandelt wurde,

müsste sich (die Körperkerntemperatur steigt um 2°) unweigerlich verschlechtern. Eine stabil und entzündungsarm *verlaufende Spondylitis ankylosans* (ohne Arthritis, ohne Enthesitiden, ohne Iritis usw.) dagegen wird vor allem in späteren Phasen des Bechterew, in dem 70-80% des Schmerzes muskulärer Natur sind – von einer Serie solcher Überwärmungen sehr profitieren (der Schmerz „schmilzt wie Butter in der Sonne"). Diese Art der Überwärmung ist allerdings nicht für jeden Bechterew-Patienten gut: Sie verbietet sich bei bestehenden Venenentzündungen, in Zeiten nach einer Operation eines Karzinoms, bei Iritiden und Gelenkentzündungen, sowie einem lokalen Entzündungsprofil.

Stehen Moorbäder nicht zur Verfügung, leisten auch Moor- (oder Fango-) Packungen gute muskelentspannende Dienste. Sie durch-

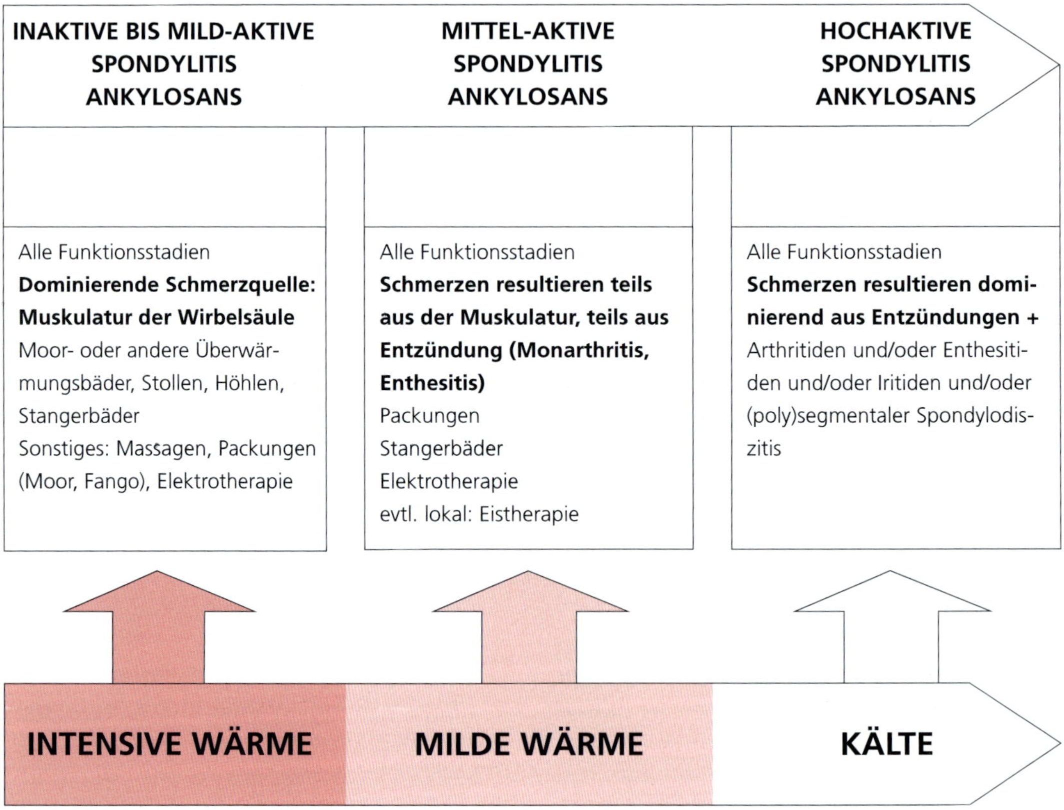

| INAKTIVE BIS MILD-AKTIVE SPONDYLITIS ANKYLOSANS | MITTEL-AKTIVE SPONDYLITIS ANKYLOSANS | HOCHAKTIVE SPONDYLITIS ANKYLOSANS |
|---|---|---|
| Alle Funktionsstadien<br>**Dominierende Schmerzquelle: Muskulatur der Wirbelsäule**<br>Moor- oder andere Überwärmungsbäder, Stollen, Höhlen, Stangerbäder<br>Sonstiges: Massagen, Packungen (Moor, Fango), Elektrotherapie | Alle Funktionsstadien<br>**Schmerzen resultieren teils aus der Muskulatur, teils aus Entzündung (Monarthritis, Enthesitis)**<br>Packungen<br>Stangerbäder<br>Elektrotherapie<br>evtl. lokal: Eistherapie | Alle Funktionsstadien<br>**Schmerzen resultieren dominierend aus Entzündungen +**<br>Arthritiden und/oder Enthesitiden und/oder Iritiden und/oder (poly)segmentaler Spondylodiszitis |
| INTENSIVE WÄRME | MILDE WÄRME | KÄLTE |

Abb. 63: Synopsis der Physiotherapie

wärmen allerdings nur den Abschnitt des Körpers, auf dem sie aufgebracht sind (z.B. Schultergürtel/Halswirbelsäulenmuskulatur; Beckengürtel / Lendenwirbelsäulenmuskulatur).

Auch *Saunen* durchwärmt und lockert die Muskulatur und ist deshalb zu empfehlen. Machen Sie aber auf keinen Fall den Fehler, sich nach den Saunagängen sehr kalt abzuschrecken. Das kalte Wasser erschreckt vor allem Ihre Muskulatur, und der positive Wärmeeffekt geht verloren.

Passive physiotherapeutische Konzepte geraten – wie schon formuliert – in letzter Zeit mehr und mehr in den Hintergrund. Dazu zählen auch klassische Massagen. Ausgerechnet die dem „Aktiven" sehr zugetanen Bechterew-Patienten profitieren jedoch von Massagen sehr. Zum einen lockern Massagen die fast immer verspannte Muskulatur besser als jedes muskellockernde Medikament. Zum anderen sind Massagen (zusammen mit Wärmeanwendungen) die ideale Vorbereitung für die Krankengymnastik.

# Medikamentöse Therapie

Alle „*Antirheumatika*" wirken antientzündlich und schmerzstillend, einige auch fiebersenkend. Folgende Gruppen werden unterschieden:

- schmerzstillende Medikamente, die keine entzündungshemmenden Eigenschaften haben (Analgetika)
- kortisonfreie Entzündungshemmer (entzündungshemmend und schmerzstillend; konventionelle nichtsteroidale Antiphlogistika; Coxibe), als Tabletten oder äußerlich anzuwenden
- Kortison
- Substanzen, die grundlegend in den Krankheitsprozess eingreifen wie „Basistherapeutika", Langzeitantirheumatika und biotechnologisch hergestellte Antizytokine.

Viele dieser Medikamente sind in verschiedener Form erhältlich: als Dragées, in präparierten Kapseln, die den Wirkstoff nur langsam freigeben (Retardpräparate), als Zäpfchen (Suppositorien). Einige können oder müssen als Infusion gegeben (intravenös) oder subkutan gespritzt werden: Jede intravenöse Anwendung ist mit einem Arztbesuch verknüpft. Salben und Gele schließlich werden im Rahmen lokaler medikamentöser Therapie eingesetzt.

Bevor wir auf die einzelnen Medikamentengruppen näher eingehen, eine sehr wichtige Feststellung: Medikamente sollen das Leben für Sie, den Bechterew-Patienten, erträglicher gestalten, da sie Schmerzen lindern und Ihnen die so notwendige tägliche Bewegung und Gymnastik ermöglichen. Da die Spondylitis ankylosans oft über Jahre bis Jahrzehnte verläuft, müssen diese Medikamente oft auch über längere Zeiträume hinweg eingenommen werden. Wenn sie wirken, können sie allerdings auch nicht beabsichtigt Nebenwirkungen verursachen, vor denen zu große Angst aber unbegründet ist, denn: Sie sind sehr häufig nur gering ausgeprägt und lassen sich – entsprechend überwacht – gut erkennen und beherrschen. Vor allem aber: Setzt Ihr Arzt die Medikamente ab (und das gilt für beinahe alle eingesetzten Substanzen), dann verschwinden auch die Nebenwirkungen; nur sehr selten dauern sie länger an.

Über einen längeren Zeitraum galt der Medizin das gute Ansprechen auf kortisonfreie Entzündungshemmer (= *nichtsteroidale Antiphlogistika*) als Teil der Definition des Bechterew.

Kortisonfreie Entzündungshemmer lindern den Schmerz und hemmen die Entzündung. Dadurch wird das tägliche Leben leichter und die tägliche Krankengymnastik oft erst möglich.

Eine vor kurzem erschienene Untersuchung – die erste dieser Art – beschreibt, dass kortisonfreie Entzündungshemmer die Entwicklung der Spondylitis ankylosans hemmen. Denkbar ist, dass diese Medikamente allein dadurch, dass sie dem Patienten Krankengymnastik ermöglichen, die Erkrankung in ihrem Verlauf verlangsamen.

Auch unter Einschluss von Sulfasalazin (Azulfidine-RA) und Methotrexat (Lantarel) gilt jedoch bis heute, dass es keine grundlegende medikamentöse Behandlung der Spondylitis ankylosans gibt. An dieses – bisher verschlossene – Tor „klopfen" in jüngster Zeit die TNFα-Hemmer.

**Tab. 28**

## Anforderungen einer Woche an die Wirbelsäule

| Tag | Pflichten | Nichtmedikamentöse Strategien | Medikamente |
|---|---|---|---|
| Montag | Viel Autofahren Sitzen Krankengymnastik | Ab und zu Pausen? Richtiger Autositz? | Kortisonfreie Entzündungshemmer wenn ja: retardiert? |
| Dienstag | Zu Hause arbeiten Im Stehen/Sitzen? Krankengymnastik | Höhe beim Sitzen oder Stehen? Wechsel von Stehen und Sitzen? | Kortisonfreie Entzündungshemmer nötig? |
| Mittwoch | Gesellschaftliche Verpflichtung (Stehen? Gehen? Sitzen? Alkohol?) Krankengymnastik | Rauchen? Alkohol? Wechsel von Sitzen und Gehen | 1 Stunde vorher: kortisonfreie Entzündungshemmer |
| Donnerstag | Auf Montage Bücken, Heben, Wuchten, Tragen Krankengymnastik | Mechanische Hilfen? | Den Tag „medikamentös abdecken"? |
| Freitag | Vormittag: schriftliches Arbeiten Krankengymnastik | Arbeitsplatz Wechsel von Gehen/ Stehen/Sitzen möglich? | Kortisonfreie Entzündungshemmer nötig? |
| Samstag/ Sonntag | Freizeit/ Ausruhen Sitzen, Liegen, Schlafen Krankengymnastik | Welcher Sport? Wechsel möglich „Richtig" Liegen und Sitzen | Spätabends Zäpfchen? |

## Analgetika

Der Bechterew-Patient leidet unter chronisch-wiederkehrendem oder durchgehend bestehendem Schmerz. Der *Schmerz* kann so zum Mittelpunkt des Lebens werden, das darf auf keinen Fall geschehen und das müssen Sie unter allen Umständen verhindern.

Betrachten Sie einmal die Durchschnittswoche eines x-beliebigen Arbeitenden (Tab. 28): Situationen, schon bestehende Schmerzen noch zu verschlimmern gibt es viele.

Bekannte Schmerzmittel ohne entzündungshemmende Eigenschaften sind Paracetamol (ben-u-ron) und niedrigdosierte (weniger als 1 g) Acetylsalicylsäure (Aspirin). Aspirindosen, die nötig sind, um gut schmerzstillend (über 1,5 g/Tag) oder entzündungshemmend (über 4,5 g/Tag) zu wirken, sind allerdings problematisch: So dosiert ist die Acetylsalicylsäure häufig unverträglich (Magen). Als Schmerzmedikament wird die Acetylsalicylsäure gegen den Bechterew nicht mehr eingesetzt. Dafür werden niedrige Dosen von z.B. 75 mg oder 100 mg genützt, um, wenn nötig die Blutgerinnung zu hemmen (Seite 103).

Im Gegensatz zur Acetylsalicylsäure greifen Flupirtin (Katadolon), Tramadol (Tramal long) und Tilidin (Valoron N retard) zentral, also im Gehirn an (Tab. 29).

Die letzten beiden Substanzen zählen zu den schwachen *Opioiden*. Für Opioide gelten strikte Anwendungsregeln: Durch „long" oder Retardtabletten muss das Schmerzprofil lückenlos abgedeckt werden; es sollte keinen Wechsel von Schmerzfreiheit zu Schmerzen geben (*WHO*[Weltgesundheitsorganisation]-*Schema*). Nebenwirkungen der Opioide sind Verstopfung, Müdigkeit, Schwindel, Übelkeit und Schwitzen. Die häufigsten Nebenwirkungen lassen jedoch mit der Zeit nach oder verschwinden, auch wenn Sie Opioide über längere Zeit einnehmen müssen. Dagegen verringert sich die schmerzstillende Wirkung dieser Substanzen nicht.

Allerdings – und zusammenfassend ist der Stellenwert von Schmerzmitteln ohne entzündungshemmende Eigenschaften, Opioiden und auch von Kortison (Seite 105) in der Behandlung des Bechterew eher gering.

## Kortisonfreie Entzündungshemmer und Coxibe

Der Arzt kann Ihnen kortisonfreie Entzündungshemmer (auch: nichtsteroidale [ = nicht kortisonhaltige] Antiphlogistika [= Entzündungshemmer]) und Coxibe verschreiben – ohne sich an Ihren Blutwerten zu orientieren, die die jeweilige Entzündungsaktivität signalisieren (BSG, CrP). Substanzen, die sich über Jahrzehnte bewährten wie Indometacin (Amu-

**Tab. 29**

| Schmerzmedikamente ohne Entzündungshemmung, schwache Opioide (Auswahl) | | |
|---|---|---|
| **Substanz** | **Handelsname** | **Dosierung/Tag (mg)** |
| Paracetamol | ben-u-ron | 4-8 x 500 |
| Flupirtinmaleat | Katadalon | 3-4 x 100-200 |
| Tramadol | Tramal long | 3-4 x 100-300 |
| Tilidin | Valoron N Retard | 3-4 x 50-100 |

no), Ibuprofen (Imbun) und Diclofenac (Voltaren), sind in jüngerer Zeit durch Coxibe (Vioxx, Celebrex, Bextra) ergänzt worden.

Kortisonfreie Entzündungshemmer lindern Schmerzen und hemmen gleichzeitig Entzündungen. Sie ermöglichen es Ihnen dadurch, sich besser zu bewegen (Gelenke, Wirbelsäule) und erlauben größere körperliche Aktivität, vor allem während der so wichtigen täglichen Gymnastik.

> Bessere Beweglichkeit und längeres In-Bewegung-Bleiben der Wirbelsäule verlangsamen das Fortschreiten der Krankheit fast immer!

Die wichtigsten Eigenschaften dieser meist rasch wirkenden Medikamente: Sie hemmen das Entstehen von Entzündungsstoffen, den *Prostaglandinen* (das sind hormonähnliche Entzündungsstoffe). Bis vor kurzem galt noch die Meinung, dass ein einziges Enzym, die *Cyclooxygenase*, die Entstehung *aller* Prostaglandine fördere. Da Prostaglandine im Körper aber auch schützende und regulierende Eigenschaften haben, ist es verständlich, dass Ihre Hemmung neben den erwünschten manchmal auch unerwünschte Wirkungen nach sich zieht.

Vor einigen Jahren wurde entdeckt, dass es zwei unterschiedliche Formen von Cyclooxygenase gibt (die Cyclooxygenase 1: COX-1 und Cyclooxygenase 2: COX-2): Die den Körper überwiegend schützenden und für dessen Funktionen wichtigen Prostaglandine entstehen mit Hilfe der COX-1, die entzündungsvermittelnden, überwiegend negativ wirkenden Prostaglandine dagegen durch die COX-2 (Abb. 64).

Es sind deshalb Substanzen entwickelt worden, die vor allem den enzymatischen Ablauf hemmen, der die entzündungsaktiven Pros-

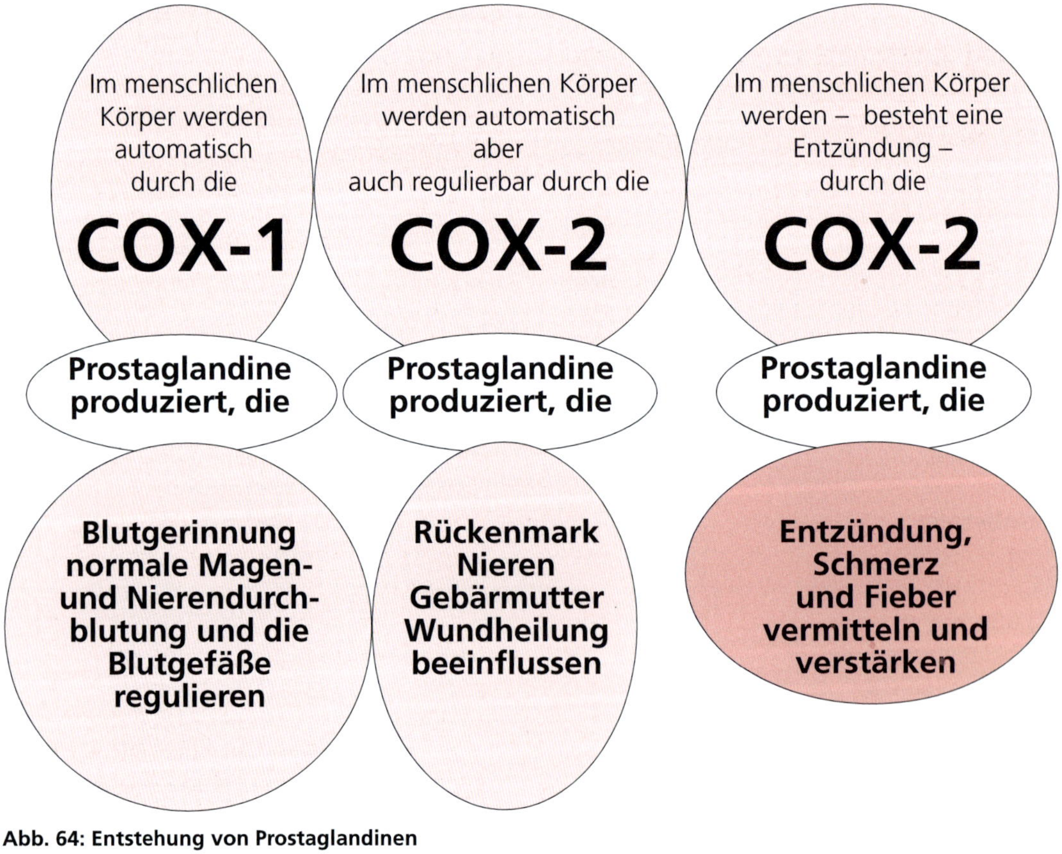

Abb. 64: Entstehung von Prostaglandinen

taglandine bildet. Kortisonfreie Entzündungshemmer unterscheiden sich heute also auch durch die Art und den Umfang, wie sie die Cyclooxygenase 1 und 2 hemmen:

> überwiegend die COX-1-hemmende Mittel (z.B. Aspirin), Substanzen, die ein günstiges Hemmungsverhältnis von COX-1 zu COX-2 haben (Voltaren), und – letzter Stand der Entwicklung – Substanzen, die fast ausschließlich die Cyclooxygenase-2 hemmen wie z.B. Celecoxib (Celebrex), Rofecoxib (Vioxx) und Valdecoxib (Bextra).

Jedoch können auch diese neuen und innovativen *Coxibe* wie die älteren kortisonfreien Entzündungshemmer (Diclofenac, Ibuprofen, Naproxen) unerwünscht wirken. Die Coxibe hemmen die für die Blutgerinnung wichtige COX-1 nicht; darauf wird Ihr Arzt sicherlich achten: Wenn Sie schon einen Herzinfarkt oder eine Gefäßverlagerung (Embolie) hatten, muß das Blut „flüssiger" gemacht werden. Erhalten Sie jetzt ein Coxib, wird Ihr Arzt Ihnen pro Tag 100 mg Acetylsalicylsäure (Aspirin) zusätzlich verordnen. Coxibe können, da sie die Blutgerinnung nicht beeinflussen, sehr gut vor und nach Operationen gegeben werden. Ein weiterer Vorteil der spezifischen COX-2-Hemmer: Zwar entstehen auch durch diese Substanzen manchmal Oberbauchbeschwerden und Magenschmerzen – *die ernsten Nebenwirkungen für Magen und Darm wie Magen/Dünndarmgeschwüre oder Blutungen kommen jedoch erheblich seltener* vor als bei vorwiegend die COX-1 oder ausgeglichen die COX-1/COX-2 hemmenden Substanzen.

Ibuprofen (Dolgit), Indometacin (Amuno) und Diclofenac (Voltaren) sowie zunehmend Coxibe (Celecoxib = Celebrex; Rofecoxib = Vi-

**Tab. 30**

## Kortisonfreie Entzündungshemmer (Auswahl)

| Chemische Kurzbezeichnung | Handelsname | Empfohlene Tageshöchstdosis (mg) | Plasma-halbwertszeit* (ca.Wert; h) |
|---|---|---|---|
| Acemetacin | Rantudil (retard) | 120-180 | 3-5 |
| Diclofenac-Natrium | Voltaren (retard) | 150-200 | 1-2 |
| Indometacin | Amuno (retard) | 150-175 | 2-11 |
| Ibuprofen | Dolgit | 600-2400 | 1-2 |
| Naproxen | Proxen | 750-1000 | 12-15 |
| Meloxicam | Mobec | 7,5-15 | 18-22 |
| Celecoxib | Celebrex | 200-400 | 10-12 |
| Rofecoxib | Vioxx | 12,5-25 (-50) | 15-17 |
| Valdecoxib | Bextra | 10-20 (-40) | 8-12 |
| * Die Zeit, in der ein eingenommenes Medikament zur Hälfte aus dem Körper ausgeschieden ist. | | | |

**Tab. 31**

| Halbwertszeit* kortisonfreier Entzündungshemmer (Auswahl) | |
| --- | --- |
| **Kurze Halbwertszeit (1-7 h)** | Amuno<br>Dolgit<br>Rantudil<br>Voltaren |
| **Mittlere Halbwertszeit (8-16 h)** | Celebrex<br>Bextra<br>Proxen |
| **Lange Halbwertszeit (> 16 h)** | Mobec<br>Vioxx |
| * Zeit, in der ein eingenommenes Medikament zur Hälfte aus dem Körper ausgeschieden ist | |

oxx; Valdecoxib = Bextra) sind sehr häufig gegen Bechterew-Schmerzen verordnete Substanzen (Tab. 30, 31). Sie werden deshalb genauer dargestellt:

*Ibuprofen* (Imbun) kann niedrig – unter 800 mg – und *hoch* (über 1200-1600 mg täglich) dosiert werden. Es wirkt häufig schon niedrigdosiert gut gegen Schmerzen und ist niedrigdosiert im Gegensatz zu höheren Dosen magenverträglicher.

*Indometacin* (Amuno) ist eine antientzündliche Substanz mit zwei Nachteilen: Etwa jeder 4. Patient entwickelt *unerwünschte Wirkungen* im zentralen Nervensystem: z.B. Gedächtnisstörungen und Konzentrationsschwäche. Sind Sie magenempfindlich? Auch dann ist Indometacin nicht das ideale Mittel für Sie. Andererseits: Über 30 Jahre half Indometacin (Amuno) sehr vielen Bechterew-Patienten sehr gut – und zwar (weitgehend) nebenwirkungsfrei. Es gab eine Zeit, in der neue Medikamente, die chemisch alle mit Indometacin verwandt waren, gezielt zur Therapie des Bechterew entwickelt wurden. Und – es gibt das „berühmte" Amuno-*Zäpfchen* (50 oder 100 mg), das – kurz vor dem Einschlafen eingeführt – meist eine schmerzfreie Nacht garantiert.

Ein großer Vorteil von *Diclofenac* (Voltaren) sind seine vielen verschiedenen *Zubereitungsformen*, die ein auf Sie abgestimmtes Therapieren erlauben (unterschiedliche Dosen, schneller wirkend, verzögert freigegeben, Zäpfchen usw.).

*Abschließend:* Coxibe, also vorwiegend bis ausschließlich die COX-2 hemmende Medikamente, sind erst seit einigen Jahren erhältlich. Dazu zählen Celecoxib (Celebrex), Rofecoxib (Vioxx) und Valdecoxib (Bextra). Sie können wie die älteren kortisonfreien Entzündungshemmer normale Vorgänge der Nieren beeinflussen und können – wenn auch diskreter – den Magen schädigen. Sie beeinflussen die *Blutgerinnung nicht* (vor/nach einer Operation) und eignen sich gut für *den älteren Patienten* (älter als 65 Jahre), der wegen mehrerer verschiedener Krankheiten viele unterschiedliche Medikamente einnehmen muß. Coxibe wirken gegen Entzündung und Schmerzen vergleichbar gut wie z.B. Ibuprofen (Imbun), Naproxen (Proxen) oder Diclofenac (Voltaren).

Verschiedene Zubereitungen kortisonfreier Entzündungshemmer wirken unterschiedlich: Ein spätabends eingeführtes Zäpfchen (Suppositorium) oder ein Präparat, das seinen Wirkstoff verlangsamt freigibt (Retardpräparat), kann zum Beispiel die frühmorgendlichen Schmerzen des Bechterew-Patienten lindern.

Substanzen mit einer kurzen Verweildauer *(Halbwertszeit)* im Körper haben weniger unerwünschte Wirkungen (Tab. 31) und erlauben Ihrem Arzt, sich auf Ihr *persönliches Schmerzprofil* einzustellen (Tab. 28, Seite 100) und Ihnen eine schmerzfreie Krankengymnastik (Seite 80).

Die *Nebenwirkungen* der heute entwickelten *kortisonfreien Entzündungshemmer* lassen sich meist erfolgreich beherrschen; nach dem Absetzen des Präparats verschwinden sie wieder. Zur Ergänzung der Tab. 30, die einige willkürlich ausgewählte Medikamente und ihre Dosierung zeigt, sollen theoretische Beispiele möglicher unerwünschter Wirkungen aufgezählt werden:

Die Substanzen Acetylsalicylsäure (Aspirin), Indometacin (Amuno) und selten auch reine Schmerzmittel können Kopfschmerzen und Benommenheit verursachen. Fast jedes Präparat kann einen Hautausschlag hervorrufen, der neben Asthmaanfällen Zeichen eines allergischen Ursprungs ist. Auch er klingt nach dem Absetzen des Medikaments ab. Da die meisten kortisonfreien Entzündungshemmer als Säuren ihren Weg durch den Magen nehmen, kann die Magenschleimhaut gereizt werden: Übelkeit und Erbrechen können die Folge sein.

> Allerdings reden wir alle viel und häufig über Nebenwirkungen: So als ob es die bessernde und heilende Wirkung gar nicht mehr gäbe – so als ob Medikamente erforscht und erfunden wurden, um Nebenwirkungen zu verursachen…!

Viele Salben und Gele *überwärmen* die Haut und überdecken so Schmerzsymptome (Wärmetherapie), andere wirken *kühlend* und vorübergehend schmerzlindernd. Sie enthalten bewährte kortisonfreie Entzündungshemmer.

Häufig sind Schmerzen der Wirbelsäulenmuskulatur erste Warnsymptome einer Wirbelsäulenerkrankung. Andererseits erkranken viele Weichteile lokalisiert und isoliert: so z.B. die Sehnenansätze am Knochen (Enthesitiden). In diesen Fällen lassen sich äußerliche Medikamente unterstützend sehr gut einsetzen.

> Zusammenfassend: Auch Salben/Gele umgehen den Magen und Darm. Je nach Lokalisation Ihrer Schmerzen (hautnah/tief unter der Haut) und Hautbeschaffenheit verursacht das Einreiben vielleicht eine lokale Konzentration des Medikaments und Erleichterung an diesem Ort, nie aber eine Verteilung, die den Körper insgesamt beeinflusst. Nebenwirkungen entstehen nahezu nicht.

## Kortison

Der Körper selbst – die *Nebennierenrinde* – stellt Kortison, die stärkste antientzündliche Substanz, die vor allem zur Bewältigung des täglichen Lebens nötig ist her. Diese Produktion *passt sich aber entzündlichen Krankheitsbildern nicht an.* Also: Vom Körper produziertes Kortison beherrscht eine Entzündung nicht.

Nach einer über längere Zeit eingenommenen täglichen Dosis von 7,5-10 mg (bei manchen Menschen schon weniger), stellt die Nebennierenrinde die körpereigene Produktion ein.

> Kortison *wirkt schnell* und wird deshalb in mit starken Schmerzen verbundenen Phasen der Entzündung Ihrer Krankheit erfolgreich eingesetzt. Über *längere Zeit* hinweg wird der Arzt – *von allerdings nicht so seltenen Ausnahmen abgesehen* – Kortison nicht verordnen, da die möglichen *Nebenwirkungen bedrohlich* sind (beispielsweise Wasseransammlungen im Gewebe, Knochenentkalkung, Zuckerkrankheit bei dazu bestehender Neigung).

Nur in (hoch-)aktiv-entzündlichen Stadien der Spondylitis ankylosans und bei bestimmten *Konstellationen* wie der Iritis, der mehrere Segmente erfassenden Entzündung von Wirbelkörpern, Wirbelgelenken und Bandscheiben, einer aktiven Gelenkentzündung und letztlich der sehr seltenen Organbeteiligung wird Kortison gegeben.

Kortisonpräparate lassen sich in Tablettenform, intravenös und intramuskulär anwenden oder in das Gelenkinnere spritzen. Die letztere, oft sehr erfolgreiche Methode wirkt (fast) ausschließlich lokal und beeinflusst den gesamten Körper nur gering. Ein Gelenk sollte nicht häufiger als 3-6mal pro Jahr punktiert und therapiert werden (Tab. 32).

Die frühmorgendliche Einnahme hat Vorrang, da die Nebennierenrinde selbst die größte Kortisonmenge etwa gegen 6 Uhr morgens ausschüttet. In Tablettenform zusätzlich eingenommenes Kortison trifft zu diesem Zeitpunkt auf die höchste Konzentration körpereigenen Kortisons, was unseren gesunden Organismus am wenigsten stört. Auf den Tag verteilte höhere Kortisondosen würden ihn durcheinander bringen. Denn: die Nebennierenrinde verlernt dann die Eigenproduktion von Kortison und kann in Extremfällen „verkümmern".

Präparate, die Kortison verzögert freigeben (Retardpräparate) und intramuskuläre Depotspritzen sind *nicht* zu empfehlen. Das verzögerte Freigeben aus einer Retardtablette wie auch das langdauernde Anfluten aus einem muskulären Depot stören den Rhythmus der eigenen Kortisonproduktion empfindlich.

Erkranken im Rahmen Ihrer Spondylitis ankylosans ein Schleimbeutel, eine Sehnenscheide oder Bandansätze sowie ein Gelenk isoliert und schmerzen besonders, kann Ihr Arzt Kortison injizieren oder infiltrieren und so auf eine systemische (= den ganzen Körper beeinflussende) medikamentöse Behandlung verzichten.

Die Infiltrationen/Injektionen enthalten lokal den Schmerz mildernde Medikamente

**Tab. 32**

| Kortison in Tablettenform und zum in das Gelenk Spritzen (Auswahl) | | |
|---|---|---|
| | **Substanz** | **Handelsname** |
| **In Tablettenform** | Prednison | Decortin |
| | Prednisolon | Decortin H |
| | Methylprednisolon | Urbason |
| | Cloprednol | Syntestan |
| | Deflazacort | Calcort 6 |
| | selten: dann 4-6 mg/Tag höherdosiert bei Arthritis, Iritis, Wirbelkörperentzündung: 10-20 mg/Tag | |
| **An Kristalle gebunden** | Dexamethasonpalmitat | Lipotalon |
| | Rimexolon | Rimexel |
| | z.B. 20-40 mg Rimexel in Hüft-, Kniegelenke, 10-20 mg in Schultergelenke, 5-10 mg in Fingergelenke. | |

(Lokalanästhetika) oder bestimmte Zubereitungen von Kortison. Auch die Kombination beider Medikamentengruppen ist sehr häufig erfolgreich.

> Zusammenfassend ist Kortison in Tablettenform im Verlauf der Bechterewschen Erkrankung häufig nicht nötig. Ausnahmen sind ein hohes Entzündungsprofil, die Regenbogenhautentzündung, die Entzündung von Wirbelkörpern und Bandscheiben oder Gelenkentzündungen. Dagegen wird an Kristalle gebundenes Kortison – ins Gelenk gespritzt – bei chronischen Gelenkentzündungen (mit/ohne Erguss) oder anderen Therapieformen trotzender Entzündung der Kreuzdarmbeingelenke häufig eingesetzt.

## „Basistherapeutika" und Langzeitantirheumatika

Von „Basistherapie" und Langzeitantirheumatika erhofft sich Ihr Arzt einen *grundlegenden und lange anhaltenden Eingriff* in den Krankheitsablauf der Spondylitis ankylosans.

In Analogie zu ihrem Einsatz bei anderen chronischen Gelenkentzündungen wurden in den vergangenen Jahrzehnten „Basistherapeutika", in den letzten Jahren häufiger auch Langzeitantirheumatika zur Behandlung der Spondylitis ankylosans eingesetzt (Tab. 33, 34).

Während im Rahmen der chronischen Polyarthritiden in diesen letzten Jahren allerdings allgemein die intensive Forschung über den Zeitpunkt des Einsatzes und die Kombination verschiedener „Basistherapeutika" und Langzeitantirheumatika deutliche Fortschritte erzielten, hat sie im Rahmen der Spondylitis

Tab. 34

| „Basistherapeutika", Langzeitantirheumatika und Antizytokine: Dauer bis zum Wirkeintritt | |
|---|---|
| **Schnellwirkend (Wirkungseintritt in den ersten 2-3 Wochen )** | |
| Etanercept | Enbrel |
| Infliximab | Remicade |
| Adalimumab | Humira |
| **Schnell bis mittelschnell wirkend (Wirkungseintritt 4-12 Wochen)** | |
| Methotrexat | Lantarel |
| Leflunomid | Arava |
| Ciclosporin | Sandimmun Optoral |
| Sulfasalazin | Azulfidine RA |
| Azathioprin | Zytrim, Azamedac |
| **Langsam wirkend (Wirkungseintritt > 16 Wo. bis > 24 Wo.)** | |
| Chloroquin | Resochin |
| Hydroxychloroquin | Quensyl |
| Aurothiomalat | Tauredon |

Tab. 33

## „Basistherapeutika" und Langzeitantirheumatika

| Substanz | Handelsname | Anwendungsform und -art (mg: o., i.m., i.v. s.c.) | Dosis anfangs | dauernd |
|---|---|---|---|---|
| **Antimalariapräparate** | | | körpergewichtorientiert | |
| • Chloroquin | Resochin | Tbl. 250 mg o. | 1 x 1 | 1 x 1 |
| • Hydroxychloroquin | Quensyl | Drg. 200 mg o. | 2 x 1 oder 1 x 1 1/2 | 1 x 1/2 |
| **Goldpräparate** | | | | |
| • Aurothiomalat | Tauredon | Amp. 10, 20, 50 mg, i.m. | siehe Schema | |
| **Sulfasalazin** | Azulfidine-RA | Drg. 500 mg o. | 1 x 1-2 x 2 | evtl. 3 x 2 |
| **Zytostatika/ Immunsuppressiva** | | | | |
| • Azathioprin | Azamedac Zytrim | Filmtbl. 25 mg, 50 mg o. | Körpergewicht – individuell orientiert | |
| • Ciclosporin | Sandimmun Optoral | Kps., Lös.: 10, 25, 50, 100 mg, o./i.v. | | |
| **• Methotrexat** | Lantarel Lantarel FS Metex | Tbl. 2,5*, 7,5, 10 mg o. Lösung 7,5, 10, 15, 20 mg i.v., i.m., s.c. | nierenfunktions- und körpergewichtsorientiert 10-25 | individuell |
| **• Leflunomid** | Arava | Tbl. 10, 20, 100 mg o. | + Aufsättigungsdosis 3/2 Tage lang 100 Aufsättigungsdosis 1 x 20 | 1 x 20 (10) 1 x 20 1 x 10 |

o = oral; i.m. = intramuskulär; i.v. = intravenös, s.c. = subkutan;   * Metex

**Tab. 35**

## Sulfasalazin: Einsatz bei der Spondylitis ankylosans

**Der Einsatz von Sulfasalazin ist indiziert:**

- wenn *Gelenkentzündungen* im *Vordergrund* stehen
- wenn eine chronische *Darmentzündung gesichert* ist
- wenn Schmerzen überwiegend *entzündungsbedingt* sind

**Der Einsatz von Sulfasalazin ist nicht indiziert:**

- wenn *ausschließlich die Wirbelsäule* erkrankt ist
- wenn Schmerzen *nicht entzündungsbedingt* sind

---

ankylosans keine eindeutigen Ergebnisse geliefert.

Die „Basistherapeutika" Auranofin (Ridaura), D-Penicillamin (Metalcaptase, Trolovol), Chloroquin (Resochin) und Hydroxychloroquin (Quensyl) *haben bisher nicht bewiesen, dass sie die Entzündung der Wirbelsäule oder Enthesitiden zu bekämpfen vermögen.*

Eine Besserung der Spondylitis ankylosans ist nur in Verläufen mit peripherer Gelenkbeteiligung beobachtet worden.

Das im Formenkreis der Spondarthritiden am häufigsten eingesetzte und wissenschaftlich auch am besten untersuchte Medikament ist *Sulfasalazin (Azulfidine-RA).* Auch Sulfasalazin wirkt nicht an der Wirbelsäule – dagegen an den Gelenken.

Ein Bestandteil von Sulfasalazin, die 5-ASA, die sich im Darm *abspaltet*, beeinflusst makro- und mikroskopische Dickdarmentzündungen positiv: Ist eine Darmentzündung an der Entstehung und dem Verlauf des Bechterew (teil)beteiligt (Seite 30), hat Sulfasalazin im Rahmen der Therapie einen Platz (Tab. 35).

Sulfasalazin (Azulfidine-RA) wird anfangs in einer *Dosis* von 500 mg täglich (1 Tbl.) eingenommen und dann langsam bis auf 2 g (4 Tbl.) gesteigert. Es eignet sich zur Behandlung von Spondarthritiden vor allem, wenn Gelenkentzündungen bestehen. Wirken 2 g/Tag nicht, ist eine Dosissteigerung auf 3 g/Tag möglich. Wie bei anderen Langzeitantirheumatika sind regelmäßige Blutuntersuchungen nötig und immer Kontakte mit dem Arzt, wenn Hautausschläge, Übelkeit usw. auftreten.

Das überwiegend entzündungshemmende *Methotrexat* (MTX; Lantarel) wurde und wird häufig zur Therapie der Spondylitis ankylosans eingesetzt. MTX beeinflusst Gelenke gut, bessert die Abläufe an der Wirbelsäule dagegen nicht.

Vor Behandlungsbeginn wird Ihr Arzt Sie so intensiv wie möglich informieren und darauf achten, dass Ihre Organe (Leber, Nieren), die MTX *verstoffwechseln* und *ausscheiden*, gesund sind.

Ihr Arzt wählt *Dosen* zwischen 7,5 und 30 mg pro Woche. Ob Sie MTX als Tablette einnehmen, oder ob es subkutan, intramuskulär oder intravenös verabreicht wird, hängt davon ab wie aktiv Ihre Erkrankung ist, wie einfach oder umständlich für Sie der Arztbesuch ist und ob Sie selbst subkutan spritzen wollen oder nicht.

Wichtig ist, dass Sie MTX (Lantarel) – *unabhängig von der Anwendungsform* – nur einmal wöchentlich erhalten (Tab. 36).

Beginnen Sie Ihre MTX-Behandlung mit Tabletten, und spüren Sie nach 2-3 1/2 Monaten noch keine Besserung (Rückgang der Schmerzen, bei Gelenken der Schwellung), wechselt Ihr Arzt meist zu einer Anwendungsform, die den Weg durch den Magen-Darmtrakt vermeidet (subkutan, intravenös).

Tab. 36

## Therapie mit Methotrexat:
## Vor der Therapie/Beginn/Kontrollen/Verlauf

- **Gibt es Gegenanzeigen?**

- **Intensive Patienteninformation!**
  - In dieser Form gegeben ist Methotrexat kein Krebsmittel (Vergleich der Gebrauchsinformationen)
  - Methotrexat und Schwangerschaft
  - Wirkeintritt, Einnahmedauer, Erfolgsquoten

- **Untersuchung von Organen, die für die Methotrexat-Therapie wichtig sind**
  - Nierenfunktion (Ausscheidung von Methotrexat)
  - Leberfunktion (Verstoffwechslung von Methotrexat; Alkohol meiden!)
  - Blutbild- und Urinkontrolle

- **Sonstiges**
  - Eingeschränkte Nierenfunktion?
  - Andere Medikamente?

- **Beginn**
  - Wöchentliche Dosis (10 – 30 mg) festlegen (Krankheitsphase, Körpergewicht?)
  - Anwendungsform festlegen: einmal pro Woche, als Tabletten, subkutan, intravenös, intramuskulär?

- **Einnahme wann/wie?**
  - morgens nüchtern, abends – als Einmaldosis oder geteilt?
  - 24 Stunden später 50% der Methotrexat-Dosis Folsäure (individuell)

- **Kontrollen**
  - Anfangskontrollen vor Therapie
  - Folgekontrollen: alle 3 Wochen
  - Danach: alle 5-6 Wochen

- **Verlauf**
Wenn sich Schwellungen, Schmerz und Entzündungszeichen im Blut nach 8 – 14 Wochen nicht (entscheidend, deutlich) gebessert haben, keine Nebenwirkungen auftraten und mit (oraler) Tabletteneinnahme begonnen wurde: Umsetzen auf subkutane, intravenöse oder intramuskuläre Anwendung.

**Tab. 37**

| Therapie mit Methotrexat: Mögliche Nebenwirkungen | |
|---|---|
| • Übelkeit<br>• Erbrechen | **häufig** |
| • Anstieg der Leberwerte<br>• Magenunverträglichkeit, Durchfälle<br>• Hautausschläge, Haarausfall, Mundschleimhautentzündungen | **gelegentlich** |
| • Entstehen neuer Rheumaknoten<br>• Verminderung der Zahl roter und weißer Blutzellen und der Blutplättchen | **selten** |
| • Trockener, längere Zeit anhaltender Husten (Pneumonitis) | **sehr selten** |

Sie bemerken in aller Regel nach 4-8 Wochen die *ersten Erfolge* der Therapie. Nach diesem raschen Wirkungseintritt („Basistherapeutika" brauchten dazu meist Monate) dauert es bei weiterhin erfolgreicher Behandlung noch etwa 2-3 Monate bis zur maximalen Wirkung des MTX, die Ihr Arzt dann in der (zunächst unbefristeten) Langzeittherapie mit der jeweils individuellen niedrigsten Dosis zu erhalten versucht.

Wegen möglicher *Nebenwirkungen* sind Kontrollen der Leberwerte, des Blutbilds, der Lungen- und vor allem der Nierenfunktion nötig (Tab. 37). Auf Alkohol während der Therapie müssen Sie verzichten. Nehmen Sie wegen einer Infektion der Atemwege, der Nieren oder der Harnwege *neben MTX* (Lantarel) *auch Co-Trimoxazol* (z.B. Cotrim 960) ein, *verstärkt sich die Wirkung von MTX und es können sich Blutbildungsstörungen entwickeln.*

Sie selbst können kontrollieren, ob sich Läsionen der Mundschleimhaut entwickeln. Seltener entstehen durch MTX neue Rheumaknoten. Appetitlosigkeit und Übelkeit nach der Einnahme/Anwendung sind (leider) nicht selten. Beginnen Sie unter einer MTX-Therapie zu husten und bleibt dieser *Husten* länger bestehen, sollten Sie unbedingt mit Ihrem Arzt darüber sprechen (Tab. 37).

Vielen Nebenwirkungen kann Ihr Arzt mit *Folsäure* vorbeugen. Der zeitliche Abstand zwischen der Einnahme oder Anwendung von MTX und der Einnahme von Folsäure muß mindestens 24 Stunden betragen, da sonst die Folsäure die Wirkung von Methotrexat vermindern kann.

Da jüngere Sp.a.-Patientinnen häufig Kinderwünsche haben, stellt sich die Frage nach *mutagenen* (= Veränderung von genetischem Material) Einflüssen von MTX auf weibliche Eizellen und männliche Spermien: MTX darf keinesfalls während einer Schwangerschaft eingenommen werden. Für Männer und Frauen während der Therapie und 3-6 Monate vorher bzw. danach ist ein wirksamer Empfängnisschutz vorgeschrieben.

MTX lässt sich – in dieser Form und in dieser niedrigen Dosis gegeben – nicht mit einer Krebstherapie vergleichen.
Diese kurze Zusammenfassung zeigt, dass es früheren „Basistherapeutika" vollkommen an Beweisen fehlt, dass sie die Spondylitis ankylosans bessern können. Verläuft der Bechterew mit einer Arthritis, gibt es Beweise für das positive Wirken gegen die Gelenkentzündungen, jedoch fehlen Be-

weise für einen Einfluss auf die Wirbelsäulenentzündung. Die Spondylitis ankylosans wurde bisher selten mit Kortison, nahezu immer mit kortisonfreien Entzündungshemmern und letztlich auch Coxiben behandelt. Kortisonfreie Entzündungshemmer wie Indometacin (Amuno), Diclofenac (Voltaren) und Ibuprofen (Imbun): Das war bisher die medikamentöse Therapie der Wahl der Spondylitis ankylosans.

## Antizytokine

In einer Rheumaklinik oder einem Rheumazentrum treffen häufig an einer chronischen Polyarthritis oder einem Morbus Bechterew leidende Patienten zusammen. So ist es fast selbstverständlich, dass Bechterew-Patienten in den letzten Jahren oft von neuen, erfolgreichen Medikamenten, den *TNFα-Hemmern (Antizytokinen)*, gegen die *chronische Polyar-*

*thritis* erfuhren und dann darüber mit Mitpatienten diskutierten.

Inzwischen stehen diese Antizytokine auch zur Behandlung der im *Kindesalter entstehenden Gelenkentzündung* und der *Arthritis, die mit einer Schuppenflechte (Arthritis psoriatika)* verknüpft ist, zur Verfügung. Natürlich fragen nun Bechterew-Patienten häufig *„Helfen diese TNFα-Hemmer auch mir?"*

Um diese Fragen zu beantworten, müssen zunächst weitere grundsätzliche Abläufe besprochen werden:
- Wie wirkt TNFα im Körper eines Gesunden, ist TNFα in aktiven Bechterew-Phasen in den Geweben erhöht und welche Rolle spielt es für den Verlauf und die Schmerzen der Spondylitis ankylosans?
- Profitieren auch nicht sehr aktiv-entzündliche Verläufe der Spondylitis ankylosans von TNFα-Hemmern?
- Verbessern TNFα-Hemmer die in mittleren bis späten Krankheitsphasen entstandenen

Tab. 38

| Wirkungen von TNF $\alpha$ | | |
|---|---|---|
| **Zelltyp** | **Vorgang** | **Resultat** |
| **Fresszellen** | Die Produktion entzündungsfördernder Zytokine und Chemokine wird gesteigert. | Die Entzündungsaktivität steigt. |
| **Leberzellen** | Akute Phase Proteine werden vermehrt gebildet. | CrP steigt im Serum |
| **Zellen der Gelenkinnenhaut** | Metalloproteinasen werden vermehrt gebildet. | Knorpeldestruktion |
| **Blutgefäße auskleidende Zellen** | Es werden vermehrt Adhäsionsmoleküle* gebildet. Der vaskuläre Endothelwachstumsfaktor** wird vermehrt gebildet. | Gesteigerte Zellinfiltration Vermehrte Angiogenese*** |
| *  }  entzündungsfördernde Substanzen  ** | | |
| *** Gefäßneubildung | | |

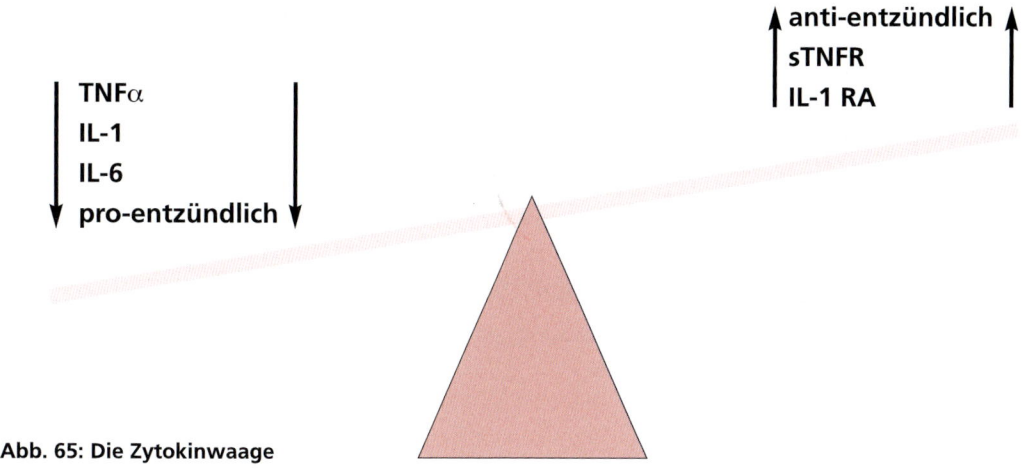

TNFα
IL-1
IL-6
pro-entzündlich

anti-entzündlich
sTNFR
IL-1 RA

**Abb. 65: Die Zytokinwaage**

mechanischen Probleme (Verknöcherung, fixierte Wirbelsäulenfehlhaltung) und bremsen TNFα-Hemmer das Fortschreiten von Verknöcherung oder die in der Bildgebung nicht sichtbare Gewebeverdichtung (Fibrose)?

• Werden durch Sehnen- und Bandentzündungen (Enthesitiden) verursachte Schmerzen gelindert und werden andere Symptome der Spondylitis ankylosans wie die Regenbogenhautentzündung und Gelenkentzündung beeinflusst?

• Was unterscheidet TNFα-Hemmer von den früher „Basistherapeutika" genannten Substanzen, den Langzeitantirheumatika (wie Methotrexat), von kortisonfreien Entzündungshemmern (wie Diclofenac) oder Coxiben (wie Rofecoxib), die bisher überwiegend bei Morbus Bechterew gegeben wurden?

• Welche Voraussetzungen müssen vorliegen, um eine Therapie der Spondylitis ankylosans mit TNFα-Hemmern einzuleiten?

Beim Gesunden ist TNFα an der Abwehr von bakteriellen Infektionen und den Abläufen im Rahmen der Entstehung von Tumoren beteiligt. Gegenspieler von TNFα, die TNFα-Rezeptoren, sorgen beim Gesunden dafür, dass TNFα nicht die negativen Wirkungen entfalten kann, die es bei Entzündungen hat.

In aktiven Entzündungsphasen der chronischen Polyarthritis und der Arthritis psoriatika ist die TNFα-Konzentration im Blut, in der Gelenkinnenhaut und der Gelenkflüssigkeit deutlich erhöht. Das gilt auch für die TNFα-Spiegel in den Kreuzdarmbeingelenken, im Blut und in entzündeten Gelenken im Rahmen der Spondylitis ankylosans. Das Gleichgewicht zwischen entzündungsfördernden und -hemmenden Zytokinen ist dann „zugunsten" der entzündungsfördernden, vor allem TNFα, verschoben (Abb. 65).

Die Bedeutung von TNFα im Rahmen der Bechterewschen Erkrankung liegt – wie bei chronischen Gelenkentzündungen – in seiner entzündungsfördernden Wirkung auf viele verschiedene Zellen des Körpers (Tab. 38). Da Entzündung Schmerzen verursacht, beeinflussen TNFα-Hemmer durch die Dämpfung der Entzündung sicher auch schmerzbedingte Funktionseinschränkungen des Körpers positiv (Tab. 39).

Inwieweit versteifende, für die Spondylitis ankylosans typische Vorgänge verändert und verringert werden, ist (noch) nicht geklärt. Bereits bestehende (z.B.) Syndesmophyten (Knochenspangen zwischen den Wirbelkörpern) werden jedoch nicht zurückgebildet.

Wenn ein Bechterew nur mit milden Entzündungszeichen verläuft und durch fibrotische (gewebeverdichtende) Abläufe Defizite der Funktion aufweist: Könnten TNFα-Hemmer dann helfen? Diese Frage, zunächst mit Skepsis betrachtet, wurde in den letzten Jahren unerwartet beantwortet.

Tab. 39

## Wirkungen der TNFα-Hemmer

**TNFα-Hemmer**

→ wirken *antientzündlich;* sie senken die Produktion anderer entzündungsfördernder Zytokine

→ hemmen die *Gelenk-* und *Wirbelsäulen(??)zerstörung*

→ *neutralisieren TNFα* , das bei Entzündung „im Überschuß" vorhanden ist. Wirken dadurch

– *aktivitätssenkend*

– *schmerzsenkend*

– und verbessern die schmerzverursachten Wirbelsäulenfunktionsdefizite*

– Gelenkschwellungen und Schmerzen gehen zurück

– Entzündungswerte im Blut (CrP, Haptoglobulin, BSG) reduzieren sich

– *positiv auf*

– Iritiden*

– Enthesitiden**

* viele Einzelfallbeobachtungen
** durch Magnetresonanztomographie gesicherte Beobachtung

Vor allem mit Hilfe der Magnetresonanztomographie konnte gezeigt werden, dass TNFα-Hemmer auch bei diesen Verläufen positiv wirken können.

Viele Einzelbeobachtungen, aber auch wissenschaftliche Studien haben inzwischen nachgewiesen, dass TNFα-Hemmer fibrotische Entwicklungen offensichtlich beeinflussen – was sich klinisch wiederum in deutlich vermindertem Schmerz und verbesserter Beweglichkeit zeigte.

Die Hemmung von TNFα scheint die im Verlauf des Bechterew häufig auftretende Regenbogenhautentzündung (Iritis), Sehnen- und Bandansatzentzündung (Enthesitis) und Gelenkentzündung (Arthritis) – auch das zeigen viele Einzelfalluntersuchungen und im Fall der Arthritis kontrollierte Doppelblindstudien – sehr positiv zu beeinflussen.

Es ist noch nicht so lange her, da galt das gute Ansprechen der Spondylitis ankylosans auf kortisonfreie Entzündungshemmer (= nichtsteroidale Antiphlogistika; NSA) als ein Puzzleteil der Diagnose. Heute wird diese Wirksamkeit zwar nicht mehr als diagnostischer Baustein verwendet (Seite 61), *aber kortisonfreie Entzündungshemmer/Coxibe haben einen hohen Stellenwert für die Frage, ob eine TNFα-Therapie angezeigt sei:* Die Antwort ist (unter anderem) ja, wenn mindestens zwei verschiedene nichtsteroidale Antiphlogistika über jeweils einen Zeitraum von mehr als 3 Monaten Schmerzen und Beschwerden nicht entscheidend lindern können (Seite 115).

Nochmals (Seite 105): *„Basistherapeutika"* und *Langzeitantirheumatika* wurden in den letzten 40 Jahren immer dann zur Behandlung der Spondylitis ankylosans eingesetzt, wenn stammnahe (Hüft-, Knie-, Schulter-) oder periphere (Hand-, Sprung-, Finger-) Gelenke erkrankt waren. Unterschiede zwischen diesen Medikamenten und den Antizytokinen zeigt Tab. 40.

Tab. 40

| Unterschiede zwischen „Basistherapeutika", Langzeitantirheumatika und Antizytokinen | | |
|---|---|---|
| **„Basistherapeutika"** | **Langzeitantirheumatika** | **Antizytokine** |
| **Wirkeintritt:** 12-24 oder >Wochen | **Wirkeintritt:** 4-8 Wochen | **Wirkeintritt:** (1) 2-4 Wochen |
| **Wirkdauer nach Absetzen:** 6-12 Wochen | **Wirkdauer nach Absetzen:** 2-6 Wochen | **Wirkdauer nach Absetzen:** 1-3 Wochen |
| **Hemmung der im Röntgen zu sehenden Schäden:** +/- | **Hemmung der im Röntgen zu sehenden Schäden:** + (+) | **Hemmung der im Röntgen zu sehenden Schäden:** ++ (+) |
| **Ansprechen auf die Therapie:** 25-35 % | **Ansprechen auf die Therapie:** 45-55 % | **Ansprechen auf die Therapie:** 45-70 % |
| **Dauer des Medikamenteneinsatzes:** < 1,5 Jahre | **Dauer des Medikamenteneinsatzes:** > 2 Jahre – < 3 Jahre (Ausnahme: MTX) | **Dauer des Medikamenteneinsatzes:** > 3 Jahre (noch offen) |

Für keine der „älteren" Substanzen (parenterales Gold, Antimalarika, siehe 107), oder Immunsuppressiva (Ciclosporin, Azathioprin, siehe 106), aber auch nicht für Sulfasalazin (Azulfidine-RA) und Methotrexat (Lantarel) konnte bewiesen werden, dass sie die Entzündung der Wirbelsäule und der Kreuzdarmbeingelenke des Bechterew besserten.

> Welche Voraussetzungen müssen erfüllt sein, damit eine Spondylitis ankylosans mit einem TNFα-Hemmer behandelt werden kann?

Diese Frage beantworten die *Empfehlungen der Deutschen Gesellschaft für Rheumatologie* und der *ASAS-Gruppe* (**As**sessment der **a**nkylosierenden **S**pondylitis; 4, 10).

Die ASAS-Empfehlungen werden in Tab. 41 wiedergegeben. Sie, wie auch die Empfehlungen der Deutschen Gesellschaft für Rheumatologie, enthalten einen Index, der die Krankheitsaktivität der jeweiligen Spondylitis ankylosans festlegt, den **BASDAI** (= **B**ath **a**nkylosing **s**pondylitis **d**isease **a**ctivity **i**ndex).

Natürlich sind das Empfehlungen für Ärzte. Es ist aber gut, wenn auch Sie als Patient sie kennen, da die offizielle Diskussion über die Kostenübernahme für diese Medikamentengruppe (die TNFα-Hemmer) in den nächsten Jahren sicherlich zunehmen wird.

Im *BASDAI* (Abb. 66, Seite 117) sind „Müdigkeit", „Wirbelsäulenschmerz", „Schmerz in peripheren Gelenken", „lokale Druckschmerzen" und „Ausmaß und Dauer von Morgensteife" berücksichtigt.

Tab. 41

## Empfehlungen zum Therapiebeginn der Spondylitis ankylosans mit TNFα-Hemmern

**Voraussetzungen:**

Gesicherte Spondylitis ankylosans (Seite 61)

Krankheitsaktivität > 4 (BASDAI; Seite 115)

Expertenzustimmung (= internistischer Rheumatologe)

Gescheiterte medikamentöse Therapie

- 2 kortisonfreie Entzündungshemmer / Coxibe halfen über je 3 Monate nicht
- eine intraartikuläre Injektion von Kortison half nicht
- bei Arthritis: Sulfasalazin (Azulfidine-RA) half nicht

**Weitere Voraussetzungen**

Die Ergebnisse der Voruntersuchungen, Vorsichtsmaßnahmen und Kontraindikationen sind strikt zu beachten.

Hat sich die Krankheitsaktivität der Spondylitis ankylosans nach 6-12 Wochen nicht um 50% (oder 2 Einheiten im BASDAI-Index) reduziert, ist die Behandlung abzubrechen.

ASAS, 2003

*Sie selbst markieren auf einer Skala von 0 (keine) bis 10 (schwere) Ihre Einschätzung Ihrer Schmerzen.* Die Fragen beziehen sich auf die vorhergehende Woche.

Welche TNFα-Hemmer gibt es, und wie wirken sie (Abb. 67, Tab. 42)?

Biotechnologisch hergestellte Substanzen (Biologica, *Antizytokine*) unterscheiden sich von „Basistherapeutika" und Langzeitantirheumatika. Sie werden biotechnisch über längere Zeiträume (5 bis 6 Monate) in hochkomplizierten Verfahren hergestellt und wirken erheblich schneller als „Basistherapeutika" und Langzeitantirheumatika.

Zur Übermittlung von Informationen nützt unser Immunsystem Botenstoffe, die von den Lymphozyten gebildeten *Zytokine*, die sich in entzündungsfördernde (wie TNFα oder Interleukin-1) und entzündungshemmende (Interleukin-4 oder Interleukin-10) einteilen lassen.

TNFα ist – dem jetzigen Wissen nach – der „Chef" dieser Zytokine und verursacht im

Verlauf chronischer Arthritiden, auch der Spondylitis ankylosans, direkt oder indirekt Entzündung, Schmerz, Entkalkung des Knochens, Knochen- und Knorpelschäden.

Zwei Möglichkeiten der Hemmung von TNFα sind bisher realisiert worden (Tab. 42):

- *monoklonale Antikörper,* die mit hoher Affinität ausschließlich TNFα binden. Sie haben eine Eliminationshalbwertszeit von 8 bis 14 bzw. 15 bis 20 Tagen und sind entweder chimärer, das heißt sie bestehen aus Maus und menschlichem Globulin (Infliximab: Remicade) oder rein *humaner Natur* (Adalimumab: Humira) und
- *lösliche Rezeptoren* binden hochaffin TNFα und TNFβ und haben eine Eliminationszeit von 4 bis 5 Tagen (Etanercept: Enbrel).

Nochmals: Das „kranke" Immunsystem produziert auch während einer Spondylitis ankylosans vermehrt TNFα. TNFα ist für

# Ermittlung der Krankheitsaktivität der Spondylitis ankylosans

## Wie ist es Ihnen in den letzten 7 Tagen ergangen?

Bitte kreuzen Sie auf den unten aufgeführten Skalen jeweils eine Zahl an. Auch wenn Ihre Beschwerden (Müdigkeit, Schmerzen) schwankten: Bitte entscheiden Sie sich für eine Zahl, um die durchschnittliche Stärke Ihrer Beschwerden anzugeben.

**1. Wie würden Sie Ihre allgemeine Müdigkeit und Erschöpfung beschreiben?**

keine Müdigkeit/ Erschöpfung
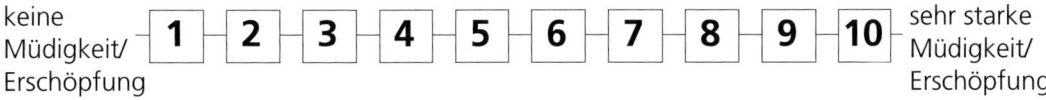
1 — 2 — 3 — 4 — 5 — 6 — 7 — 8 — 9 — 10
sehr starke Müdigkeit/ Erschöpfung

**2. Wie stark waren Ihre Schmerzen in <u>Nacken</u>, <u>Rücken</u> oder <u>Hüfte</u>?**

keine Schmerzen
1 — 2 — 3 — 4 — 5 — 6 — 7 — 8 — 9 — 10
sehr starke Schmerzen

**3. Wie stark waren Ihre Schmerzen oder Schwellungen in <u>anderen Gelenken</u>?**

keine Schmerzen
1 — 2 — 3 — 4 — 5 — 6 — 7 — 8 — 9 — 10
sehr starke Schmerzen

**4. Wie unangenehm waren für Sie besonders berührungs- oder druckempfindliche Körperstellen?**

gar nicht
1 — 2 — 3 — 4 — 5 — 6 — 7 — 8 — 9 — 10
sehr stark

**5. Wie ausgeprägt war Ihre Morgensteifigkeit nach dem Aufwachen?**

gar nicht
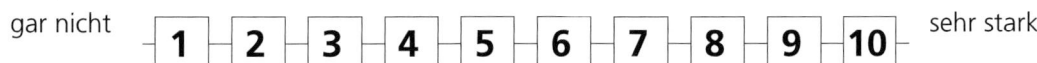
1 — 2 — 3 — 4 — 5 — 6 — 7 — 8 — 9 — 10
sehr stark

**6. Wie lange dauert diese Morgensteifigkeit im allgemeinen?**

in Stunden
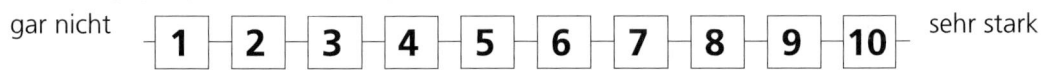
1 — 2 — 3 — 4 — 5 — 6 — 7 — 8 — 9 — 10

hatte keine
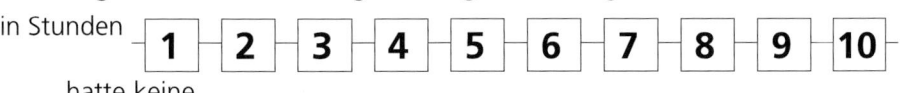

**Legende:**

Die Ergebnisse der Fragen 1 bis 4 und das Ergebnis der Fragen 5 und 6, das zusammengezählt wird, werden insgesamt zusammengezählt und dann durch 5 geteilt. Maximal können pro Frage 10 Score-Punkte erreicht werden, das Score-Spektrum liegt zwischen 0 und 50. Eine Sp.a. ist aktiv wenn Sie über ≥4 Wochen einen BASDAI von >4 hat.
Als positive Therapieantwort wird eine Reduzierung des BASDAI um 50% oder global um 2 Score-Punkte (Score 0-10) gewertet.

**Abb. 66: Bestimmung der Krankheitsaktivität bei der Spondylitis ankylosans durch den BASDAI-Index**

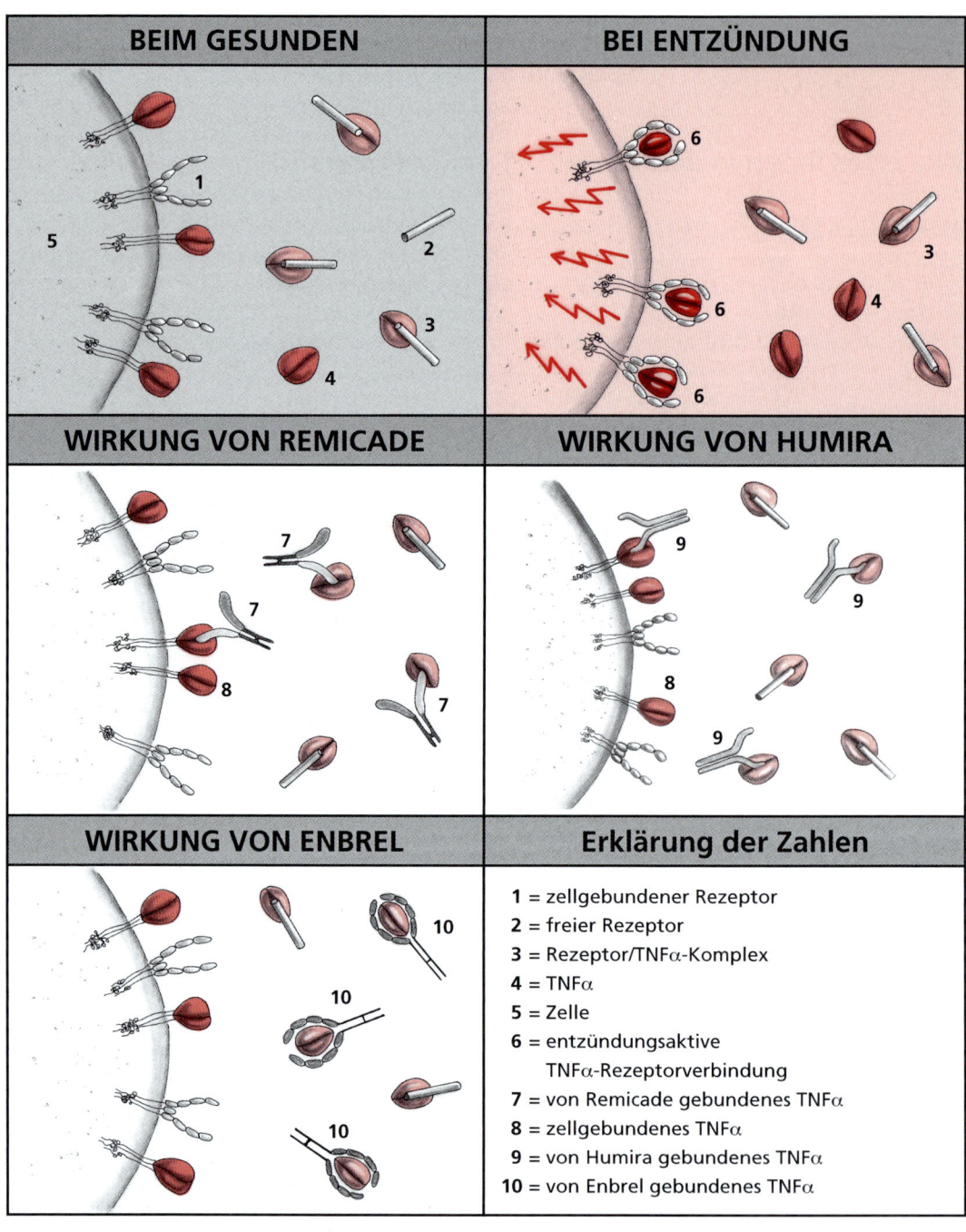

| BEIM GESUNDEN | BEI ENTZÜNDUNG |
|---|---|
| WIRKUNG VON REMICADE | WIRKUNG VON HUMIRA |
| WIRKUNG VON ENBREL | Erklärung der Zahlen |

**Erklärung der Zahlen**

1 = zellgebundener Rezeptor
2 = freier Rezeptor
3 = Rezeptor/TNFα-Komplex
4 = TNFα
5 = Zelle
6 = entzündungsaktive
  TNFα-Rezeptorverbindung
7 = von Remicade gebundenes TNFα
8 = zellgebundenes TNFα
9 = von Humira gebundenes TNFα
10 = von Enbrel gebundenes TNFα

**Abb. 67: Wirkmechanismen der TNFα-Hemmer**

Tab. 42

| **TNFα-Hemmer** | | | |
| --- | --- | --- | --- |
| | **Etanercept** | **Infliximab** | **Adalimumab** |
| **Handelsname** | Enbrel | Remicade | Humira |
| **Bindungsziel und -aktivität** | TNFα, TNFβ, hoch – sehr hoch | TNFα hoch – sehr hoch | TNFα hoch – sehr hoch |
| **Halbwertszeit (T)** | 4-5 | 10-14 | 14-19 |
| **Anwendungsform und zeitliches Intervall** | subkutan 2x/Woche | intravenös 4-8 Wochen | subkutan jede 2. Woche |
| **Dosierung (mg)** | 25 | 3-8/kg KG | 40 |
| **mögliche (zwingende) Kombinationen** | Monotherapie oder MTX | zwingend mit MTX | Monotherapie oder MTX |
| **Struktur** | humanes lösliches TNF-Rezeptor-fusionsprotein | chimärer monoklonaler Antikörper | humaner, monoklonaler Antikörper |

Schwellungen, Schmerzen und andere Entzündungszeichen mitverantwortlich und begünstigt zudem die Entstehung anderer entzündungsfördernder und antientzündlicher Zytokine. Der Entzündungsüberschuss von TNFα kann durch zwei grundsätzliche Wirkmechanismen neutralisiert werden (Abb. 67): durch auch sonst im Körper vorhandene, bei Entzündung aber nicht ausreichende Bindungseiweiße (= Rezeptoren) oder durch Antikörper, die TNFα binden.

Im Blut Gesunder finden sich zellgebundene Rezeptoren (1), freies TNFα (4) und freie lösliche TNFα Rezeptoren (2). Letztere binden TNFα (3) und verhindern so, dass TNFα an Rezeptoren gebunden wird, die mit Zellen (5) verbunden sind (Abb. 67). Im Verlauf einer aktiven Entzündung werden zwar vermehrt lösliche TNFα-Rezeptoren produziert, jedoch noch mehr TNFα, dass sich deshalb doch an zellgebundene Rezeptoren binden kann (6) und dadurch zur Entzündung (Schwellung, Schmerz, Überwärmung usw.) führt. In dieser Phase ist das Gleichgewicht von TNFα und abfangenden TNFα-Rezeptoren zugunsten des entzündungsfördernden TNFα verschoben.

Durch die Gabe von teils aus menschlichen, teils aus Proteinen der Maus bestehenden Antikörpers Infliximab (Remicade; 7) oder des rein humanen monoklonalen Antikörpers Adalimumab (Humira; 9) entstehen durch die Bindung von TNFα und an die Zellmembran gebundenem TNFα (8) „Antikörper-TNFα-Komplexe", die entzündungsinaktiv sind (7, 9).

Durch die Gabe des synthetisierten, aber rein menschlichen löslichen TNFα-Rezeptoreiweißes (Etanercept: Enbrel) wird TNFα gebunden (10), die Entzündung und ihre Zeichen

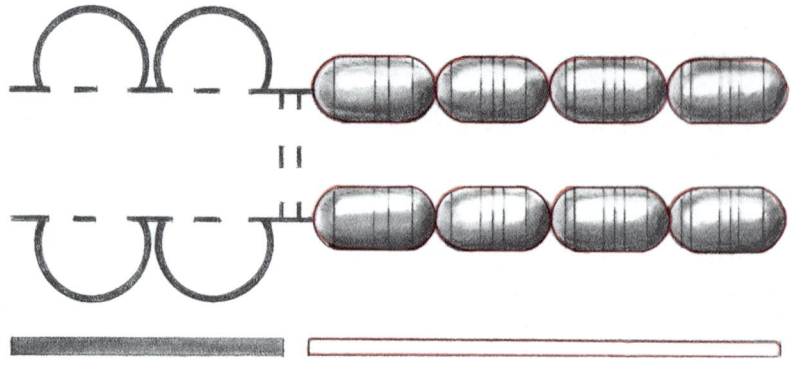

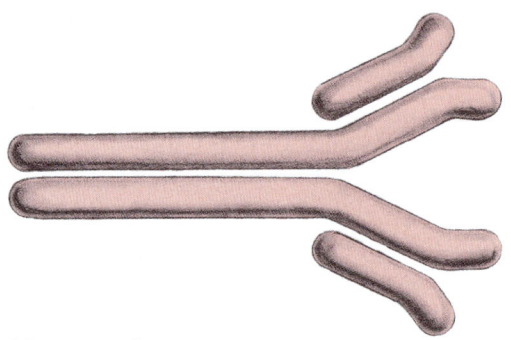

werden reduziert oder ganz gestoppt. TNFα und Enbrel bilden einen entzündungsinaktiven Komplex (10).

**Etanercept (Enbrel)** ist ein rein menschliches Rezeptorfusionsprotein, *kein Antikörper* (Abb. 68). Es bindet TNFα (und eine zweite Form: TNFβ) und neutralisiert so entzündungsfördernde TNFα-Spiegel, wie auch eine Reihe anderer „Entzündungsmotoren".

Seine *Halbwertszeit* liegt bei 4-5 Tagen.

Es steht *zur Therapie* der chronischen Polyarthritis des Erwachsenen, der Arthritis psoriatika, der im Kindesalter entstehenden polyartikulären Arthritis und der Spondylitis ankylosans *zur Verfügung*.

Wie die anderen TNFα-Hemmer darf es *nicht* bei chronischen oder akuten aktiven Infektionen oder bei anderen Gegenanzeigen eingesetzt werden. Eine zusammenfassende Darstellung *unerwünschter Wirkungen* und *Gegenanzeigen* findet sich auf Seite 120.

Die empfohlene *Dosis* für Etanercept (Enbrel) für erwachsene Patienten mit chronischer Polyarthritis, Arthritis psoriatika und Spondylitis ankylosans beträgt 2x25 mg/Woche. Das Intervall zwischen beiden wöchentlichen Anwendungen liegt bei 3-4 (5) Tagen. *Etanercept wird unter die Haut gespritzt.*

*Etanercept kann allein eingesetzt* oder mit Methotrexat, Kortison und kortisonfreien Entzündungshemmern kombiniert werden. Die im Kindesalter entstehende Polyarthritis wird mit 0,4 mg/kg KG Etanercept (maximal 2x25 mg/Woche) behandelt.

Nach 3monatiger Therapie ohne Erfolg (bleibende Entzündungszeichen im Blut, bleibende Schwellungen) sollte Etanercept abgesetzt werden. Wie bei Adalimumab und Infliximab ist ein Wechsel zu einem anderen TNFα-Hemmer möglich.

**Adalimumab (Humira)** ist ein rein menschlicher monoklonaler Antikörper, der das entzündungsfördernde TNFα inaktiviert (Abb. 69). Adalimumab hemmt auch viele andere Abläufe, die die Entzündung fördern.

Seine *Halbwertszeit* liegt zwischen 14 und 19 Tagen.

Adalimumab wird erwachsenen Patienten mit mittelschwerer bis schwerer chronischer Polyarthritis dann *gegeben*, wenn die Erkrankung nicht oder nur unzureichend auf Methotrexat (Lantarel, Metex) oder z.B. Sulfasalazin (Azulfidine-RA) angesprochen hat. Adalimumab kann zusammen mit MTX, anderen

Langzeitantirheumatika, kortisonfreien Entzündungshemmern, Kortison *und auch als einziges Medikament gegeben werden.* Es ist für die Therapie der Spondylitis ankylosans (noch) nicht zugelassen.

*Nicht eingesetzt* werden darf Adalimumab bei chronischen oder akuten aktiven Infektionen bzw. anderen *Gegenanzeigen,* die wie die häufigsten *Nebenwirkungen* für alle TNFα-Hemmer auf Seite 120 zusammengefasst sind.

Adalimumab (Humira) gibt es in Fertigspritzen, die in 0,8 ml 40 mg Adalimumab enthalten. *Es wird jede 2. Woche unter die Haut (subkutan) gespritzt.* Wird es allein (z.B. ohne Methotrexat) eingesetzt, kann die *Dosis* von 40 mg/alle zwei Wochen auch wöchentlich gespritzt werden.

Wie andere TNFα-Hemmer sollte Adalimumab nach 8-12wöchiger erfolgloser Therapie (= nicht verringerte Entzündungswerte im Blut und nicht abnehmende Gelenkschwellungen) abgesetzt werden. Wie bei allen TNFα-Hemmern ist der Wechsel zu Etanercept oder Infliximab möglich.

**Infliximab** enthält *chimäre* (aus Maus- und menschlichem Eiweiß zusammengesetzte) *monoklonale Antikörper,* die TNFα binden und dadurch inaktivieren (Abb. 70).

Seine *Ausscheidungshalbwertszeit* liegt zwischen 10 und 14 Tagen.

Infliximab (Remicade) wird zur Therapie der mittelschweren und schweren chronischen Polyarthritis, der Spondylitis ankylosans und einer entzündlichen Darmerkrankung (Crohnsche Erkrankung) *eingesetzt.*

*Nicht verwendet* werden darf es bei akuten oder chronischen aktiven Infektionen. Andere *Gegenanzeigen* sind wie die *Nebenwirkungen* auf Seite 120 dargestellt.

Infliximab wird pro Kilogramm Körpergewicht mit zwischen 3 und 10 mg dosiert (ein Beispiel: Ein 83 kg schwerer Mann erhält pro Infusion 250 mg Infliximab). Der über 2 Stunden währenden Infusionszeit schließt sich eine Nachbeobachtungszeit von 1-2 Stunden an, da unerwünschte Wirkungen infusionsbedingt sein können. Während der Hersteller

zur Therapie der chronischen Polyarthritis 3 mg pro kg Körpergewicht in 8wöchigen Abständen empfiehlt, sollen die Spondylitis ankylosans und die Spondarthritiden mit 5 mg pro kg Körpergewicht behandelt werden. In der Praxis werden Infusionsintervalle variiert (4-6-8 Wochen).

*Infliximab muß zusammen mit meist niedrigdosiertem Methotrexat (7,5-12,5 mg/Woche; Lantarel, Metex) verabreicht werden.*

**Dauer der Therapie**

Zwei unterschiedliche Therapieschemata wurden bisher im Rahmen der Spondarthritiden und auch der Spondylitis ankylosans untersucht: die überwiegende Anzahl aller Patienten wurde – wie bei der Behandlung der chronischen Gelenkentzündungen – unbefristet therapiert.

Untersuchungen mit einer *therapeutischen Intervention,* deren Dauer ca. 3 Monate betrug, erbrachten unterschiedliche Ergebnisse.

Einem Teil der so behandelten Patienten ging es auch 6-12 Monate nach Therapiestopp noch genau so gut wie unter der Behandlung. Um zu entscheiden welche Spondylitis ankylosans auf die kurzfristige Behandlung längerfristig und mit Erfolg anspricht fehlen im Augenblick noch sichere Voraussagekriterien.

Im Gegensatz zu MTX und anderen Langzeitantirheumatika führte aber der erneute Behandlungsbeginn mit TNFα-Hemmern bei nahezu allen Fällen wieder zum Erfolg. Aus diesem Grund birgt der Versuch zeitlich begrenzt zu behandeln kein Risiko in sich. Dennoch, auch für die Therapiedauer mit TNFα-Hemmern gilt – wie auch für Langzeitantirheumatika – dass sie gegeben werden solange sie die Erkrankung in einer beschwerdefreien oder -armen Phase (Remission) halten.

**Vorsichtsmaßnahmen**

Häufige, besonders am Anfang entstehende unerwünschte Wirkungen sind lokale Irritationen an den Eintrittsstellen. Wenn Sie selbst eine „Injektionsschule" absolvieren, werden Anzahl und Schwere dieser Reaktionen abnehmen.

*Weitere Regeln:*
- Eine in der Spritze gebliebene Restmenge darf nicht später nachinjiziert werden. Hatte die Spritze mit dem Boden, dem Tisch oder etwas anderem Kontakt oder wurde die Schutzkappe zu früh von der Spritze genommen, darf sie nicht mehr verwendet werden. Und nochmals: Fertigspritzen usw.

immer kühl lagern (Kühlschrank), jedoch nicht einfrieren. Wenn Sie verreisen, oder das Medikament auch nur von der Apotheke nach Hause transportieren: Die Kühlbox ist ein Muss.

Für *alle* TNFα-Hemmer gilt, dass sie *nicht gleichzeitig mit Lebendimpfstoffen verabreicht* werden sollen.

Jede Antikörperbildung wird durch die gleichzeitige Gabe von Methotrexat (Lantarel, Metex) deutlich reduziert (Infliximab *muß* mit Methotrexat gegeben werden).

Bei bereits *bestehender Herzschwäche* sollen alle TNFα-Hemmer nur zurückhaltend eingesetzt werden, und *in Schwangerschaft* und *Stillzeit* sollen sie nicht verwendet werden. Das gilt auch für bestehende *lokale* oder den *gesamten Körper betreffende Infektionen*.

Ihr Arzt wird Sie vor der Therapie genau nach einer *früheren Tuberkulose* fragen. Er wird Sie auch fragen, ob Sie Kontakt mit an Tuberkulose Erkrankten hatten, und er wird zuerst eine Röntgenaufnahme Ihrer Lunge und einen Hauttest anordnen, um auszuschließen, dass Sie eine (milde, ohne auffallende Symptome verlaufende) Tuberkulose hatten. *Diese Untersuchungen vor der Therapie sind bisher für Infliximab (Remicade) und Adalimumab (Humira) vorgeschrieben,* werden aber auch im Rahmen der Therapie mit Etanercept (Enbrel) durchgeführt.

### Nebenwirkungen

Allein gegeben, führen alle – in allerdings unterschiedlichem Umfang – zur Bildung von *antinukleären Antikörpern* und *Antikörpern* gegen sich *selbst* (Etanercept am wenigsten, dann Adalimumab, am meisten Infliximab). Die Bildung antinukleärer Antikörper (ANA) – schon bei Sulfasalazin bekannt – bleibt in (fast) allen Fällen nur ein „Laborproblem". Krankheiten (wie die progressiv-systemische Sklerose oder Mischkollagenosen), die mit antinukleären Antikörpern verknüpft sind, entwickeln sich extrem selten nach der Gabe von TNFα-Hemmern. Das gilt auch für die Entstehung eines systemischen Lupus erythematodes, den Anti-ds-DNS-Antikörper charakterisieren. Vereinzelt wurde das einem systemischen Lupus erythematodes ähnelnde klinische Bild beschrieben ("lupuslike"), das sich jedoch nach Absetzen der Substanz schnell normalisierte.

Von vielleicht größerer Bedeutung könnte die Bildung von Antikörpern gegen die gespritzten Substanzen sein. Diese Antikörper können die Wirkung ihres quasi eigenen Medikaments mindern (Infliximab?).

*Unerwünschte Wirkungen* von TNFα-Hemmern sind ähnlich, aber nicht deckungsgleich. Die zeitlich längsten und am intensivsten dokumentierten Erfahrungen bestehen für Etanercept (Enbrel). Wie auch für Adalimumab (Humira) hat sich gezeigt, dass die häufigsten Nebenwirkungen – *Reaktionen an den Injektionsstellen* – überwiegend in den ersten Monaten auftreten. Aus diesem Grund sollten Sie über *diese Möglichkeit gut* informiert sein, bevor Sie selbst injizieren. Um unnötige Sorgen zu vermeiden, sollten Sie Ihren Arzt danach fragen.

*Wie reagiert die Haut?*

Es können kleinere oder größere unterschiedlich intensive *Rötung* und *Schwellungen* entstehen (vor allem wenn Sie an Hautstellen injizieren, die Sie beim letzten Mal oder schon früher einmal nutzten). Die Haut kann jucken; Missempfindungen können sich ebenso wie Schmerzen (allerdings selten) entwickeln. Lokale Hautreaktionen klingen meist nach einigen Wochen ab. Bleibende Hautschäden gibt es nicht.

*Was können Sie gegen diese lokalen Hautreaktionen tun?*

Sie können die Injektionsstelle je 3 Minuten vor und nach der Injektion (bei Brennen, Jucken, Schwellung oder Schmerzen) kühlen oder kühlende Salben/ Gele auftragen, die den Juckreiz nehmen.

Während/nach der Infusion von Infliximab in die Vene kann es zu *Infusionsreaktionen* kommen.

Da TNFα im Körper des Gesunden eine *wichtige Rolle für die Abwehr von Infektionen und das Entstehen von Tumoren* spielt, wurden Patienten, die über 6-8 Jahre TNFα-Hemmer erhielten, in dieser Zeit sehr genau beobachtet. Es zeigte sich, dass Infektionen der Atem- und harnableitenden Wege zwar häufiger als bei Scheinmedikamenten (Plazebo) auftraten – aber doch nur geringfügig. Bösartige Tumoren entstanden in den bisherigen Untersuchungen vor der offiziellen Einführung in die Gesundheitssysteme und auch bei den Anwendungen danach nicht häufiger als in der (gesunden) Bevölkerung.

Weitere gemeinsame (mögliche) *Nebenwirkungen*: Virusinfektionen, Fieber, Kopfschmerzen, Schwindel, Benommenheit, Ermüdung, Hitzegefühl, Übelkeit, Magenschmerzen, Hautausschläge und Juckreiz.

Treten unter der Therapie mit Infliximab, Humira oder Enbrel *akute/chronisch rezidivierende Infektionen* auf, müssen *alle* TNFα-Hemmer *abgesetzt* werden.

> Aus dem bisher Dargestellten geht zweierlei hervor:
> - Jede Therapie mit TNFα-Hemmern muß von einem Arzt durchgeführt werden, der mit Ihrer Krankheit und diesen Substanzen vertraut ist, und
> - jede dieser Therapien muß sorgfältig überwacht und kontrolliert werden.

Denn: Trotz aller bisherigen positiven Erfahrungen – die Behandlung mit TNFα-Hemmern ist immer noch eine "junge" Therapieform. Langzeiterfahrungen werden noch gesammelt und ausgewertet werden müssen.

Entwickeln sich während der Therapie mit Infliximab oder Adalimumab Husten, Gewichtsverlust und eventuell leicht erhöhte Temperatur: Sprechen Sie unbedingt mit Ihrem Arzt darüber.

## Vorteile

Welche Unterschiede bestehen zwischen den einzelnen TNFα-Hemmern – gibt es einen ungünstigsten/einen besten? Diese Frage ist zur Zeit nicht leicht zu beantworten. Alle TNFα-Hemmer wirken, z.B. gemeinsam mit Methotrexat (Lantarel) gegeben, sehr gut.

Dennoch lassen sich *unterschiedliche Eigenschaften* auflisten:

- Die *Art der Anwendung* unterscheidet sich (subkutan alle 14 Tage oder 1 bzw. 2x wöchentlich; in die Vene alle 4-8 Wochen).
- Die jeweilige Anwendungsform lässt *unterschiedliche Nebenwirkungen* entstehen (lokale Injektionsreaktionen; Infusionsreaktionen)
- Die Substanzen *verweilen unterschiedlich lange* im Körper (Seite 119).
- Infliximab *muß*, Adalimumab und Etanercept können mit *Methotrexat* gegeben werden.
- Die Zusammensetzung ist unterschiedlich (humaner Rezeptor, humaner Antikörper, chimärer Antikörper).
- Infliximab *wirkt* im Gegensatz zu Etanercept auch bei *chronisch-entzündlicher Darmerkrankung.*
- Die Wirkmechanismen sind verschieden (Antikörper; Rezeptoren).
- Art und Ausmaß der *Antikörperbildung* sind verschieden.
- Letztlich: Noch sind die verschiedenen TNFα-Hemmer für eine Reihe unterschiedlicher Krankheiten, also nicht genau begrenzt, zugelassen. Das wird sich aber sicherlich bald ändern.

Internistische Rheumatologen und behandelte Patienten empfinden TNFα-Hemmer als *Durchbruch* in der medikamentösen Therapie chronischer Arthritiden Erwachsener und von Kindern. Das gilt auch für die Arthritis psoriatika und die Spondylitis ankylosans. TNFα-Hemmer vermindern Entzündung und daraus entstehende Symptome oder Schäden (bei frühzeitiger Therapie) bei etwa 7 von 10 Patienten.

> „Die Krankheit verändernd", so wurden „Basistherapeutika" bezeichnet. Dagegen erfüllen TNFα-Hemmer häufig den Anspruch, die „Krankheit zu beherrschen" und die im Röntgen oder einer anderen Bildgebung sichtbare Zerstörung von Gelenken und Wirbelkörpern zu hemmen.

> Da es neue Medikamente sind, ist die engmaschige und sachkundige Kontrolle durch einen mit ihnen und der speziellen Erkrankung vertrauten Arzt unbedingt nötig.

## Sonstige

Für *Biphosphonate* – vor einigen Jahren zur Therapie der Osteoporose entwickelt – sind in den letzten Jahren einige neue Indikationen entdeckt worden: Schmerzsyndrome, Komplexes regionales Schmerzsyndrom, Knochenmetastasen – und die *Spondylitis ankylosans.*

Einige Untersuchungen der letzten Jahre, die mit unterschiedlich dosierten Biphosphonaten (z.B. Pamidronat) und in unterschiedlicher Anwendungsform durchgeführt wurden, ließen Besserungen des BASDAI (Seite 117), der Entzündungsaktivität und der Funktion der Spondylitis ankylosans erkennen.

## Zusätzlich: Andere Medikamente?

Drei Gründe erfordern im Verlauf eines Bechterews manchmal zusätzliche Medikamente, die *keine* Antirheumatika sind:

- Bestimmte *Symptome* und *Komplikationen*, die im Verlauf einer Spondylitis ankylosans bestehen oder entstehen können (Tab. 43).
- Die von einer schweren Spondylitis ankylosans erzwungene *Dauertherapie* mit einem Medikament (z.B. Kortison), die ein *erhöhtes Risiko von Nebenwirkungen* und deren Folgen in sich birgt. Ihr Arzt wird dann vorbeugend behandeln (Tab. 44).
- Ihre individuell verschiedenen körperlichen Schwachpunkte – z.B. der Magen –, die vorbeugend geschützt werden müssen.

Ihre Krankheit entwickelt häufig *Begleitsymptome*, die speziell therapiert werden müssen. Jeder Bechterew-Patient kennt die Bedeutung einer Regenbogenhautentzündung (Iritis). Im Verlauf einer chronischen Polyarthritis z.B. leiden nicht selten Augen, Mund und andere

Tab. 43

## Symptome und Komplikationen der Spondylitis ankylosans, die eine Zusatztherapie nötig machen können (Auswahl)

| Symptome | Therapie | Substanz (Handelsname) |
|---|---|---|
| Durchfall | Darmmittel | Loperamid-HCl (Imodium) |
| Regenbogenhaut-entzündung | Kortisonhaltige Tropfen/Salbe | Prednisolontropfen (Ultracortenol-Augentropfen) Dexamethason Salbe (Spersadex) |
| | Pupillenerweiterung | Mydriatika (Mydrum Augentropfen) |
| Harnwegsentzündung | Antibiotika (Tetracycline) | Doxycyclin (Vibramycin) |
| Schuppenflechte | Äußerliche und innerliche Antischuppenflechten-präparate | Salicylhaltige Externa (Lygal N) Dithranol (Psoralon MT) Kortisonhaltige Externa (Diprosone) Acitretin (Neotigason) |
| **Komplikationen** | | |
| Osteoporose | Calcium Vitamin D Präparate Biphosphonate | Calcium Vitamin D3 (Vigantoletten) Alendron (Fosamax 70) |
| Hoher Blutdruck | Blutdrucksenkende Mittel unterschiedlicher Substanz-klassen | z.B. ACE-Hemmer (Arelix) |

Schleimhäute (z.B. Vagina) durch ausgeprägte Trockenheit.

Miterkrankte innere Organe – wie z.B. die Nieren im Verlauf eines systemischen Lupus erythematodes – erzwingen ebenso eine spezielle Therapie wie auch durch Infektionen eingeleitete reaktive Arthritiden. Die Schuppenflechte (Psoriasis), die die Arthritis begleitet, muß meist gesondert behandelt werden.

*Komplikationen* dagegen entstehen durch von der Krankheit geschaffene Bedingungen: sie sind aber eher selten. So ist die Wirbelsäule eines Bechterew-Patienten im späten Verlauf der Krankheit nicht mehr elastisch und beweglich: Ein Sturz führt leichter zu einer Wirbelkörperfraktur.

Jede *Dauertherapie* mit Kortison birgt das Risiko einer Osteoporose. Es ist deshalb sinnvoll, vorbeugend Calcium und Vitamin D zu geben. Die Langzeitbehandlung mit Methotrexat (Lantarel, Metex) wird immer von *Folsäure* begleitet. Die Erfahrung der letzten Jahre hat gezeigt, dass Folsäure die Nebenwirkungen des Methotrexat deutlich senkt.

Tab. 44

| Erhöhte Nebenwirkungsrisiken durch Dauertherapie und individuelle „Schwachpunkte" (Auswahl) | | |
|---|---|---|
| **Erhöhte Risiken, durch** | **Nebenwirkungen** | **Therapie** |
| Kortison | *Osteoporose* | siehe Tab. 42 |
| Methotrexat | *Folsäuremangel* | Folsäure (Folsan) |
| Methotrexat + Sulfasalazin | *Folsäuremangel* | Folsäure (Folsan) |
| Immunsuppressiva | *chronische Infektionen* | eventuell Antibiotika |
| Ciclosporin | *Bluthochdruck* | Medikamente gegen hohen Blutdruck |
| Kortisonfreie Entzündungshemmer + Kortison | *Magenschleimhautschäden* | Omeprazol (Omeprazol Stada) |
| **Individuelle „Schwachpunkte"** | | |
| Magen | *Protonenpumpenhemmer* | Omeprazol (Antra MUPS) |
| Übelkeit | *Brechreiz, Erbrechen* | Metoclopramid (Paspertin) |

Kortisonfreie Entzündungshemmer (Seite 101) können (sie müssen es nicht) sich durch die Art ihrer Wirkung negativ für die Magenschleimhaut auswirken. Ist der *Magen* Ihr schwacher Punkt, wird Ihr Arzt ihn durch ein Medikament wie z.B. Omeprazol (Antra) – schützen. Das gilt insbesondere für die gleichzeitige Therapie von kortisonfreien Entzündungshemmern *mit* Kortison – *nicht aber für Kortison allein.* Kortison schadet dem Magen nicht.

# Strahlen und Röntgentherapie, Isotopensynoviorthese

Das *Edelgas Radon* ist radioaktiv und sendet hochenergetische $\alpha$-Strahlen aus. Radon findet sich in *Thermalquellen* und der *Luft* von Höhlen oder Bergwerkstollen. Radonhaltige Luft wird inhaliert, in radonhaltigem Wasser wird gebadet, radonhaltiges Wasser wird getrunken.

Die Rahmenbedingungen für Inhalation, Baden bzw. Trinken des Radons sind unterschiedlich: So enthält die Luft im Rudolfstollen bis zu 0.13 kBq/Liter Atemluft, bei Temperaturen im „Behaglichkeitsbereich". Im Gegensatz dazu enthält der Paselstollen in *Bad Gastein Radonwerte* bis zu 0.17 kBQ/Liter Stollenluft.

Dieser Stollen ist in 5 Stationen eingeteilt, in denen die *Temperatur von 38° auf 41,5°C und die Luftfeuchtigkeit von 70% bis zu 95%*

*steigt.* In 4 Wochen werden 12 Stolleneinfahrten durchgeführt, wobei – belastungsangepasst – Temperatur und Luftfeuchtigkeit ansteigen, der Radongehalt der Luft jedoch stets gleich bleibt. Im Therapiebereich hält sich der Patient etwa 60 Minuten auf, von denen er 45 Minuten auf einer Liege ruht.

Radon wird auch durch Wasserbäder vermittelt, die 3 kBq/l (in Schlema) bzw. 0,8 kBq/l (in Bad Steben) enthalten.

Die *Wirkung des Radon* auf „rheumatische" Krankheiten und hier auf die Bechterewsche Erkrankung sind inzwischen häufig untersucht worden, bleiben letztlich *aber unklar:* antientzündlich, immunmodulierend, schmerzlindernd? In vielen dieser wissenschaftlichen Untersuchungen wird die *eigene Wirkung des Radons* betont; weder Wärme (Stollen/Bäder) noch Luftfeuchtigkeit (Stollen) sollen eine spezielle Wirkung entfalten (5). Einer wissenschaftlichen Betrachtung halten bisherige Ergebnisse nicht stand. Nebenbei: Die nicht seltene Aktivierung einer Regenbogenhautentzündung lässt sich vielleicht als unspezifische Reizwirkung erklären.

Etwa Mitte der 70er bis Mitte der 80er Jahre fuhren aus dem Münchener Raum viele Bechterew-Patienten nach Bad Gastein. Ein subjektiver Eindruck aus dieser Zeit: Vom Radon „profitierten" vor allem die sogenannten *Spondylarthritiden*, Verläufe, in denen die kleinen Zwischenwirbelgelenke entzündlich erkranken, Syndesmophyten dagegen jedoch fehlen.

Eine vor 30 Jahren noch öfter praktizierte Behandlung war die *Therapie mit Röntgenstrahlen,* da sie antientzündlich und schmerzlindernd wirken. Trotz einer niedrigeren Dosis als früher ist diese Therapieform heute weitgehend aufgegeben.

Noch weiter zurück liegt die Behandlung der Spondylitis ankylosans mit *224-Radiumchlorid (Thorium X).* Diese Therapie erlebt seit dem Jahr 2000 eine Renaissance:

Wann darf das „neue" *[²²⁴RA]-Radiumchlorid (224 SpondylAT) eingesetzt* werden?

Voraussetzungen sind die gesicherte Diagnose einer Spondylitis ankylosans, der bildgebend gesicherte Befall der Wirbelsäule in Form von Kreuzdarmbeingelenkentzündung *und* Wirbelkörper-Bandscheibenentzündung sowie Knochenspangen (Syndesmophyten) und eine allen medikamentösen Versuchen der Linderung trotzende hohe Entzündungsaktivität mit entsprechenden Schmerzen. Diese Letzteren entsprechen einem BASDAI (Seite 117) von mehr als 4 und/oder einem Wert von 4 auf einer Schmerzskala von 0-10 über mindestens 3 Monate (9).

*Kontraindiziert* ist 224 SpondylAT bei Patienten, die jünger als 20 Jahre sind oder deren Knochenwachstum noch nicht abgeschlossen ist, in der Schwangerschaft und Stillzeit, bei schwerer Leberkrankheit, Erkrankungen des blutbildenden Systems, frischen Knochenbrüchen und akuten Infektionen. Nicht erlaubt ist eine gleichzeitig durchgeführte medikamentöse, das Immunsystem unterdrückende Therapie.

*Die Wirkungshypothese:* [²²⁴RA]-Radiumchlorid, das über 10 Wochen, wöchentlich 1 MBq intravenös verabreicht wird, reichert sich in knöchernen Entzündungsbereichen der Spondylitis ankylosans an und wirkt dort antientzündlich und schmerzlindernd.

Als *Nebenwirkung* ist die Verringerung weißer Blutzellen (Leukozyten) bekannt. Aus diesem Grund sind regelmäßige, vor jeder Injektion durchzuführende Blutbildkontrollen nötig.

Gelingt es nicht, eine Gelenkentzündung medikamentös zu kontrollieren (einschließlich intraartikulärer Kortisongabe), ist eine Gelenkinnenhautverödung (Synoviorthese) durch *Radioisotope (β-Strahler)* indiziert. Yttrium 90 hat eine durchschnittliche Reichweite von 3,5-4 mm, Rhenium ¹⁸⁶ von 1-1,3 mm und Erbium ¹⁶⁹ von 0,2-0,4 mm. Diese Reichweite (= Zerstrahlungstiefe) bestimmt die Anwendungsbereiche in der gleichen Reihenfolge: Kniegelenke, Schulter-, Ellbogen-, Sprunggelenke, und kleinere z.B. Fingergelenke.

Das Zusammentreffen eines bleibenden therapieresistenten Ergusses im Kniegelenk mit dem gegenüber nur milderen Wirbelsäulenschmerzen einhergehenden Bechterew stellt eine nicht so seltene Indikation zur Isotopensynoviorthese dar.

## Operative Therapie

Selten werden *stabilisierende operative Eingriffe* schon in frühen Krankheitsphasen des Bechterew nötig. Ein Beispiel ist das Auseinanderdriften des ersten vom zweiten Halswirbelkörper mit möglichen neurologischen und vaskulären Folgesymptomen und Schäden.

Noch vor 30-40 Jahren konnten nur ernste Komplikationen und auch allgemein unbefriedigende Therapieergebnisse Patient und Arzt vielleicht dazu bewegen sich für eine *Aufrichtungsoperation* zu entscheiden.

Dagegen werden heute häufig *Totalendoprothesen* von Hüft- und Kniegelenken durchgeführt. Diese operative Therapie hat sich über viele technische Generationen entwickelt.

Operative Interventionen im Verlauf einer Spondylitis ankylosans sind in frühen Stadien auch die Gelenkinnenhautentfernung und die Korrektur von Gelenkfehlstellungen. Dazu kommt zur Schmerzlinderung die Versteifung von Gelenken, die für die Funktion nicht so wichtig sind (Mittelfuß, hinteres unteres Sprunggelenk, Zehenendgelenke).

### An der Wirbelsäule

Es versteht sich von selbst, dass die Berechtigung (Indikation) zum operativen Vorgehen zwischen Patient und Arzt lange und gründlich durchdacht und besprochen werden muss

Tab. 45

| Operative Aufrichtung der Wirbelsäule wann angezeigt – welche Ziele? | |
|---|---|
| **Die extreme Krümmung der Brustwirbelsäule oder der ganzen Wirbelsäule** | **Die Aufrichtung der Wirbelsäule** |
| **verhindert**<br>• Blickkontakt<br>• Orientierung | **normalisiert das Blickfeld mit horizontaler Blickachse** |
| **erschwert**<br>• die Gesamtstatik<br>• Lesen, Sprechen, Nahrungsaufnahme<br>• Atmung | **verbessert Statik und Gang** durch Rückverlagerung des Körperschwerpunktes.<br>**Erleichtert Nahrungsaufnahme.**<br>Die Vergrößerung des Bauchraumes **schafft Platz für die Zwerchfellatmung.** |
| **verursacht**<br>• extreme Schmerzen durch chronisch überlastete Rückenstreckmuskeln und Pseudoarthrosen und macht das Leben zur Qual. | **lindert muskuläre Schmerzen.**<br>Hilft Medikamente einzusparen. |
| **vermindert**<br>• den Kontakt zur und die Akzeptanz durch die Umwelt (Gesellschaft). | **ist auch eine psychische Aufrichtung.**<br>Macht von Hilfspersonen unabhängig.<br>Integriert in das normale Leben. |

(Tab. 45). Neben dringenden Gründen müssen auch klare Vorstellungen darüber bestehen, was durch eine Operation erreicht werden kann und welche Risiken eine solche Operation in sich birgt.

Eine Indikation ist häufig der *Verlust des Blickkontakts,* den eine extreme Wirbelsäulenfehlhaltung erzwingt. Der Spondylitis-ankylosans-Patient verliert quasi die soziale Interaktion, den er kann den Blick nur noch auf den Boden richten (Heppscher Blickwinkel). Entfallen zusätzlich auch noch die möglichen Kompensationsmechanismen der Hüft- und/oder Kniegelenkbeugung, ist die Lage dramatisch.

*Therapieresistente Schmerzen* im Rahmen sogenannter Pseudoarthrosen der Brustwirbelsäule bilden eine weitere Indikation.

*Entstehen* durch eine mobile Wirbelkörper- und Bandscheibenentzündung (Spondylodiszitis) *das Rückenmark bedrohende Komplikationen,* liegt der Gedanke an eine Operation ebenso nahe wie bei einer Komplikation der Spondylitis ankylosans im meist späteren Verlauf, einem Wirbelkörperbruch, z.B. an der Halswirbelsäule.

Einzelne Operationstechniken würden den Rahmen dieses Buches sprengen – deshalb nur in Kürze die heutige Technik der Aufrichtungsoperation.

Operationen an der Wirbelsäule werden mit Eigenblut durchgeführt. In einer ersten Operation wird die versteifte und fixierte Wirbelsäule an der vorderen (ventralen) Seite gelockert. Diesem Eingriff folgt der zweite nach etwa 2-4 Wochen. Im Rahmen der zweiten Operation zur Aufrichtung der meist extrem gekrümmten Brustwirbelsäule werden an einigen Wirbelsäulensegmenten (Lendenwirbelsäule) keilförmige Knochenteile entfernt. Die Wirbelsäule wird aufgerichtet. Um diese Aufrichtungskorrektur zu stabilisieren, werden Metallimplantate eingepflanzt. Nach dieser zweiten Operation erhält der Patient über mindestens 6 Monate ein Korsett. Die „Rehabilitationsarbeit" kann unmittelbar beginnen.

Sie sehen: einerseits sind auch die heutigen Verfahren – im Vergleich zu den früheren Operationstechniken doch erheblich verbessert – immer noch sehr belastend; der zeitliche Aufwand (das heißt auch die berufsabhängige Arbeitsunfähigkeit) liegt zwischen 8 und 12 Monaten. Andererseits führt diese Aufrichtungsoperation zu einer dramatischen Verbesserung der psychischen und körperlichen Situation des Patienten, dessen Kommunikationsfähigkeit wiederhergestellt wird und der entscheidend weniger Schmerzen hat.

Operationen dieser Art werden ausschließlich von medizinischen Zentren durchgeführt, in denen Neurologen, Anästhesisten, Krankenschwestern und Physiotherapeuten arbeiten, die Erfahrung mit diesem speziellem operativen Vorgehen, aber auch dessen prä- und postoperativen Phasen gesammelt haben.

Sind vorliegende Indikationen absolut (drohen Lähmung oder andere neurologische und gefäßbedingte Folgen durch Wirbelkörperfrakturen), sind Operationen notfallmäßig schnell durchzuführen. Der Notfall kann auch eintreten, wenn sich der erste und zweite Halswirbelkörper entzündungsbedingt lockern.
Aber auch der Verlust des Blickkontakts (soziale Vereinsamung) und unerträgliche Schmerzen können für den vorrangig entscheidenden Patienten absolute Indikationen werden. Die Beweggründe reichen allerdings manchmal auch in das Spektrum der relativen (= richtig, wichtig, vielleicht aber nicht so dringend) Indikationen. Der Arzt muss dann für den Patienten zusätzlich zu dessen eigenem Empfinden ein Gerüst zimmern, das aus 100%iger Information über operative Risiken, positiv Erreichbares und damit verknüpftem Gewinn der Operation (Blickwinkel, Kommunikation, Schmerzfreiheit = in der Summe Lebensqualität) besteht.

## An den Gelenken

Zwei Verlaufsentwicklungen können an den Ersatz eines Knie- oder Hüftgelenks denken lassen:

- Zum einen: Ist die Wirbelsäule stark verkrümmt fixiert und Hüft- und/oder Kniegelenke sind ebenfalls erkrankt, entfallen entscheidende Mechanismen (Beugung), die die Wirbelsäulenfehlhaltung wenigstens zum Teil kompensieren könnten. Totalenoprothesen der Hüften sind – bei entsprechendem Befund – auch vor einer Aufrichtungsosteotomie nötig.
- Zum anderen: Auch bei milderen Verläufen an der Wirbelsäule kann eine chronische Gelenkentzündung Hüftgelenke und (seltener)

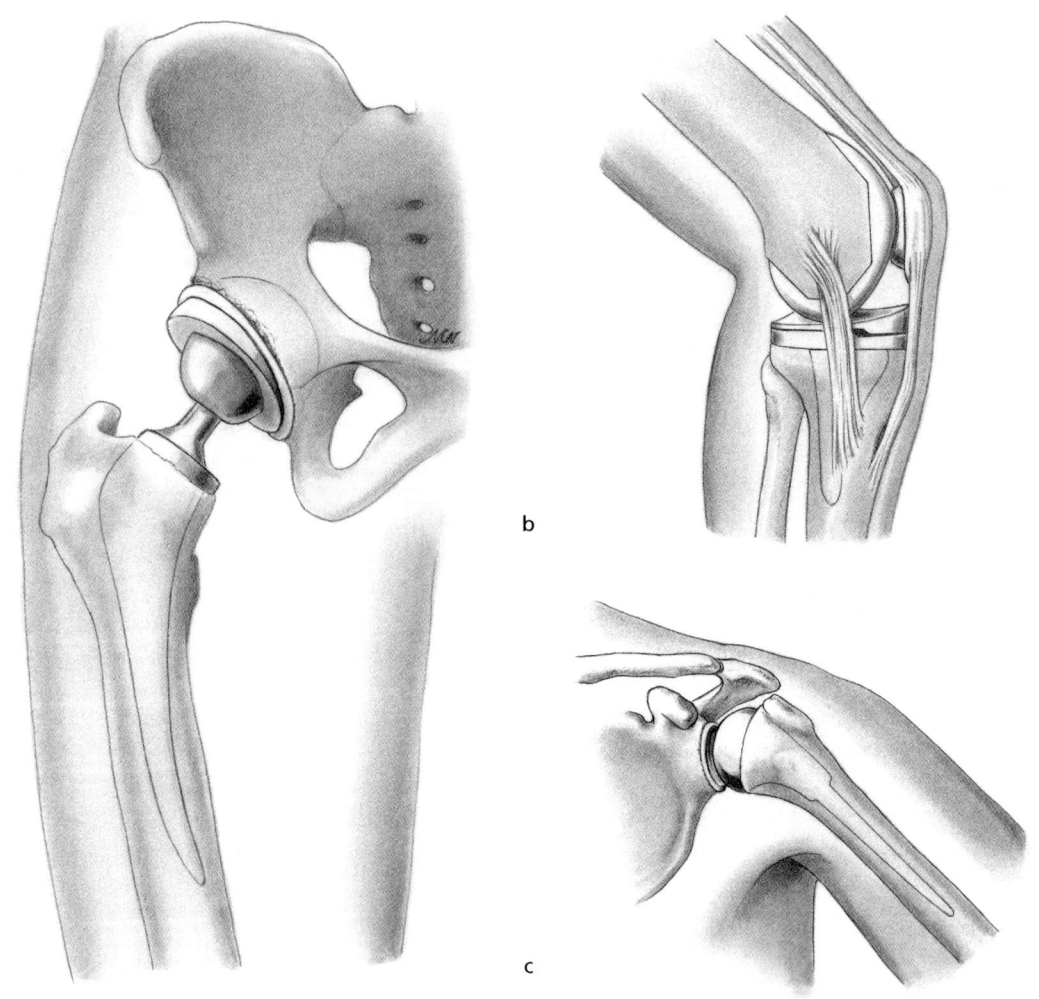

a

b

c

**Abb. 70 a–c: Gelenkersatz an Hüfte, Knie und Schulter**
a: Hüfte:
  Ersatz von Hüftpfanne und Hüftkopf, zementlos oder mit Zement möglich. Verwendete Materialien: Kobaltchrom, Keramik, Kohlenstoff, Polyäthylen, mögliche Kombination: Metall-Metall; Metall-Keramik; Metall-Polyäthylen
b: Knie:
  Zementlos oder zementiert möglich. Ersatz der Schienbeinoberfläche, der gelenkbildenden Oberschenkelanteile und der Hinterseite der Kniescheibe. Verwendete Materialien: Metall, Polyäthylen.
c: Schulter:
  Ersetzt werden der Schulterkopf und die Schulterpfanne. Das ist zementfrei oder mit Zement möglich. Verwendetes Material: Isoelastische Kunststoffe, Keramik, Metall (Kopf)-Kunststoffe (Pfanne). Mögliche Kombination: Kunststoffpfanne und Metall- oder Keramikkopf.

Kniegelenke schädigen. Nicht selten entwickeln sich an arthritisch vorgeschädigten Gelenken schwere Arthrosen. Anlauf- und Belastungsschmerzen (je kürzer das Intervall, umso schwerer ist die Arthrose) und erhebliche Funktionsdefizite, die oft mit erheblicher Einschränkung der Bewegung (= Verlust der Lebensqualität) verknüpft sind, sind dann die Gründe für eine Totalendoprothese.

Auch hier klären Arzt und Patient vor der Operation Risiken, Vorteile, Nachteile; Vorteile sind Schmerzlinderung, -freiheit, Funktionszugewinn, statische und andere Einflüsse auf „das Haus Mensch".

Ob eine Endoprothese zementiert/unzementiert implantiert werden muss und aus welchen Materialien Schienbeinoberfläche, gelenkbildende Oberschenkelanteile und Hinterseite der Patella bestehen, erklärt Ihnen Ihr Arzt. Das gilt natürlich auch für den Hüftgelenkersatz, bei dem es um Hüftkopf, -schaft und -pfanne geht und den Schultergelenkersatz (Abb. 70 a-c).

In den letzten 50 Jahren ist die Hüft- und Kniegelenkendoprothese über mehrere Entwicklungsgenerationen verbessert worden. Der Zeitpunkt für eine Operation liegt häufig schon zwischen dem 40. und 50. Lebensjahr des Patienten. Die Lebensdauer der Hüftendoprothese übersteigt 10 Jahre. Das sind vielleicht Gründe um früher und häufiger an diese Therapie zu denken.

Mögliche postoperative Komplikationen bestehen (aus verschiedenen Gründen) in einer postoperativen Lockerung der Endoprothese, dem vielleicht nötigen Austausch der Prothese und Weichteilverkalkungen im Operationsgebiet. Sehr wichtig ist die unmittelbar nach der Operation einsetzende Krankengymnastik, die dann, z.B. im Rahmen einer Anschlussheilbehandlung (AHB), fortgeführt und über die intensive Rehabilitationsnachsorge (IRENA) noch weiter durchgeführt werden muss.

Abschließend drei indirekte aber für den Bechterew-Patienten wichtige Gesichtspunkte:

- Ist die Halswirbelsäule bereits erkrankt – gleich ob sie noch minimal beweglich oder schon versteift ist – oder der 1. und 2. Halswirbelkörper sind entzündungsbedingt auseinandergerückt – muß der Anästhesist *vor jeder anderen Operation,* die eine künstliche Beatmung (Narkose, Intubation) erfordert *sehr genau informiert werden.*
- Plant der zuständige Anästhesist eine lokale, *lumbale Anästhesie* während der Operation, ist auch hier (die Lendenwirbelsäule ist in Fehlhaltung versteift, die Bänder sind verknöchert?) *Information vor der Operation sehr wichtig.*
- Halten Sie sich längere Zeit im Krankenhaus wegen einer *anderen Operation* (am Darm, nach einem Beinbruch) auf, kann das eine *längere Immobilisationsphase* mit sich bringen. *Dann drohen Funktionsverluste.*

# Patientenschulung

Das Schulungsprogramm für Bechterew-Patienten besteht aus Abschnitten mit jeweils spezifischen Inhalten (Tab. 46; 6).

Im *ersten Abschnitt,* in dem Motivation und vertrauensvolle Atmosphäre entstehen sollen, geht es – wie in diesem Buch – darum, dass Ihnen ein *Arzt* den anatomischen Aufbau und die Funktion der Wirbelsäule vermittelt und die Art und Lokalisation möglicher Entzündungsvorgänge verständlich macht.

Im *zweiten Teil* dreht sich alles um die Krankengymnastik und ihre Ziele. Die erste Frage muß deshalb sein: Welche körperliche Folgen hat die Bechterewsche Erkrankung? Nur wenn man ihre „Strategie" kennt, sind krankengymnastische Gegenstrategien erfolgreich: Welche Abschnitte der Wirbelsäule erkranken und welche funktionellen Folgen hat das? Sind Halswirbelsäule und Kopf noch beweglich?

Tab. 46

| Aufbau der Patientenschulung | |
|---|---|
| **Teil 1:** | Krankheitsverlauf, Ursachen und Diagnostik<br>*Arzt* |
| **Teil 2:** | Krankengymnastik<br>*Physiotherapeut* |
| **Teil 3:** | Hilfen zur Bewältigung chronischer Schmerzen<br>*Psychologe* |
| **Teil 4:** | Behandlungsmöglichkeiten<br>*Arzt* |
| **Teil 5:** | Wirbelsäulengerechtes Verhalten im Alltag<br>*Ergotherapeut (auch Physiotherapeut)* |
| **Teil 6:** | Alltags- und Krankheitsbewältigung<br>*Psychologe und geschulte Betroffene* |

> Die Einschränkung der Seitdrehung der Halswirbelsäule bei jungen Frauen wird von den Männern oft als „nützlich" betrachtet.

Wird noch über den Brustkorb geatmet oder wölbt sich schon ein Fußballbauch (siehe 41)?

Sehr wichtig ist es (extreme Endphasen und -stadien sind selten geworden), dass Sie sich die Anfangsstadien, den Beginn einer Fehlentwicklung bewusst machen und sie nicht verdrängen.

Jeder Mensch ist zu kurz – damit ist nicht die Körpergröße sondern der Zustand der Muskulatur gemeint. Haben Sie sich schon einmal Gedanken gemacht, wie Ihre Muskulatur Ihre Wirbelsäule hält, wie wichtig Dehnen und Kräftigen bestimmter Muskelpartien sein kann? Oder wie Sie am besten liegen (sich lagern) ohne in eine Fehlhaltung zu geraten?

Meist kommen während einer solchen Schulung Bechterew-Patienten in unterschiedlichen Phasen und Stadien zusammen, die unterschiedlich eingeschränkt sind und unterschiedliche (negative/positive) Erfahrungen mit der Krankengymnastik gemacht haben. Aufgabe der Physiotherapeutin, die diesen Schulungsteil leitet, ist es also vor allem, negativ erlebte Krankengymnastik durch positive Bewegungsabläufe zumindest zu neutralisieren oder die Patienten durch „Aha-Erlebnisse" zu weiteren Übungen zu motivieren und die Ziele – wie schon gesagt – bewusst zu machen.

Sie selbst haben seit 3 Jahren eine Entzündung der Kreuzdarmbeingelenke, Ihre Wirbelsäule ist aber noch nicht erkrankt – und jetzt sitzen Sie während der Schulung neben einem „fortgeschrittenen", erfahrenen Bechterew-Patienten: Bitte machen Sie sich klar, dass es in Ihrem Fall auch bei der Entzündung der Kreuzdarmbeingelenke bleiben kann und die Wirbelsäule eventuell nicht miterkranken wird.

> Wichtig ist die Abgrenzung von Whirlpool, Wellness und sportiver Fitness von als Ge-

genstrategie orientierter echter Krankengymnastik.

Bechterew-Patienten(innen) sind offensichtlich von Natur aus mit einem verhaltensstrategisch positiven Coping ausgestattet; das hilft ihnen auch auf der mentalen Ebene, dem Schmerz besser zu begegnen und ihn besser „in den Griff" zu bekommen. Im Mittelpunkt von Teil drei, der von einem(r) Psychologen(in) geleitet wird, steht die Frage „Wie wirken sich meine (meist) chronischen Schmerzen auf mich, meine Umgebung (Familie, Beruf), letztlich auf meine Lebensqualität aus" (Tab. 46)? Ist das geklärt, schließen sich Fragen an nach dem Entstehen und Chronischwerden von Schmerzen und den Möglichkeiten sie zu beeinflussen.

Im folgenden Abschnitt bespricht der Arzt mit den Patienten Medikamente, die Angst vor Medikamenten, unerwünschte Wirkungen und Risiken von Medikamenten („pro und kontra"). Dann folgt der Ergotherapeut (eventuell Physiotherapeut), der (nicht individuelle!) Prinzipien der Wirbelsäulenschule bei Aktivitäten des täglichen Lebens (ATL) erklärt und bewusst macht.

Es ist der Beginn des Baus einer Brücke, die dem Patienten helfen wird sich wiederholende belastende Abläufe im Alltag (Stereotypien)

wirbelsäulen- und situationsgerecht zu überschreiten.

Abschließend und folgerichtig ist es die Aufgabe des letzten Schulungsteils, die angefangene Brücke fertig zu bauen und sie tragfähig zu machen gegenüber den „Abgründen", die in Tab. 47 aufgeführt sind.

Wie die vergangenen 10 Jahre gezeigt haben ist die intensive Information in Form dieser Patientenschule sehr positiv. Sie macht Sie mit Ihrer Erkrankung vertraut, motiviert Sie zur Bewegungstherapie und Eigeninitiative und vermittelt Ihnen Wissen.

Dieses Wissen kann ein wichtiger Boden für Ihre weiteren Bemühungen im Kampf gegen den Bechterew werden.

Natürlich wäre es sehr vorteilhaft in einer solchen Schule nur Patienten im selben Erkrankungsstadium zusammenzufassen. Das lässt sich aber leider in keiner (auch spezialisierten) Klinik realisieren. Der Arzt wägt dann den psychologischen Nachteil, den das Miteinander von Bechterew-Patienten in unterschiedlichen Stadien mit sich bringt gegen den Vorteil der umfassenden Information ab und wird immer die Information wählen.

**Tab. 47**

## Hürden, die abzubauen sind, um Krankheit und Alltag zu bewältigen

**Ich habe kein Selbstwertgefühl.**

**Ich bewältige meine Krankheit nicht (Der „Bechterew hat mich im Griff").**

**Ich kann mir nur schlecht selbst helfen.**

**Ich habe vor vielem Angst.**

**Niemand versteht meine Krankheit.**

**Im Lauf eines Tages fühle ich mich oft gekränkt und abgewertet.**

# Rehabilitation

Entgegen dem Trend der Zeit sind für die Spondylitis-ankylosans-Patienten stationäre und nicht ambulante oder teilstationäre Rehabilitationsmaßnahmen die besten. Die Verknüpfung nur dreier Aussagen begründet, warum:

1. Diese Patienten erkranken in einem sehr wichtigen Lebensabschnitt.
2. Sie müssen deshalb so früh wie möglich „in das richtige-Therapie-Gleis" gestellt werden und vor allem
3. sie müssen von einem Team so intensiv wie möglich beackert werden.

Das aber ist nur durch die kontinuierliche, polydisziplinäre und nicht von Randerscheinungen wie An- oder Abfahrt gestörte Arbeit in einer spezialisierten Klinik möglich.

Bechterew-orientierte intensive Patienteninformation und -schulung im Bereich der Spondylitis ankylosans, die grundlegend wichtige Krankengymnastik, das Wissen um richtige und falsche tägliche Abläufe, um Fitnessstudio oder medizinische Trainingstherapie, den richtigen Au-

Tab. 48

| Rückzug aus dem Arbeitsleben: Gründe und Gegenstrategien |
|---|
| **Gründe für einen Rückzug im Verlauf:** |
| Körperlich belastende Arbeit, schlechte Arbeitsbedingungen. Immer hohe oder stetig zunehmende Krankheitsaktivität und zunehmende Funktionseinschränkungen. Zusatzerkrankungen, Angst vor dem „wie geht es weiter" Zunehmendes Alter bei gleichbleibenden Arbeitsbedingungen und/oder längerer Arbeitsdauer |
| **Gegenstrategien:** |
| Umschulung, Arbeitsbedingungen verbessern (PC, Autofahren usw.). Mit effektiven medikamentösen Strategien die Entzündungsaktivität senken. Engmaschige Rehabilitationsmaßnahmen. Krankengymnastik und Sport zu Hause. Zusätzliche Krankheiten gut therapieren. Ängste vor der Zukunft abbauen. Art und zeitliches Ausmaß der Arbeit – wenn möglich – an Alter und Erkrankungsdauer sowie -verlauf anpassen. |

tositz, den idealen Computerplatz sowie um medikamentöse Strategien und Freizeit und den Beruf erleichternde Hilfsmittel und Möglichkeiten (und das ist nur ein Teil des vermittelten Pakets) – all das braucht Zeit, ist intensiv und sollte nicht durch tägliches An-und Abfahren oder verkürzte Ruhephasen behindert werden. Nicht zuletzt sind Kontakte mit anderen Bechterew-Patienten regelrechte Informationsquellen.

Auf Seite 63 wurde beschrieben, dass die Spondylitis ankylosans in 75% aller Fälle vor dem 30. Lebensjahr entsteht. Vor diesem Hintergrund sind folgende Zahlen interessant: Es wird geschätzt, dass 5% der Patienten bereits in den ersten 5 Jahren nach Krankheitsbeginn, 21% nach 10 Jahren und 23% nach 15 Jahren nicht mehr arbeiten. Im Klartext: Fast jeder Zweite der Altersgruppe bis zum 30. Lebensjahr ist mit 41 Jahren nicht mehr in Arbeit und Beruf.

Gründe für diese negative Entwicklung, und wie das gegen den Bechterew arbeitende medizinische Team ihnen begegnen kann sind in Tab. 48 aufgelistet.

Die aus dieser frühen Arbeitslosigkeit resultierenden direkten (Krankenbehandlungs-) und indirekten (durch die Ausfälle im Berufsleben entstehenden) Kosten liegen für Europa und die USA jährlich bei etwa 10 000 € pro Patient (2). Diese Aussagen untermauern die Forderung nach engmaschigen Rehabilitationsmaßnahmen und bieten auch gute Gründe um auch in einer Zeit der knappen finanziellen Mittel über neue Medikamente (wie die TNFα-Hemmer) intensiver nachzudenken.

# Unkonventionelle Therapie- methoden und Medikamente

In den USA gaben Patienten mit rheumatischen Erkrankungen im Jahr 1997 ca. 27,8 Billionen Euro (!) für unkonventionelle Therapiemethoden und Medikamente aus. Von Patienten mit chronischer Polyarthritis, mit Fibromyalgie und mit Arthrosen wurden spezielle Diäten, Nahrungsmittelergänzungen, Phytotherapeutika und Salben bevorzugt (14).

Auffällig wenig dagegen werden von Bechterew-Patienten alternative oder außerschulische Methoden und Medikamente genützt. Aus der Sicht des Arztes verständlicherweise, denn: Sie nehmen etwas ein und es hilft nicht – Sie nehmen es nicht mehr ein (oder anders herum).

Andererseits: Wir leben in einer Zeit, in der die Vorsilbe „**Bio**" einen großen Einfluss auf alles hat was auf diese Vorsilbe folgt wie „**bio**logischer Anbau", „**Bio**laden" usw. An anderer Stelle verliert dieses Kürzel seinen Zauber (Anti**bio**tika) oder ist falsch (**Bio**logical).

Wem es schmeckt vegetarisch zu essen und wem es dabei (besser) gut geht: der bleibt dabei. Vegetare heißt im Lateinischen zwar auch „vor sich hinkümmern". Diese Sinnbedeutung deckt sich aber mit den meisten Bechterew-Patienten und deren Leben überhaupt nicht.

Nach wie vor gibt es weder eine spezielle „Rheuma"– noch eine spezielle „Bechterew-Diät". Daran hat auch die Entdeckung, dass bestimmte (hormonähnliche) Stoffe, die Prostaglandine (Seite 102), entzündungsfördernd sind, nichts geändert. Die Grundbausteine der Prostaglandine sind tierische ungesättigte Fettsäuren (wie z.B. die Arachidonsäure in Schweinefleisch). Die Aufzählung: wenig Alkohol, kein Nikotin, drei Fischmahlzeiten pro Woche, viele Milchprodukte – sie alle enthalten ungesättigte Fettsäuren pflanzlicher Art – *ist zwar gesund – klingt aber wie ein Strafkatalog*. Gesundes Essen, diszipliniertes Essen: ja – übertreiben: nein.

Auch wechseln – wie in der Mode - außerschulische Medikamente/Methoden mit der Zeit. Waren noch vor 50 Jahren Frischzellkuren, Baunscheidtismus, Eigenharntherapie usw. in Mode, so schmücken heute die Produkte des Trends zum gesunden Leben, zum schlank bleiben (oder werden), zur natürlichen (**bio**logischen) Pfanzenheilkunde, den Vitaminen oder aber dem Weihrauch (je nach Konfession) die Nachttischkästchen der Patienten.

Beeinflussen Brennesselextrakte, Vitamine oder Weihrauch Entzündung, Schmerzen und Funktionsverlust der Wirbelsäule? Pflanzliche Medikamente beeinflussen die Entzündung durchaus. Die entscheidende Frage ist in welchem Umfang – die korrekte Antwort lautet sehr gering. Das gilt auch für den Schmerz. Mechanisch entstandene Probleme werden von all diesen Medikamenten in keiner Weise gebessert. Ein medizinisches Wörterbuch beschreibt die Therapie mit Vitaminen etwa so:

Vitamin **A** – gut für die **A**ugen
Vitamin **B** – gut gegen **b**eißende **B**remsen
Vitamin **C** – wirkt neuerdings gegen **C**rebs
Vitamin **D** – gut für junge **D**ackel
Vitamin **E** – gut für die **E** ... (Potenz)
Vitamin **F** – wissen noch nicht einmal die **F**achleute

# Das tägliche Leben

Sie haben das schon oft erlebt: Nach einem sehr anstrengenden Arbeitstag kommen Sie nach Hause. Sie freuen sich auf Ruhe, Entspannung, Muße – Lesen oder gute Gespräche, auf relaxtes Sitzen, oder Halbliegen (vielleicht zum Fernsehen) usw., usw. Im allgemeinen haben Bechterew-Patienten ein beachtliches Good-Will und ich mache das korrekt-Polster. An diesem Abend ist es (fast) aufgebraucht. Vielleicht haben Sie auch wegen der beruflichen Hektik des Tages heute Ihre Krankengymnastik noch nicht gemacht. Wie sieht der absichtlich negativ formulierte Ablauf Ihres Abends aus?

Als erstes zerren Sie die Fußbodenmatte ins Wohnzimmer und machen 20 (!) Minuten Krankengymnastik. Nach dieser (wertvollen) Schinderei denken Sie sich ein Schinkenbrot und ein Bier verdient zu haben. Diese Lebensgenüsse verweigern Sie sich, denn Sie kennen alle diätetischen Empfehlungen (und einmal Fleisch diese Woche hatten Sie schon). Sie schalten das Fernsehprogramm ein und setzen sich auf einen nicht exakt präparierten Sessel – das schadet zwar dem Rücken, hilft aber Ihrer Seele. Ihre Lebenspartnerin huscht vorbei, deren hormonellen Grundbedürfnissen Sie sich aber verweigern: Das wäre jetzt zu anstrengend für Sie. Stattdessen gehen Sie auf Ihrem rutschfesten Teppich doch zum Kühlschrank, um sich eine heißverdiente Belohnung für den Tag zu holen – die tiefgekühlte Zigarette – auf deren Packung steht, dass Sie Ihr Rauchen nicht lange überleben werden.

Dieses Beispiel ließe sich noch beliebig ausbauen – letztlich steht die bange Frage im Raum: Wie fördert dieser Abendablauf die Entzündung, die Wirbelsäulenverkrümmung, Ihre Erkrankung generell?

Ein Bierglas ist halbvoll oder halbleer – je nach Blickwinkel. Und: Eine Schwalbe macht noch keinen Sommer!

Das oben geschriebene als Appell an Disziplinlosigkeit, als Aufforderung zum Rauchen und Alkoholkonsum oder gar als Empfehlung zum sich durchhängen (!) lassen zu verstehen, wäre aber vollkommen falsch. Ein einziger Abend/pro Monat dieser Art? Konstruktiv betrachtet wäre er eine Erholungsphase, ein sich ein Polster anschaffen, um das „Sie müssen das so, Sie müssen das anders" korrekter machen Getto zu durchbrechen.

Ein solcher Abend pro Woche: Das wäre schon zu viel. Es würde sich summieren. Mehrere solcher Abende wären fatal für die Entwicklung Ihres Bechterew. Letztlich noch: Haben Sie sich in der letzten Zeit überwiegend an die Bechterew-Spielregeln (aufrecht und gerade, tägliche Krankengymnastik usw.) gehalten, kann Ihnen ein solcher beschriebener Abend nicht allzu sehr schaden.

Sie müssen es handhaben wie beim Lesen einer Gebrauchsinformation eines Medikaments: Je nach Betrachtungs- und Interpretationsweise steht dort einiges an Negativem, aber auch viel Positives. Sie sollten also aus dem „was soll ich täglich richtig machen" das für Sie Positive und Wichtige auswählen (und das bezieht sich jetzt nicht mehr auf den Ablauf eines Abends).

# In jeder Lebenslage aufrecht und gerade bleiben

In fortgeschrittenen Stadien Ihrer Erkrankung sollten Sie Unfällen aus dem Weg gehen. Im Beruf wie in der Freizeit sollten Sie die Möglichkeit haben abwechselnd zu Gehen, zu Sitzen und zu Stehen. Arbeits- und Ruhephasen sollten sich abwechseln. Die beiden zuletzt genannten Gründe sind auch wichtig für die Berufswahl. All diese Empfehlungen kennen Sie gut. Besonders wichtig ist es, dass Sie immer aufrecht und gerade – stehen, sitzen, gehen, arbeiten, liegen, autofahren – und schlafen.

Wie ein roter Faden muß sich durch Ihr Bechterew-Leben das Motto *„Aufrecht bleiben"* ziehen. Das gilt für *Freizeit und Zuhause, für Autofahren und Arbeitsplatz.*

Lesen und Schreiben, Bearbeiten von Vorgängen können aufrecht sitzend oder stehend durchgeführt werden, wenn Ihre Wirbelsäule durch ein Stehpult, den richtigen Stuhl (fester, gerader Sitz, Stützung der Lendenwirbelsäule durch Lehnen), einen Pultaufsatz oder eine schräge Tischplatte, ein entsprechend ausgestattetes Auto (Nackenstütze; Panoramaspiegel) und die Anpassung Ihres Arbeitsplatzes an Ihre Beschwerden (= Vermeiden von ungünstigen Haltungen und Bewegungen für den Bechterew) unterstützt wird.

> In der Nacht ist der Mensch nicht gern alleine! Einen großen Teil unseres Lebens verbringen wir im (mit unserem) Bett. Als Bechterew-Patient schlafen Sie jede Nacht mit Ihrer Wirbelsäule. Liegen Sie gut – lagern Sie sich richtig – wird sie Sie nicht wecken.

*Das Bett:* Keine weiche Matratze – besser: Lattenrost/Brett als Unterlage einer festen Schaumstoffmatratze.

Noch vor 25 Jahren wurde allen Bechterew-Patienten der Rat gegeben, keine mehrteiligen Matratzen zu benützen, da sie Stufenbildungen (verknüpft mit erhöhten Muskelan-

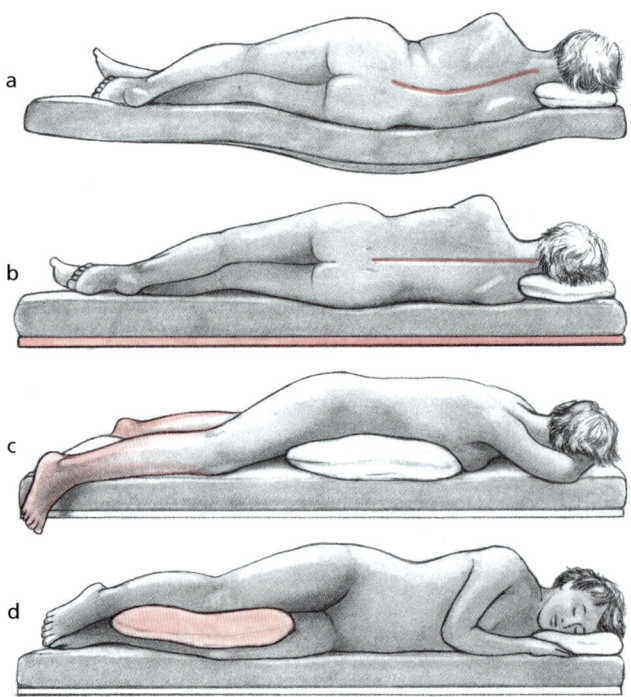

**Abb. 71 a-d: Richtiges und falsches Liegen**
a: Ungünstiges Durchbiegen der Wirbelsäule beim Liegen auf der weichen Matratze
b: Korrekte Lagerung auf harter Unterlage (erreicht man z.B. dadurch, dass unter die Matratze ein Brett geschoben wird; Farbe)
c: Durch die Bauchlage mit gespreizten Beinen – beide Füße hängen links bzw. rechts vom Bettrand herunter (Farbe) – kann man einer Einschränkung der Hüftabduktion vorbeugen
d: In Seitenlage immer ein dickes Kissen (Farbe) zwischen die Beine nehmen: Die Beine nie gekreuzt übereinander legen

strengungen) erzwingen. Dieser Rat, auch heute noch gültig, ist (fast) nicht mehr nötig: Es gibt kaum noch z.B. dreiteilige Matratzen.

Das *Bett*, in dem Sie liegen, ist mit einer orthopädischen Schuheinlage vergleichbar. Es ist *„die Einlage für die Wirbelsäule"*. Sie wissen sicher, dass sich Fußgewölbe und Statik des Fußes – manchmal schneller, manchmal langsamer – verändern. Einlage gleich Bett = Veränderung des Bettes ist über kurze oder mittlere Zeitintervalle nötig, denn auch die Bechterew-Wirbelsäule verändert sich. Was noch vor einem Jahr gut für Sie war, kann jetzt schlecht sein (Sie spüren das).

*Horizontal aufrecht und gerade zu bleiben*, bedeutet, dass sich die Wirbelsäule z.B. beim seitlichen Liegen nicht nach unten verbiegen soll (Bettkern, Matratze). Seitliches Liegen ist nicht günstig: Für die Wirbelsäule aber auch die Hüftgelenke kann es eine regelrechte „Schieflage" bedeuten. Die (manchmal bequeme) Unterpolsterung der Halswirbelsäule/des Kopfes oder ein Kissen unter den Knien beeinflusst die Haltung von Hals- und Brust- bzw. Lendenwirbelsäule negativ und führt meist (und das in Ruhe und ohne eigenes Körpergewicht!) für die entsprechende Wirbelsäulenmuskulatur zu Mehrarbeit.

Horizontal aufrecht zu bleiben, wird z.B. durch ein flaches Kopfkissen unterstützt, das immer dem Krankheitsstadium angepasst werden muss. Die Formel für das Kopfkissen lautet: *Geringe Höhe + geringe Auflagefläche*. Deckt z.B. die Auflagenfläche des Kopfkissens auch noch beide Schultern ab, fördert das, zumindest indirekt, die Wirbelsäulenkyphose (Abb. 71 a-d).

**Tab. 49**

## Was können Sie selbst (sonst) noch tun? (nur zum Teil ernst gemeint)

1. Machen Sie sich Ihre eigenen anatomischen „Zustände" *bewusst* (zu kurz, zu ungedehnt?)

2. Das Selbstbewusstsein „unspezifisch" schulen *(„Mia san mia")*

3. *Ihr Medikament gut kennen* (nimmt Angst und hilft Arzt).

4. Tonband mit Telefonanrufbeantworterendlosschleife unter das Kopfkissen legen. Kurz vor dem Einschlafen anschalten: *„Du musst Gymnastik machen"*, *„Du musst Gymnastik machen"* ( bis morgens um 6 bis 7 Uhr).

5. Von einem (guten) Freund über *ein Jahr* lang jede Woche eine *vorfrankierte Rückpostkarte schicken lassen,* auf der die Frage „Wie oft hast Du in dieser Woche jeden Tag Gymnastik gemacht"? *von Ihnen zu beantworten ist* (die Karte sollte zurückgeschickt werden).

6. *„Pseudogymnastik"* = Flughafen-Bodengymnastik („ready for departure") vermeiden.

7. Trotz vieler „Inch Allah Übungen" *nicht zum Moslem konvertieren.*

8. Sich eine *Sportart* aussuchen.

9. Die *wöchentliche Infrastruktur* (Belastungen, Schmerzen) *mit einem wöchentlichen Programm* beantworten.

10. *Bewegen, nicht belasten.*

Zusammenfassend: Flach liegen, keine Abstufungen schaffen und wenn möglich in Bauchlage, das bedeutet der Wirbelsäule wenig Chance zur (passiven) Verkrümmung zu geben. Muskulär darf die Wirbelsäule nachts nicht arbeiten. Also: Auch im Liegen kann man aufrecht bleiben. Wenn das „verlängerte Rückgrat" beim Sitzen tiefer lokalisiert ist als die Kniegelenke muß der Rücken krumm werden. Ihr Stuhl sollte eine feste ebene Sitzfläche haben. Versuchen Sie auch im Auto so aufrecht wie möglich zu bleiben (Sitzen). Achten Sie beim Autokauf auf den richtigen Sitz, auf Kopfstützen (Nähe; Ohrhöhe) und einen großen blickfelderweiternden Spiegel.

Vieles in Ihrem täglichen Leben können oder müssen Sie also selbst tun (Tab. 49). Dabei sollen Sie vom Team der spezialisierten Klinik (Rheumatologe, Physiotherapeut, Ergotherapeut, Psychologe usw.) tatkräftig unterstützt und gefördert werden – vor allem immer mit aktueller und für den Alltag umsetzbarer Information versorgt werden.

Die folgenden Kapitel geben Anschriften von Selbsthilfegruppen wieder - deren Rat, Unterstützung und auch Information unverzichtbar sind.

# Hilfe und Anregung von außen

## Selbsthilfegruppen

**Deutsche Vereinigung**
**Morbus Bechterew e.V.**
Metzgerstr. 16, 97421 Schweinfurt
Tel. 09721 / 22 033, Fax 09721 / 22 955

**Deutsche Rheuma-Liga**
Bundesverband e.V.,
Maximilianstr. 14, 53111 Bonn
Tel. 0228 / 766 06-0, Fax 0228 / 76606-20;
Email: drl.bv@t-online.de

**Deutsche Morbus Crohn/Colitis ulcerosa-**
**Vereinigung** – Bundesverband für
entzündliche Erkrankungen des Verdauungs-
traktes (DCCV)
Enno-Littmann-Str. 4, 72076 Tübingen
Tel. 07071 / 65 489

**Deutscher Psoriasisbund e.V.**
Oberaltenallee 20a, 22081 Hamburg
Tel. 040 / 22 33 99-0, Fax 040 / 22 33 99-22

**Selbsthilfegruppe Psoriasis-Arthritis**
(Rheuma-Form e.V.)
Gicht, Wegenersche Granulomatose
Postfach 13 08, 71536 Murrhardt
Tel. 07192 / 900 570, Fax 07192 / 900 573

**Bundesselbsthilfeverband**
**für Osteoporose e.V.**
Hildegard Kaltenstadler, Gisela Bergschneider
Kirchfeldstr. 149, 40215 Düsseldorf
Tel. 0211 / 31 91 65, Fax 0211 / 33 22 02
Email: BfO-aktuell@t-online.de
Internet: www.bfo-aktuell.de

## Bücher, Literatur

**Bücher und Literatur, die Ihnen**
**weiterhelfen**
Miehle, W.: „Rheuma" – ein Patientenlehr-
buch, Rheumamed-Verlag, Samerberg/Tör-
wang; 1999
ISBN: 3-9806607-0-2; Fax: 08032 / 98 20 84

Miehle, W.: Entzündliches Gelenkrheuma,
Rheumamed-Verlag, Samerberg/Törwang,
2002
ISBN: 3-9806607-8-8; Fax: 08032 / 98 20 84

Miehle, W.: Mit Rheumamedikamenten leben
Rheumamed-Verlag, Samerberg/Törwang,
2004
ISBN 3-9806607-1-0; Fax: 08032 / 98 20 84

Oldenkott, P.: Bandscheibenleiden: was tun?
TRIAS Verlag, 1997
ISBN 3-89373-403-1

Schmied, P, Baumgartner, H.: Morbus Bechterew. Der entzündliche Wirbelsäulenrheu-
matismus. Urban & Fischer, München – Jena
2003
ISBN 3-437-45706-3

**Morbus Bechterew Journal**
Erscheint vierteljährlich
Hrsg. Deutsche Vereinigung Morbus Bechte-
rew, Metzgergasse 16, 97421 Schweinfurt,
Tel. 09721 / 22 0 33, Fax 09721 / 22 9 55

**Schriftenreihe Morbus Bechterew**
(Heft 1 - Heft 9)
Bezugsquelle: Deutsche Vereinigung
Morbus Bechterew

**Mobil.** Das Rheumamagazin.
Organ der Deutschen Rheuma-Liga e.V.
Verlag für Medizin E. Fischer, Heidelberg

**Pso aktuell**
Der Ratgeber bei Schuppenflechte
Aboservice, Postfach 140 220, 80452 München

## Bücher und Literatur, aus denen zitiert wurde

1. Böhnisch, A., I. Ehlebracht-König: Das BAS-DAI-D - ein Fragebogen zur Erfassung der Krankheitsaktivität bei Spondylitis ankylosans und verwandten Erkrankungen. Z. Rheumatol. 62 (2003), 251-263

2. Boonen, A., A. Chorus, H. Miedema: Employment, work disability, and work days lost in patients with ankylosing spondylitis: a cross sectional study of Dutsch patients. Ann. Rheum. Dis. 60 (2001), 353-358

3. Brandt, J., G. Westhoff, M. Ruwaleit: Validierung des Fragebogens zur Messung der Krankheitsaktivität bei ankylosierender Spondylitis. Z. Rheumatol. 62 (2003), 264-273

4. Braun, J., T. Pham, I. Siepe: International ASAS consensus statement for the use of anti-tumor necrosis factor agents in patients with ankylosing spondylitis. Ann. Rheum. Dis. 62 (2003), 817-824

5. Deetjen, P., A. Falkenbach (Hrsg.): Radon und Gesundheit. Peter Lang, New York – Wien 1999

6. Ehlebracht-König, I., A. Bönisch, A.: Das Schulungsprogramm der DGRh für Patienten mit Spondylitis ankylosans und verwandten Spondylarthropathien - Programmaufbau. Akt.Rheumatol. 28 (2003), 1-11

7. Feldkeller, E., E.M. Lemmel: Zur Situation von Spondyloarthritis-Patienten. Novartis Pharma Verlag 1999

8. Khan, M.A., M.K. Khan: Diagnostic value of HLA-B27 testing in ankylosing spondylitis and Reiter's syndrome. Amer. Intern. Med. 86 (1982), 70-76

9. Kommission Pharmakotherapie: Stellungnahme der Deutschen Gesellschaft für Rheumatologie der ankylosierenden Spondylitis (AS) mit Radiumchlorid (224 SpondylAT). Z. Rheumatol. 60 (2001), 84-87

10. Manger, B.: Überarbeitete Empfehlungen der Deutschen Gesellschaft für Rheumatologie zur Therapie mit Tumornekrosefaktor-hemmenden Wirkstoffen bei entzündlich-rheumatischen Erkrankungen (Stand Juli 2002). Z. Rheumatol. 6 (2002), 694-697

11. Miehle, W.: Arthritis psoriatika. Rheumamed-Verlag, Samerberg/Törwang 2003. FAX: 08032 / 98 20 84

12. Miehle, W.: Medikamentöse Therapie rheumatischer Krankheiten. Thieme, Stuttgart - New York, 2003

13. Ott, V., H. Wurm: Spondylitis ankylopoetika. Stienkopff Darmstadt 1957

14. Rao, J.K., K. Kroenke, A. Kimberley: Rheumatology patients use of complementary therapies: Results from a one-year longitudinal study. Arthritis & Rheumatism 49, 5 (2003), 619-625

15. Schmidt, K.L.: Ankylosierende Spondylitis. Novartis Pharma Nürnberg 2001

16. van der Linden, S., H.A. Valkenburg, A. Cats: Evaluation of diagnostic criteria for ankylosing spondylitis: a proposal for modification of the New York criteria. Arthritis Rheum. 27 (1984), 361-368

17. Zacher, J.: Operative orthopädische Therapiestrategien bei der rheumatoiden Arthritis. In: Miehle, W.: Rheumatoide Arthritis - Klinik, Diagnose, Therapie. Thieme, Stuttgart - New York, 1999

## Internet

www.bechterew-selbsthilfe.de
www.dvmb-schmerzhaftde/linkmb.htm
www.gesundheitsnetzwerk.de/
www.medlink.at/selbsthilfegruppen.html
www.notrufe-notdienste.de/beratungen.htm
www.patientinnenberatung.de
www.physiotherapeuten.info/pshop/home.cfm
www.reise-route.org/deutsch_vereinigung_morbus_bechterew.html
www.rheuma-liga-bw.de
www.rheuma-helpline.de
www.rheuma-liga.de
www.rheumanet.org
www.rheuma-online.de
www.rheuma-zentrum.com
www.wecarelife.at

# Erklärung medizinischer Fachausdrücke

Einige medizinische Fachausdrücke der folgenden Auswahl kommen in diesem Buch nicht vor. Sie können Ihnen aber weiterhelfen, andere Bücher mit Themen des rheumatischen Formenkreises besser zu verstehen.

**A**bduktion:
  Wegführen (z.B. des Armes vom Körper)

**Adduktion:**
  Heranziehen (z.B. des Armes zum Körper)

**akut:**
  plötzlich auftretend

**Akute-Phase-Proteine:**
  in der akuten Phase einer Entzündung im Blut auftretende Substanzen (z.B. C-reaktives Protein; siehe dort)

**Allergie:**
  spezifische Änderung der Immunitätslage im Sinn einer krankmachenden Überempfindlichkeit, meist gegen äußere, nicht-infektiöse Stoffe

**alternativ:**
  anders geartet

**Analgetika:**
  schmerzlindernde Medikamente

**Anämie:**
  Blutarmut (Mangel roter Blutkörperchen im Blut)

**Anamnese:**
  Ihre Krankengeschichte, die Sie dem Arzt erzählen

**Ankylose:**
  knöcherne (Gelenk)versteifung

**Antigen:**
  Eine meist artfremde Substanz/ein Stoff, der die Antikörperproduktion stimuliert. Das können z.B. Bakterien oder Viren, aber auch körpereigenes Gewebe sein.

**Antikörper:**
  Eiweißstoffe, die von weißen Blutzellen zur Abwehr von z.B. Bakterien oder anderen fremden Substanzen gebildet werden

**Antikörper, chimäre:**
  Antikörper, die aus genetischem „Material" unterschiedlicher Lebewesen zusammengesetzt sind (z.B. Maus/Mensch)

**Antikörper, humane:**
  Antikörper, die ausschließlich aus menschlichem Eiweiß zusammengesetzt sind

**Antikörper, monoklonale:**
  Klon = identischer Zellursprung; identische Antikörper, die einer Zelle entstammen

**Anti-ds-DNS-Antikörper:**
  Antikörper gegen DNS, siehe DNS

**Antikonzeptiva:**
  Verhütungsmittel, siehe Kontrakonzeptiva

**Antimalariamedikamente:**
  Quensyl, Resochin

**Antinukleäre Antikörper (ANA):**
  Antikörper, die mit dem Zellkern reagieren

**Anti-TNFα-Therapie:**
siehe TNFα -Blockade

**Antizytokine:**
Gen-biotechnologisch hergestellte Substanzen, die entzündungsfördernde Eiweiße (TNFα, Interleukin-1) neutralisieren. Sie können chronische Arthritiden zum Teil kontrollieren.

**Aorta:**
Hauptschlagader

**Arachidonsäure:**
ungesättigte Fettsäure, die wichtiger Baustein für Leukotriene und Prostaglandine ist (siehe dort)

**Arthralgie:**
Gelenkschmerz (ohne Schwellung)

**Arthritis:**
Gelenkentzündung (mit Schwellung)

**Arthrodese:**
Gelenk- oder Wirbelkörperversteifung

**Arthrose:**
Gelenkverschleiß

**Arthrose, aktivierte:**
Arthrose, bei der Verschleißstoffe zu einer das jeweilige Gelenk betreffenden lokalen Entzündung geführt haben

**Asymmetrie:**
Ungleichheit, Seitenverschiedenheit

**Atembreite:**
Unterschied der bei maximaler Einatmung und maximaler Ausatmung mit einem Zentimetermass über den Brustwarzen gemessen wird.

**Atrophie:**
Verkümmerung, Schwund (z.B. der Muskulatur)

**Autoantigen:**
Eiweißstoff, der durch das körpereigene Immunsystem gebildet wird und zur Antikörperbildung führt

**Autoantikörper:**
Eiweißstoffe (Abwehrstoffe), die sich gegen körpereigene Strukturen bilden

**Autoimmunkrankheit:**
Krankheit, bei der körpereigene (Immunsystem) Stoffe eine Reaktion des Körpers auslösen, die zur Bildung von Antikörpern und Entzündung führt. Das körpereigene Immunsystem verkennt eigenes Gewebe als fremd.

**B**alneologie:
Balneum = das Bad. Krankheitsbehandlung mit Bädern oder anderen natürlichen Heilquellen

**Bambusstab:**
Verkalkung der Bandscheibenringe und Längsbänder im späten Stadium eines Morbus Bechterew

**Bandscheibenvorfall:**
Im Faserring der Bandscheibe entstandene Risse führen zu einer Verlagerung von Bandscheibengewebe nach außen.

**BASDAI:**
Bath ankylosing spondylitis disease activity index: In Bath entwickelter Fragekatalog mit dem die Aktivität des Bechterew festgestellt werden kann.

**Basistherapie:**
z.B. D-Penicillamin, orales und parenterales Gold früherer Generation, die chronische Arthritiden nur kurz und nicht ausreichend beherrschten

**Bauchatmung:**
siehe Zwerchfellatmung

**Bewegungssegment:**
Ein Bewegungssegment schützt Rückenmark und Nervenwurzeln und macht die Wirbelsäule beweglich. Es besteht aus zwei benachbarten Wirbelkörpern (z.B. dem 4. und 5. Lendenwirbelkörper), der dazugehörenden Bandscheibe und den kleinen Zwischenwirbelgelenken.

**Biologica:**
siehe Antizytokine

**Brustatmung:**
Um Sauerstoff aufzunehmen, müssen sich die Lungen ausdehnen. Beim Gesunden sind Rippenwirbelgelenke und Rippen-Brustbeinansätze „Dehnreserven" des knöchernen Brustkorbs. Es wird überwiegend über diese Brustkorbbeweglichkeit geatmet.

**BSG:**
Blutsenkungsgeschwindigkeit; die Geschwindigkeit, mit der sinkfähige Blutbestandteile in einer Stunde sinken

**Bursa:**
Schleimbeutel

**Cauda equina Syndrom:**
Druck auf Nervenwurzeln verursacht Gefühlsstörungen und Schmerzen in den Beinen und kann (z.B.) zur Unfähigkeit das Wasser zu halten führen.

**chimär:**
aus DNS (siehe dort) verschiedener Arten zusammengesetzte DNS-Moleküle

**Chromosom:**
für Erbeigenschaften verantwortlicher Zellkernbestandteil

**chronisch:**
lang dauernd

**Chronische Polyarthritis:**
chronische Entzündung vieler Gelenke

**Colitis ulcerosa:**
chronisch-entzündliche Dickdarmerkrankung

**Computertomographie:**
Ein Computer wertet durch Röntgenstrahlen angefertigte Schichtbildaufnahmen aus.

**Cornea:**
Hornhaut des Auges

**COX-1-, -2:**
Cyclooxygenase 1, -2

**COX-2-Hemmer:**
Cyclooxygenase-2 hemmende Substanzen

**Coxarthrose :**
Arthrose des Hüftgelenks

**Coxibe:**
Cyclooxygenase hemmende Substanzen

**Crohnsche Erkrankung:**
chronisch-entzündliche Erkrankung des Dünn- oder Dickdarms

**C-reaktives Protein:**
bei Entzündungen auftretende Eiweißkörper im Blut

**Daktylitis:**
Entzündung eines ganzen Fingers oder einer ganzen Zehe

**Degeneration:**
Verschleiß, Abnützung, Alterung

**degenerativ:**
verschleißbedingt

**Dermatom:**
Innervationsbereich einzelner Rückenmarkwurzeln auf der Haut

**Desoxyribonukleinsäure (DNS):**
Grundtyp der Nukleinsäuren, die genetische (vererbbare) Informationen enthalten

**Disposition, genetische:**
erbliche Veranlagung

**Endoprothese:**
Gelenkersatz

**Enthesitis:**
Entzündung der Sehnen/Bänder, dort wo sie in den Knochen einstrahlen.

**Enzyme:**
von tierischen und pflanzlichen Zellen gebildete Eiweißkörper, die regelnd in Stoffwechselvorgänge eingreifen und deren normales Vorkommen Voraussetzung für den normalen Stoffwechselablauf ist

**Epidemie:**
gehäuftes Auftreten von Infektionskrankheiten

**Ergotherapie:**
Arbeits- und Beschäftigungstherapie

**Extension:**
Streckung

**extraartikulär:**
außerhalb der Gelenke liegend

**Fertilität:**
Fruchtbarkeit

**Fibromyalgie-Syndrom:**
Muskelschmerzen verschiedener Areale, druckempfindliche Punkte und Gebiete in Kombination mit anderen Symptomen

**Fibrose:**
Bindegewebsvermehrung

**Flexion:**
Beugung

**Fraktur:**
Knochenbruch

**Fresszellen:**
Spezielle weiße Blutzellen, die Viren, Bakterien oder andere Gifte bekämpfen

**Funktion:**
Verrichtung, Leistung, Fähigkeit

**funktionell:**
Erkrankung, bei der nur die Funktion eines Organs gestört, nicht aber dieses selbst krankhaft verändert ist.

**Gamma-Globuline:**
spezielle Eiweißgruppe im Blut (zur Abwehr)

**Gegenanzeige:**
Kontraindikation. Ein Medikament darf nicht gegeben werden, da die dadurch entstehende Gefahr Ihnen zu schaden besteht. Bestimmte Konstellationen sind relative Kontraindikationen.

**genetisch:**
vererblich

**Gen:**
Erbanlage

**Gewebeverträglichkeitsantigen:**
siehe HLA

**Gonarthrose:**
Arthrose des Kniegelenks

**Halbwertszeit:**
die Zeit, in der 50 % eines Medikaments aus dem Körper ausgeschieden ist

**Hallux:**
Großzehe

**HLA:**
Humanes Leukozytenantigen. Auf weißen Blutzellen (Leukozyten) besonders leicht nachzuweisende Gewebsverträglichkeitsantigene (wichtig bei Organtransplationen)

**HLA-B27:**
bei der Spondylitis ankylosans und den Spondarthritiden häufig vorkommendes HLA-Antigen

**histologisch:**
feingeweblich

**Homöopathie:**
Heilsystem, dessen Hauptprinzip dem Kranken nur solche (äußerst verdünnte) Mittel gibt, die bei gesunden Menschen ähnliche Erscheinungen hervorrufen wie die der zu bekämpfenden Krankheiten

**human:**
menschlich

**Hypergammaglobulinämie:**
Vermehrung bestimmter Eiweißabwehrstoffe

**Hypertrophie:**
Vergrößerung, Zunahme (z.B. von Muskulatur)

**Idiopathisch:**
ursprünglich

**Iliosakralgelenke:**
Zwei Gelenke zwischen den Os ilii (siehe dort) und dem Os sakrum (siehe dort), die vorwiegend Haltefunktionen haben und nur ein minimales Gelenkspiel (Bewegungsausmaß) zeigen.

**Indikation:**
Die Anwendung eines Medikaments ist erforderlich; eine absolute Indikation besteht, wenn etwas dringend, eine relative, wenn etwas sinnvoll, jedoch nicht dringend nötig ist.

**Infiltration:**
Vorgang, bei dem eine Substanz in das Körpergewebe eingebracht wird.

**Injektion:**
Einspritzung in den Körper

**Innervation:**
Versorgung von Körpergewebe durch einen Nerv

**Interleukin-1:**
entzündungsvermittelnder Botenstoff

**Interleukin-4, -10:**
entzündungshemmende Botenstoffe

**intraartikulär:**
in das Gelenk gespritzt

**intramuskulär:**
in den Muskel gespritzt

**intravenös:**
in die Vene infundiert

**Iridozyklitis:**
Entzündung von Regenbogenhaut und Ziliarmuskel des Auges

**Iris:**
Regenbogenhaut (Auge)

**Iritis:**
Regenbogenhautentzündung

**Ischias, Ischialgie:**
Schmerzen, die im Ausbreitungsgebiet des Hauptnervs des Beines, des Ischias, entstehen.
Die Wurzeln des Nervus ischiadicus entspringen im Bereich der Lendenwirbelsäule. Schmerzen werden durch Druck (Bandscheibenvorfall) oder Entzündung ausgelöst und bestehen im Ausbreitungsgebiet des Nervs.

**Isotope:**
Elemente gleicher Ordnungszahl, aber unterschiedlicher Radioaktivität

**Juvenile idiopathische Arthritis:**
Gelenkentzündung, die vor dem 16. Lebensjahr beginnt

**juvenile Spondylitis ankylosans:**
Vor dem 16. Lebensjahr beginnender Morbus Bechterew

# Kausal:
ursächlich

**Klappsches Kriechen:**
Rudolph Klapp war Chirurg und Orthopäde. Er entwickelte ursprünglich Übungen zur Behandlung leichter Skoliosen (siehe dort). Diese Übungen werden heute auch im Rahmen der Bechterew-Gymnastik eingesetzt.

**Knochendichte:**
Kalksalzgehalt des Knochens

**Kollagen:**
Gerüsteiweißkörper des Bindegewebes

**Kollagenose:**
entzündliche Krankheit des Bindegewebes

**Komplikationen:**
Komplikationen entstehen durch von einer Krankheit (z.B. der Spondylitis ankylosans) geschaffenen Bedingungen: Bei einer Osteoporose der Wirbelsäule besteht z.B. die erhöhte Gefahr einer Wirbelkörperfraktur.

**Kompressionssyndrom:**
Krankheit, die durch Zusammendrücken von Nerven entsteht

**komprimieren:**
zusammendrücken

**Kontraindikation:**
Gegenanzeige

**Kontraktur:**
Funktionsverlust durch Verkürzung (z.B. der Muskulatur)

**Kontrazeptiva:**
Schwangerschaftverhütungsmittel (z.B. Pille)

**Koordination:**
Zusammenspiel, harmonisches Zusammenwirken, geordnete Bewegung

**Kortisonfreie Entzündungshemmer:**
nichtkortisonhaltige entzündungshemmende und schmerzsenkende Medikamente

**Kyphose:**
nach hinten geschlossene Wirbelsäulenkrümmung

# Langzeitantirheumatika:
z.B. Methotrexat. Medikamente, die z.B. chronische Arthritiden längere Zeit und tiefgreifend positiv beeinflussen.

**Lateralflexion:**
seitliche Beugung, Neigung

**Leukozyten:**
weiße Blutkörperchen

**Lordose:**
nach hinten offene Krümmung der Wirbelsäule (z.B. Lendenwirbelsäule)

**Lymphe:**
dem Blutplasma entstammende, Eiweiß und Blutzellen enthaltende Flüssigkeit

# Magnetresonanztomographie:
Untersuchung, bei der ohne radioaktive Strahlen, durch Magnetfelder, Schnittbildaufnahmen angefertigt werden können.

**Mennellsches Zeichen:**
Ein Test, bei dem Darmbein und Kreuzbein gegeneinander bewegt werden.

**Monarthritis:**
Entzündung eines Gelenks

**monartikulär:**
ein Gelenk betreffend

**Morbus:**
Krankheit

**Muskelatrophie:**
Muskelschwund

**mutagen:**
Veränderung von genetischem Material

**Medizinische Trainingstherapie:**
z.B. Muskelaufbau mit Geräten

**MRT:**
siehe Magnetresonanztomographie

**MTT:**
Medizinische Trainingstherapie

**MTX:**
Methotrexat

**Nekrose:**
Gewebeuntergang

**Oligartikulär:**
bis zu vier Gelenke betreffend

**Opioid:**
zentral wirkendes Schmerzmedikament, opium-ähnlich

**Os ilium:**
Darmbein

**Os sacrum:**
Kreuzbein

**Osteophyt:**
von der Knochenhaut ausgehende Knochenneubildung

**Osteoporose:**
Schwund der Knochensubstanz meist im Alter, ein komplexes, teilweise noch nicht geklärtes Krankheitsgeschehen, das zu Knochenbrüchigkeit führt

**Ottsches Zeichen:**
Messung der Brust-/Lendenwirbelsäulenbeweglichkeit

**Peripher:**
fern vom Zentrum

**periphere Gelenke:**
körperstammferne Gelenke (z.B. Hand- und Fingergelenke)

**physiologisch:**
normal, der Gesundheit entsprechend

**Physiotherapie:**
Behandlung von Krankheiten mit naturgegebenen Mitteln (Wasser, Wärme, Licht, Luft)

**Physiotherapie, aktive:**
Bewegungstherapie, Krankengymnastik

**Physiotherapie, passive:**
Massagen, Bäder

**Phytotherapie:**
Pflanzenheilkunde

**Plasma:**
von Zellen freier Blutbestandteil

**Plazebo:**
Scheinmedikament

**Polyarthritis, chronische:**
chronische Gelenkentzündung in vielen, mehr als fünf Gelenken

**primär:**
von Anfang an

**Prognose:**
Aussage über den zukünftigen Krankheitsverlauf

**Prolaps:**
Vorfall

**Prophylaxe:**
Vorbeugung

**Prostaglandine:**
entzündungsvermittelnde Substanzen, die

aber auch für den Körper wichtige Funktionen haben

**Protein:**
Eiweiß

**pseudo:**
falsch

**pseudoradikulär:**
vermeintlich vom Druck auf eine Nervenwurzel ausgehend

**Psoriasis:**
Schuppenflechte

**Radium 224:**
gegen die Entzündung eingesetztes radioaktives Schwermetall

**Radiosynoviorthese:**
Gelenkinnenhautverödung mit Isotopen

**Radon:**
radioaktives Edelgas

**Reaktive Arthritis:**
Gelenkentzündung als Folge eines bakteriellen oder viralen usw. Infekts

**Rehabilitation:**
heute auch: Teilhabe an medizinischen Leistungen der Sozialversicherungsträger. Maßnahmen zur Wiedereingliederung durch gesundheitsfördernde und berufliche Anwendungen/ Therapien bzw. Beratung

**Remission:**
schmerzfreie und/oder schmerzarme Krankheitsphase

**Rezeptoren:**
Empfangseinrichtungen (z.B. für TNF α)

**rezidivierend:**
wiederkommend

**Rheumafaktor:**
Paraprotein, das zum Beispiel bei der chronischen Polyarthritis häufig im Blut zu finden ist

**Risikofaktor:**
möglicherweise zu einer Krankheit führender Zustand (z.B. erhöhtes Cholesterin, Rauchen, Übergewicht)

**Rotation:**
Drehung

**Schobersches Zeichen:**
Messmethode zur Festlegung der Wirbelsäulenbeweglichkeit

**Sensibilitätsstörung:**
Empfindungsfähigkeitsstörung

**Skoliose:**
seitliche Verkrümmung der Wirbelsäule

**Spondarthritis:**
entzündliche Erkrankung von Wirbelsäule und Gelenken

**Spondylitis:**
Wirbelkörperentzündung

**Spondylitis ankylosans:**
Bechterewsche Krankheit

**Spondylodiszitis:**
Wirbelkörper- und Bandscheibenentzündung

**Spontanverlauf:**
Verlauf einer Krankheit ohne den Einfluss von Therapie

**Spondylose:**
degenerative Wirbelkörperveränderung

**Spondylosis hyperostotica:**
überschießende Knochenneubildung an der Wirbelsäule nicht-entzündlichen Ursprungs. Wird häufig mit dem Morbus Bechterew verwechselt. Wird häufig von Stoffwechselerkrankungen begleitet.

**subakut:**
weniger heftig, weniger aktiv verlaufend

**subkutan:**
unter der Haut liegend

**subkutane Injektion:**
Injektion unter die Haut

**Suppositorien:**
Zäpfchen

**Symptom:**
typisches Krankheitsmerkmal

**Symptomatische Arthritis:**
Gelenkentzündung, die im Rahmen einer ursprünglich nicht den Bewegungsapparat treffenden Krankheit auftritt.

**Syndesmophyten:**
Anfangs zarte Verkalkungen des äußersten Anteils der Bandscheibe oder von Bändern, die später überbrückend werden können. Sie ziehen von Bandscheibenkante zu Bandscheibenkante und werden im späteren Verlauf klobiger.

**Syndrom:**
Zusammentreffen verschiedener Symptome, die für eine bestimmte Krankheit kennzeichnend sind

**Synovialektomie:**
Entfernung der Gelenkinnenhaut

**Synoviorthese:**
unblutige Verödung der Gelenkinnenhaut durch chemische oder radioaktive Substanzen

**Systemische Erkrankung:**
Krankheit, die den ganzen Körper erfasst

**Szintigraphie:**
Radioaktive Substanzen (Isotope) werden in die Vene gespritzt. Sie reichern sich in Gebieten vermehrten Knochenstoffwechsels an.

**TNFα-Blockade:**
Hemmung der Wirkung von TNFα

**TNFα Hemmer:**
Substanzen, die TNFα hemmen

**TNFα Rezeptoren:**
Aufnahme/Empfangsstruktur, an die sich TNFα bindet

**Tonus:**
normale Spannung im Muskel

**Totalendoprothese:**
vollständiger Gelenkersatz

**Trauma:**
Verletzung

**Tumornekrosefaktor:**
von bestimmten Zellen gebildeter Botenstoff, der im Überschuss gebildet, die Entzündung fördert

**Vierfüßlerstand:**
sich auf Knie und Hände stützende Stellung, die einen Teil des Körpergewichts (Schwerkraft) wegnimmt (häufig bei Klappschem Kriechen)

**Zentral:**
im Gehirn (den Mittelpunkt bildend)

**ZNS:**
zentrales Nervensystem (Rückenmark und Gehirn)

**Zwerchfellatmung:**
Atmung durch Senkung des Zwerchfells

**Zytokine:**
entzündungsfördernde oder entzündungshemmende Botenstoffe, die von Lymphozyten gebildet werden

# Index

Campylobacter 71
Cauda-equina-Syndrom 58
Celebrex siehe Celecoxib 103
Celecoxib 103
Chlamydien 71
Chloroquin 108
Chromosom Nr.6 27
Ciclosporin 108
Cloprednol 106
Colitis ulcerosa 30, 56 ,66 ,68 ,70
Computer 96 f
 - Arbeitsbedingung 97
 - Arbeitsplatz 96
 - Standort, idealer 96
 - Stuhl, idealer 97
 - Tisch, idealer 96
Computertomographie 44
COX-2 Hemmer 103
Coxarthrose 10
Coxibe 103
 - Blutgerinnung 103 f
C-reaktives Protein 46
Crohnsche Erkrankung 30, 56, 66, 68, 70
CrP siehe C-reaktives Protein 46
Cyclooxygenase 102

**D**

Darmerkrankung entzündliche 30 f, 56
 - symptomlose 31
Darmspiegelung 50
Daumensattelgelenk 10
Decortin siehe Prodnison 106
Decortin H siehe Prednison 106
Definition 60 ff
Deflazacort 106
degenerativ 72
Dermatom Abb. 38, 73
Dexamethasonpalmitat 106
Dexamethason Salbe 125
DVMB 141
Diät, vegetarische 137
Diabetes mellitus 71
Diagnose 61 ff
Diagnosekriterien Tab.12 b, 61
Diagnoseverzögerung 54
Diclofenac 103
Diprosone 125
Diskoid 11
Diskus 18
Dithranol 125
Dolgit siehe Ibuprofen 103
Dornfortsätze 17
Doxycyclin 125

**E**

Elektrokardiogramm 50
Elektrotherapie 78, 79
Enbrel, siehe Etanercept 120
Endoprothese 129 f Abb. 70 a-c, 130
Enthesitis 43 f, Abb. 27, 44, Abb. 34, 68; 69 f
Entzündung 46, 52,
 - Auge 55 f
 - Bandansätze 43 f
 - Darm 50, 56

 - Gelenk 42, Abb. 25, 43; 54
 - Kreuzdarmbeingelenk 44 f; Abb. 28, 45
 - Sehnenansätze 43
 - Zeichen 52
  - Blut 46f
Entzündungshemmer, kortisonfreie 101 ff
 - Amuno 104
 - Bextra 104
 - Celebrex 104
 - Dolgit 104
 - Halbwertszeit Tab. 31, 104
 - Rantudil 103
 - Therapie,lokale 105
 - Vioxx 103
 - Voltaren 103 f
  - Anwendungsform 104
  - Halbwertszeit 104
  - Nebenwirkung 105
Erbmerkmal 27
Erbium 125
Ergotherapie 95 f
 - Computerarbeitsplatz 96 f
 - Weben 96
Ernährung siehe Diät 137
Etanercept 120
 - Affinität zu TNFα 120
 - Antikörper 122 f
 - Anwendungsform 120
 - Applikationsintervall 120
 - Asas -Empfehlung Tab. 41, 116
 - Bindungsziel 120
 - Dosierung 120
 - Halbwertszeit 120
 - Handelsname 119
 - Impfung 122
 - Indikation 120
 - Infektionen 122
 - Kombinationstherapie 120
 - Kontraindikation 122
 - Nebenwirkung 122f
 - Pharmakodynamik 120
 - Pharmakokinetik 120
 - Struktur Abb. 68,119
 - TNFα 120
 - Tuberkulose 122
 - Wirkdauer nach Absetzen Tab.40,115
 - Wirkeintritt 115

**F**

Fachausdrücke medizinische, Erklärung 144 ff
Fachliteratur 141 f
Fahrrad 96
Familie 28 f
Familienanamnese 33
Federball 93
Fehlform und Fehlhaltung der Wirbelsäule
 Abb. 40 a-g, 75
Ferse 43 f, 67, 68
Fersenbein Abb.15a, 23;  44
Fersenschmerzen 68
Fibromyalgie-Syndrom 11
Finger-Boden-Abstand Abb. 16, 35; 38
Fingerpolyarthrose 10
Fettsäuren , pflanzliche 136